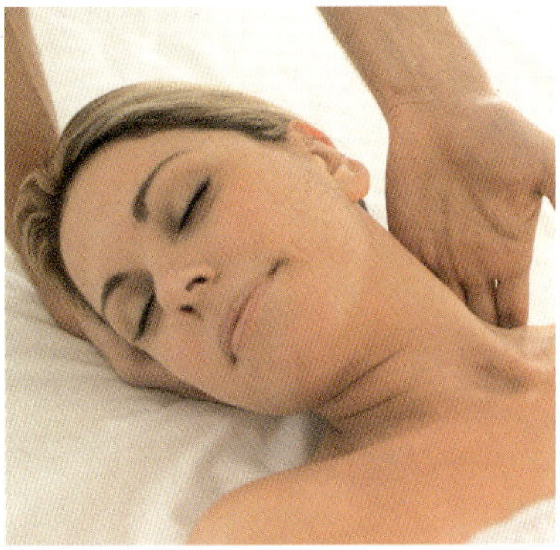

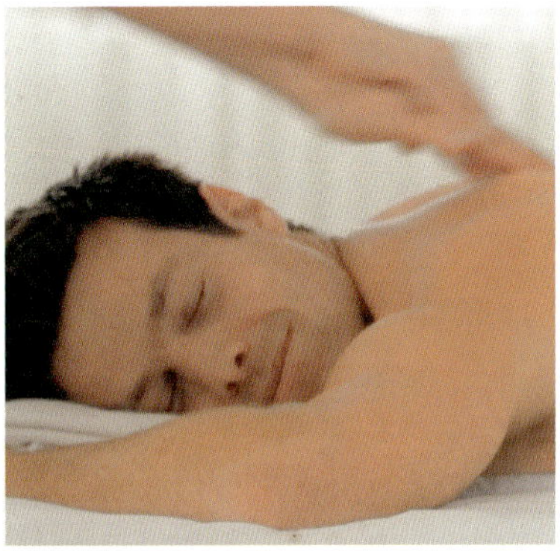

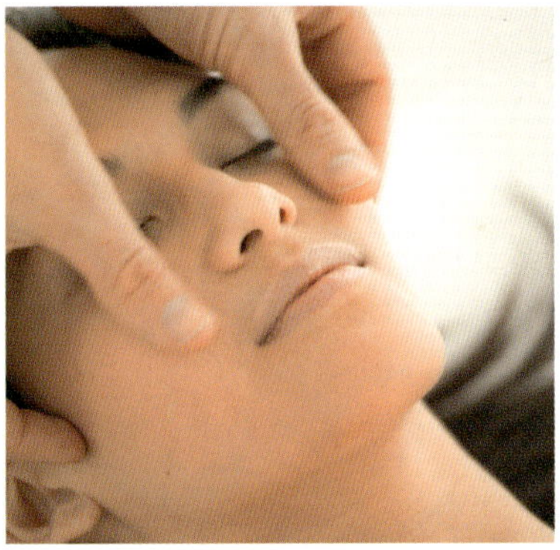

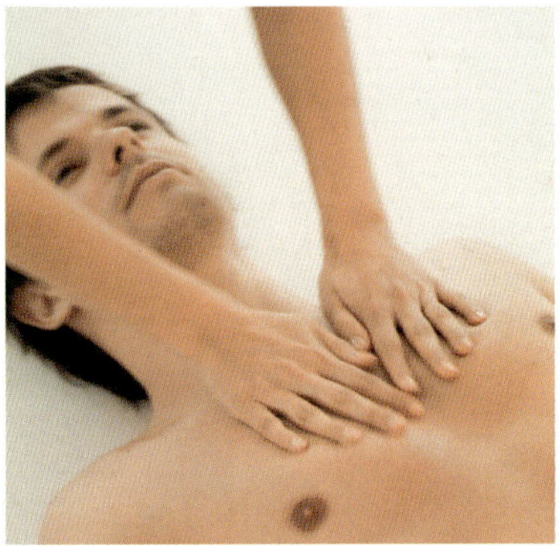

O **novo** GUIA COMPLETO DE

massagem

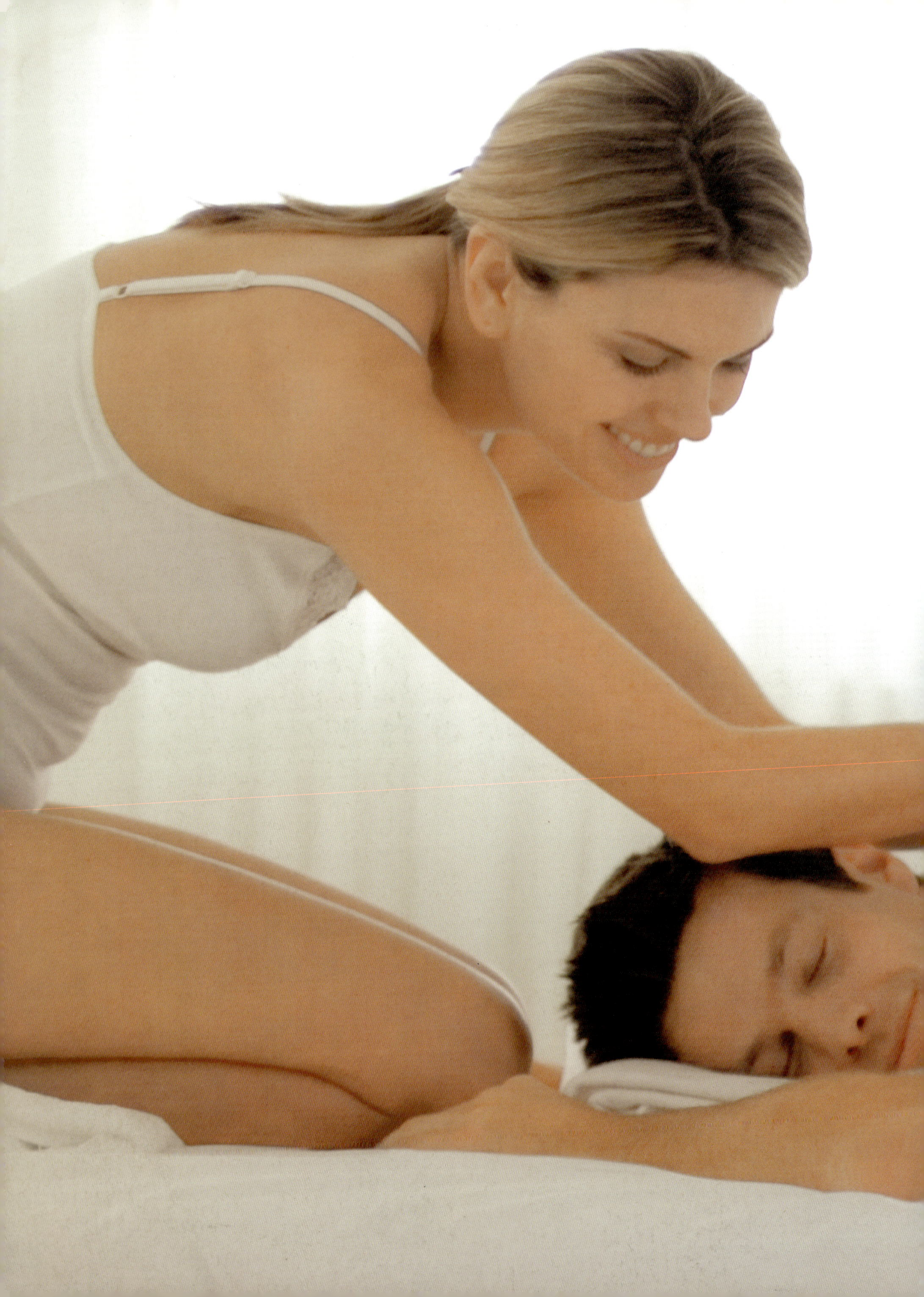

SUSAN MUMFORD

O novo GUIA COMPLETO DE massagem

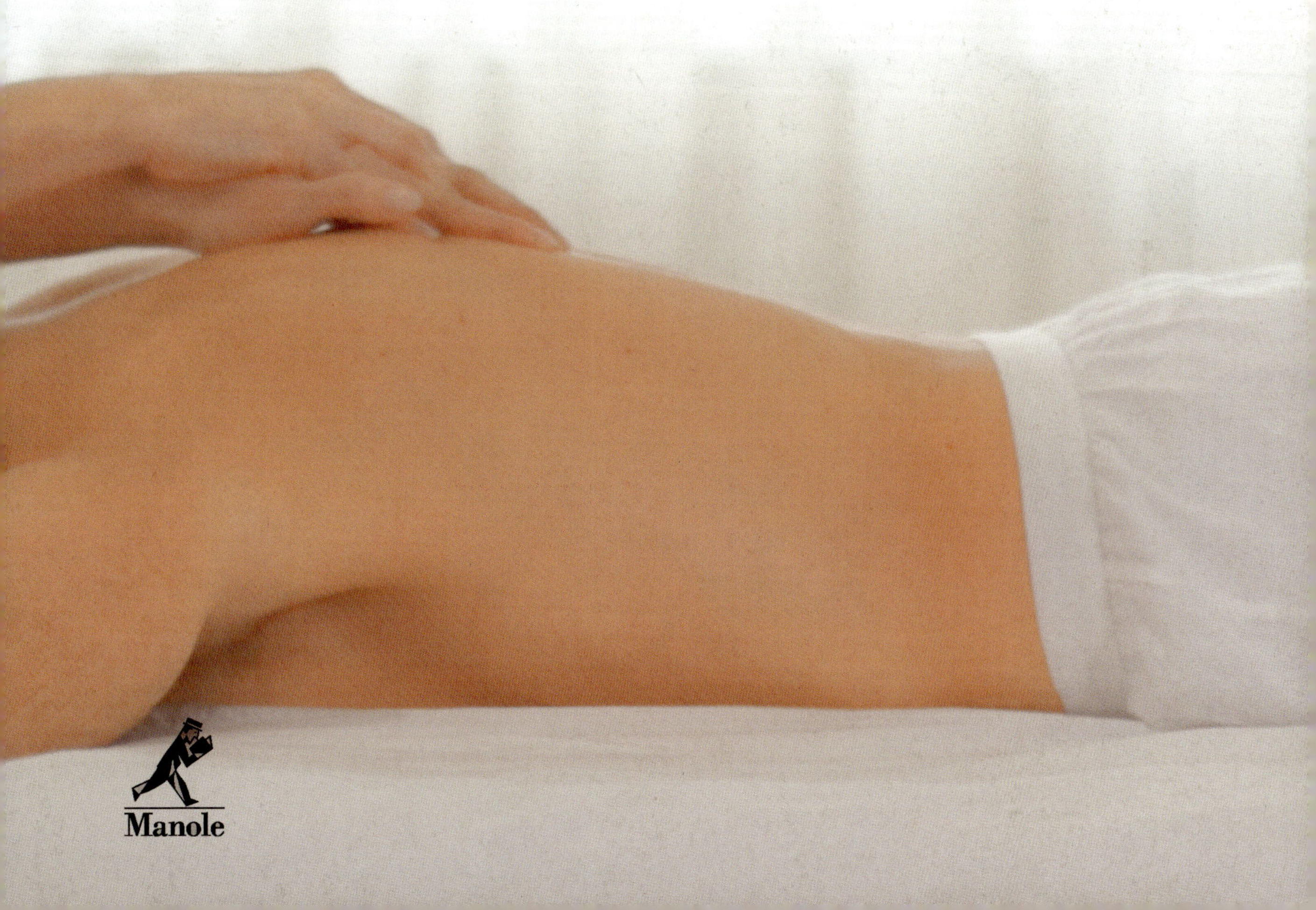

Manole

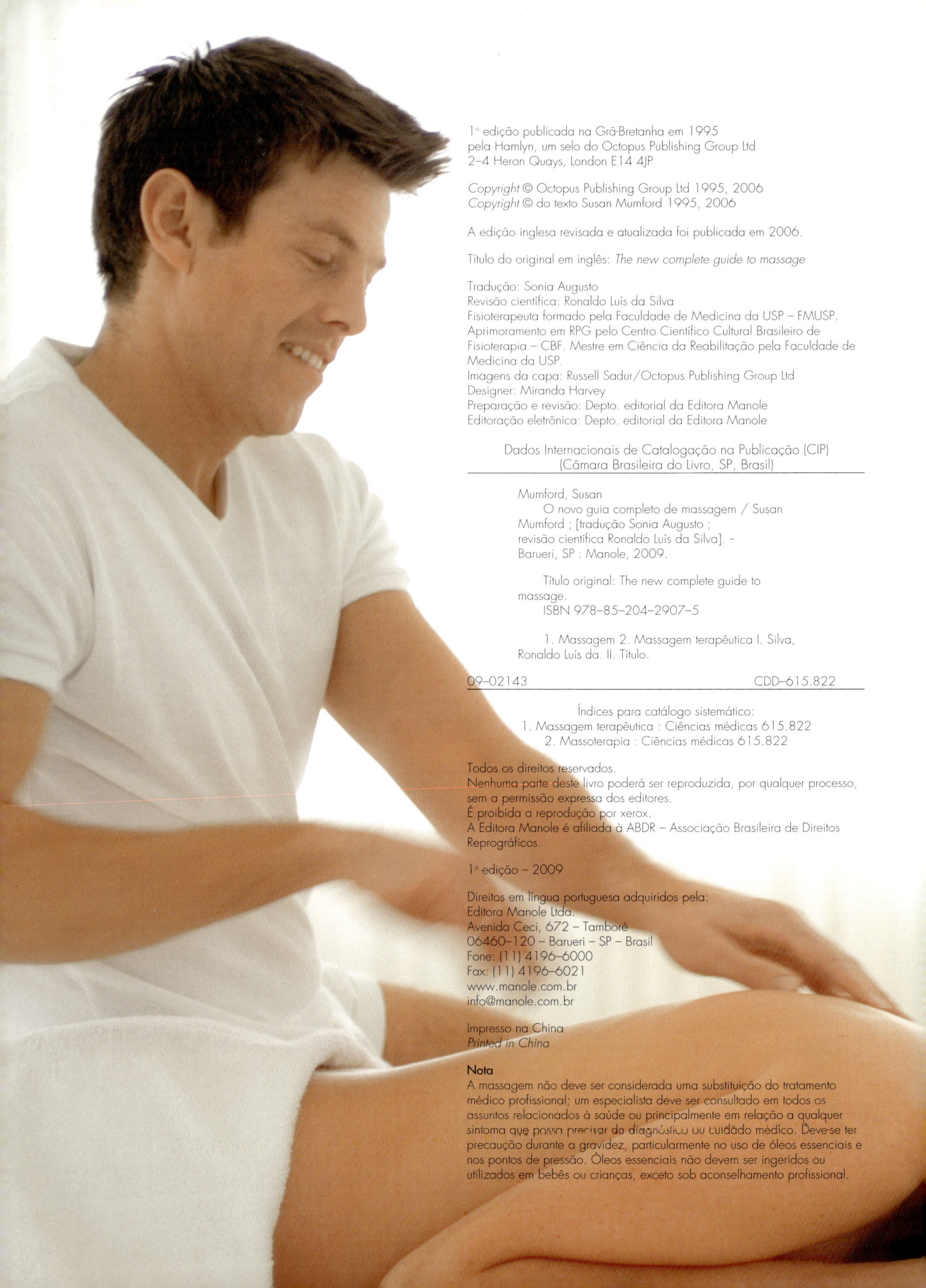

1ª edição publicada na Grã-Bretanha em 1995
pela Hamlyn, um selo do Octopus Publishing Group Ltd
2–4 Heron Quays, London E14 4JP

A edição inglesa revisada e atualizada foi publicada em 2006.

Título do original em inglês: *The new complete guide to massage*

Tradução: Sonia Augusto
Revisão científica: Ronaldo Luís da Silva
Fisioterapeuta formado pela Faculdade de Medicina da USP – FMUSP.
Aprimoramento em RPG pelo Centro Científico Cultural Brasileiro de Fisioterapia – CBF. Mestre em Ciência da Reabilitação pela Faculdade de Medicina da USP.
Imagens da capa: Russell Sadur/Octopus Publishing Group Ltd
Designer: Miranda Harvey
Preparação e revisão: Depto. editorial da Editora Manole
Editoração eletrônica: Depto. editorial da Editora Manole

Dados Internacionais de Catalogação na Publicação (CIP)
(Câmara Brasileira do Livro, SP, Brasil)

Mumford, Susan
O novo guia completo de massagem / Susan Mumford ; [tradução Sonia Augusto ; revisão científica Ronaldo Luís da Silva]. - Barueri, SP : Manole, 2009.

Título original: The new complete guide to massage.
ISBN 978-85-204-2907-5

1. Massagem 2. Massagem terapêutica I. Silva, Ronaldo Luís da. II. Título.

09-02143 CDD-615.822

Índices para catálogo sistemático:
1. Massagem terapêutica : Ciências médicas 615.822
2. Massoterapia : Ciências médicas 615.822

1ª edição – 2009

Direitos em língua portuguesa adquiridos pela:
Editora Manole Ltda.
Avenida Ceci, 672 – Tamboré
06460-120 – Barueri – SP – Brasil
Fone: (11) 4196-6000
Fax: (11) 4196-6021
www.manole.com.br
info@manole.com.br

Impresso na China
Printed in China

Nota
A massagem não deve ser considerada uma substituição do tratamento médico profissional; um especialista deve ser consultado em todos os assuntos relacionados à saúde ou principalmente em relação a qualquer sintoma que possa precisar de diagnóstico ou cuidado médico. Deve-se ter precaução durante a gravidez, particularmente no uso de óleos essenciais e nos pontos de pressão. Óleos essenciais não devem ser ingeridos ou utilizados em bebês ou crianças, exceto sob aconselhamento profissional.

Sumário

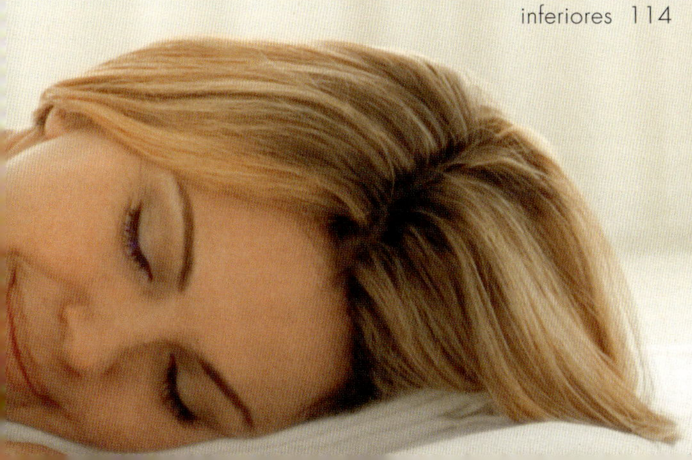

Introdução

Sinto-me muito orgulhosa por apresentar este novo livro, uma atualização do original que tem sido tão popular e que foi traduzido para muitos idiomas. Desde meu primeiro livro, a massagem floresceu e se tornou mais conhecida e aceita. Agora é possível encontrar diferentes estilos de massagem nos mais diferentes locais. Mas o que não mudou foi a dinâmica básica: duas mãos, coração e mente abertos e uma pessoa de sorte disposta a ser massageada.

A beleza da massagem reside em ser uma forma tão simples e direta de contato humano. Ela supre a necessidade básica de tocar e de ser tocado. Quer seja uma massagem divertida e rápida nas costas ou um modo de criar um ambiente íntimo para um amigo, suas habilidades podem trazer uma liberação genuína de tensão acumulada, aliviar a dor nas costas e provocar um aumento de confiança. Observe a luminosidade voltar ao sorriso de seu parceiro enquanto ele se revela diante de você. Com amigos, parentes ou namorados, a massagem pode fornecer a estrutura para fortalecer seu contato e conhecimento mútuos. Se você quiser aprender mais sobre massagem — e isso, sem dúvida, reflete meu próprio interesse — esse pode ser um modo muito especial de se tornar mais consciente dos níveis mais profundos em que nossas energias se conectam e interagem mutuamente.

A massagem é uma habilidade fundamental que todos nós deveríamos ter. Embora exija a aprendizagem de técnicas e toques básicos, talvez o ingrediente mais importante seja a individualidade que as duas pessoas trazem para essa experiência.

Ao mesmo tempo, sensibilidade, generosidade, calor humano e abertura são características essenciais para que uma massagem signifique mais do que apenas uma série de movimentos. De fato, uma massagem inspirada é uma oportunidade para que duas pessoas possam ir além de si mesmas, nutrindo o espírito e liberando a criatividade. Trata-se de algo muito simples, mas que pode ter efeitos profundos e duradouros.

Este livro pretende ser útil como um guia abrangente sobre as técnicas de massagem. Ensina desde os primeiros toques até o ponto em que você será capaz de realizar uma massagem que envolva todo o corpo. A massagem é apresentada em dois estágios gradativos que poderão ser facilmente seguidos; assim, você poderá parar na massagem simples ou continuar até a sequência mais avançada. Além disso, existe uma seção especializada no final do livro que mostra técnicas específicas que podem ser usadas para complementação.

Em primeiro lugar, experimente massagear um amigo com quem você se sinta à vontade. Depois, se você encarar a massagem com um senso de exploração e bom humor, suas descobertas, sucessos e até mesmo seus erros poderão se desenvolver e se transformar em seu estilo pessoal.

Como usar este livro

Pode ser útil incluir aqui uma introdução ao modo como a massagem progride neste livro. Como não há nada melhor do que aprender na prática, a massagem é apresentada o mais próximo possível do que ocorreria em um curso presencial. Você aprenderia em etapas naturalmente, e com certeza não seria tudo de uma só vez. Assim, a massagem foi dividida em estágios claros e fáceis, para que você tenha a oportunidade de completar e praticar cada um deles antes de passar para o próximo. Cada seção baseia-se no que você já aprendeu. Embora no começo você possa querer seguir cada etapa, a ideia é que você venha a desenvolver uma coleção de técnicas a partir das quais possa criar sua própria massagem.

Na primeira seção — *Antes de começar* — há um guia básico de anatomia e fisiologia. Isso ajuda a lhe dar uma ideia visual clara de onde exatamente colocar suas mãos. Essas informações têm o objetivo de ser um pano de fundo, pois uma abordagem teórica à massagem costuma ser mais um obstáculo do que um auxílio.

A segunda seção — *Preparação para começar* — inclui um guia para óleos e essências de aromaterapia, que você pode usar para uma melhor massagem, e também algumas receitas simples para experimentar. Há alguns exercícios introdutórios para que você se familiarize mais com seu próprio corpo antes de trabalhar com outra pessoa. Experimentar os toques de massagem em si mesmo é um exercício proveitoso antes de começar a massagear seu amigo ou parceiro. Você também irá encontrar algumas ideias para aumentar a sensibilidade de suas mãos. A terceira seção — *Técnicas simples* — apresenta e demonstra toques simples de massagem em diversas partes do corpo, dando uma ideia mais completa de como eles podem ser usados. É melhor experimentá-los antes de começar.

A seção a seguir — *Massagem simples* — contém um guia passo a passo que incorpora as técnicas recém-aprendidas. Siga cada etapa a princípio e, depois, desenvolva suas técnicas favoritas e crie seu estilo. Essa massagem forma a base para a sequência que se segue.

As duas seções seguintes — *Técnicas adicionais e Outras técnicas de massagem* — incluem técnicas mais avançadas, seguidas por uma massagem corporal completa passo a passo. Essa massagem incorpora as novas técnicas, usando as manobras e a sequência da massagem simples. Isso não somente torna mais fácil o acréscimo das novas técnicas, mas também aumenta muito a sua confiança. As duas massagens são seguidas por outra seção — *Técnicas específicas* —, que inclui o modo de transformar uma massagem em massagem sensual e ensina como fazer automassagem. Essas técnicas não foram colocadas em sequência propositalmente a fim de que você as experimente e as inclua conforme desejar.

Por último, o modo de terminar uma massagem é tão importante quanto o seu início. A última seção — *Depois da massagem* — garante que as duas pessoas envolvidas na massagem extraiam o máximo da experiência, e que você reserve um tempo para relaxar depois e recuperar a energia despendida.

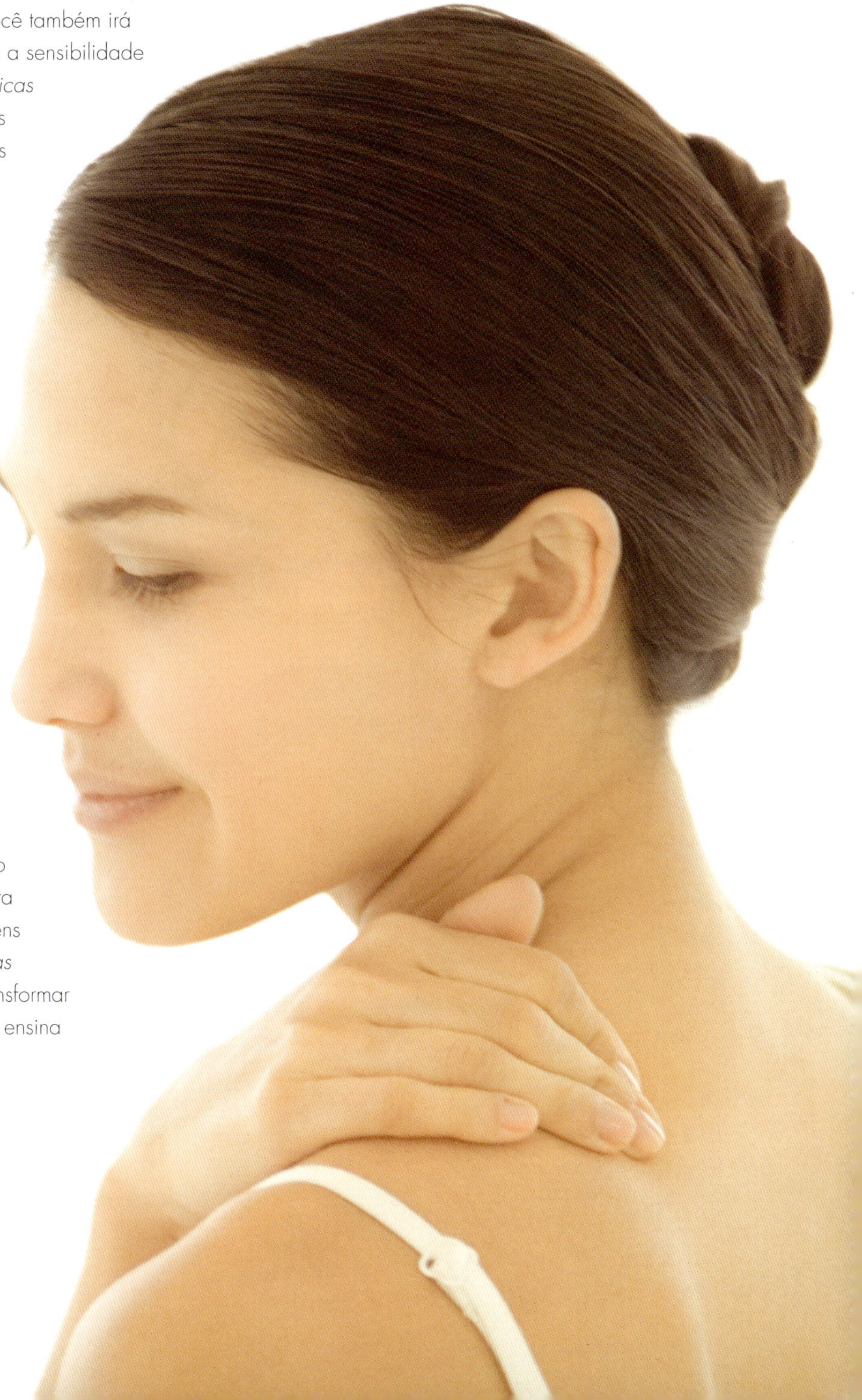

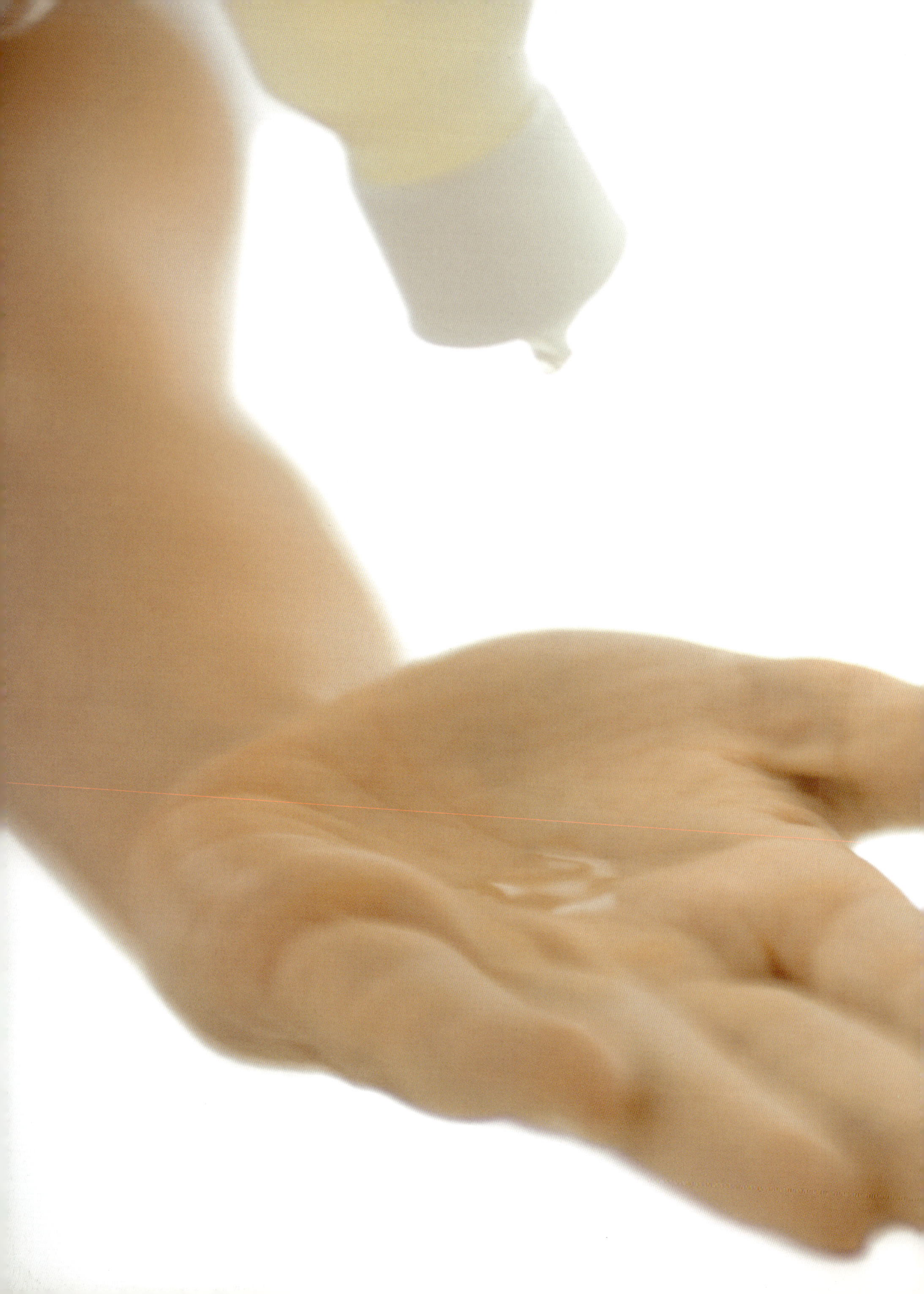

Antes de começar

Começar alguma coisa nova é sempre empolgante. No entanto, pode parecer assustador quando você confronta algo grande e desconhecido e nem imagina por onde começar. Esperamos que a aprendizagem da massagem em etapas acessíveis facilite muito o início. A tentação é começar a fazer massagem de imediato, mas, antes de passar aos aspectos práticos, familiarize-se com esta seção inicial.

Saber com que você está trabalhando, do que precisa para começar e por que deve fazer massagens, em primeiro lugar, trará confiança e significado ao que você fizer. A massagem tem muitas conotações. Seja qual for seu motivo para fazer massagem, a prática tem um valor real e resultados comprovados.

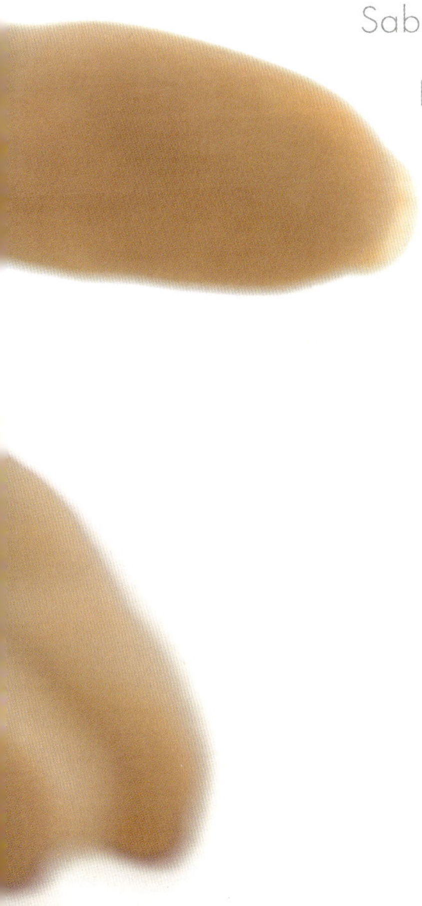

Introdução à massagem

O que é massagem?

Massagem é uma forma de toque estruturado. As mãos ou, às vezes, outras partes do corpo, como antebraços ou cotovelos, são usadas para deslizar sobre a pele e aplicar pressão sobre os músculos em uma série de movimentos que envolve diversas maneiras de tocar, esfregar, amassar e pressionar. Pode ser calmante ou estimulante e, quando usada com foco na energia, pode afetar corpo, mente, espírito e emoções. A massagem é uma arte antiga e reverenciada que tem sido praticada há séculos. Os antigos egípcios, gregos e romanos usavam a massagem para cura e saúde, bem como para o prazer. Na Índia, na China e no Japão, a massagem é parte integrante de sistemas de medicina. A mais antiga referência à massagem na China data de 2.000 a 3.000 anos antes de Cristo.

O que a massagem faz?

Na verdade, a massagem não faz nada ao corpo. Entretanto, ela estimula e incentiva o corpo a realizar suas funções normais. Em outras palavras, a massagem não é algo que você faz a outra pessoa; trata-se de um processo que você desencadeia e ao qual o corpo responde. A massagem fornece o estímulo e o corpo faz o trabalho.

Efeitos da massagem

Os benefícios terapêuticos produzidos pela massagem incluem relaxamento da tensão muscular, tonificação dos músculos e estímulo da circulação do sangue e da linfa. Devido a exercício demais ou de menos, ou a tensão física ou mental, os catabólitos da atividade muscular (dióxido de carbono, ácido lático e ureia) podem se acumular nos músculos, impedindo que as fibras deslizem facilmente umas sobre as outras e aumentando o tônus muscular. A massagem auxilia a drenagem desses catabólitos, em especial do ácido lático, liberando os músculos e restaurando o funcionamento normal. Ela também relembra os músculos de qual é a sensação de relaxamento.

Além dos músculos, a massagem afeta os nervos. A estimulação das terminações nervosas sensoriais na pele é transmitida ao cérebro através do sistema nervoso central. Isso age sobre o sistema nervoso autônomo para produzir uma sensação geral de relaxamento e ajuda a reduzir os efeitos do estresse. O processo de relaxamento, por sua vez, produz um padrão de respiração abdominal mais natural que é vital para o funcionamento dos órgãos abdominais. O estresse e a fadiga, causados pelo acúmulo de catabólitos, podem ser reduzidos e o processo metabólico torna-se mais efetivo. O sistema nervoso também controla o sistema vascular. Uma falta de suprimento vascular resulta em menor eficiência na drenagem e no fornecimento de sangue. A estimulação proporcionada pela massagem impulsiona a drenagem linfática e melhora a circulação, o que melhora a aparência da pele. Isso tem um efeito psicológico positivo. Muitos problemas de pele estão relacionados com o estresse e, com frequência, a pele reflete nosso estado mental.

A massagem ajuda o corpo a retomar seu equilíbrio natural, é um excelente agente preventivo e traz uma sensação ótima.

Quem pode se beneficiar?

A massagem é indicada para todas as pessoas, sem exceção. Qualquer pessoa pode fazer massagem. É verdade que algumas pessoas têm um toque natural melhor do que outras, mas não há motivo pelo qual não se possa aprender. E todas as pessoas podem ser massageadas. Existem algumas contraindicações, mas de modo geral todos podem se beneficiar, independentemente de idade ou capacidade física. Todos precisamos do toque. Esta é uma de nossas primeiras experiências e necessidades na vida.

O toque faz com que nos sintamos queridos. Sem o toque ficamos retraídos. É por esse motivo que a massagem pode ajudar em especial as pessoas que sofreram uma perda ou a morte de um ente querido, e também aqueles que não mantêm um relacionamento físico. O toque é um meio de comunicação, afirmação e expressão, proporciona um senso de identidade e auxilia na construção da confiança e da autoestima. Em um mundo cada vez mais superestimulado e sem sensibilidade, a massagem traz uma oportunidade para permanecer em contato com o próprio corpo. A radiância de nos sentirmos à vontade conosco é algo de que muitas vezes sentimos falta.

Depois de uma massagem, muitas pessoas têm uma sensação de ser um todo integrado em vez de uma série de partes desconectadas. Elas também estão mais cientes de seus limites físicos e experimentam a sensação de que seus pés estão mais firmes no chão. A massagem proporciona este senso de toque vital e essencial, de ser cuidado, sem a pressão de ter de retribuir.

A massagem traz equilíbrio. Se você estiver se sentindo estimulado demais, a massagem pode ajudar a sedar e a acalmar ou se você estiver se sentindo letárgico, ela pode ajudar a despertá-lo. Ela também pode ser usada como um auxílio para problemas específicos como dores nas costas e nos ombros, cólicas, tosses, cefaleias e assim por diante, e pode ser usada como parte do processo de recuperação depois de uma lesão ou doença. No entanto, é preciso ter consciência de que seu objetivo não é curar. Problemas crônicos ou agudos precisam de ajuda profissional. A massagem pode ser usada antes e depois da prática de esportes ou de exercícios a fim de ajudar o corpo a aquecer ou a relaxar os músculos, prevenindo rigidez no dia seguinte. Por ser um auxiliar na tonificação dos músculos, a massagem pode ajudar como parte de um programa de boa forma ou de beleza, enquanto o uso de óleos em combinação com a massagem auxiliará a estimular a renovação celular e melhorará a elasticidade da pele. Algumas pessoas preocupam-se com a aparência, mas, em minha experiência, a massagem pode fazer com que você se sinta melhor em relação ao seu corpo.

A tensão é responsável por um número de problemas maior do que nós percebemos. A maioria das pessoas sofre de uma ou outra condição ligada ao estresse. Isso pode se manifestar como tensão física, resultando em músculos tensos e contraídos, ou como atividade mental excessiva e ansiedade que irão afetar o funcionamento do corpo. Se uma pessoa estiver estressada, a massagem pode ajudar a reduzir os efeitos físicos da tensão e acalmar a mente e as emoções, além de restaurar a energia vital.

A conexão entre mente e corpo é como estar em boa forma física, e isso tem influência sobre a mente; estar mentalmente relaxado ajuda o corpo a funcionar melhor.

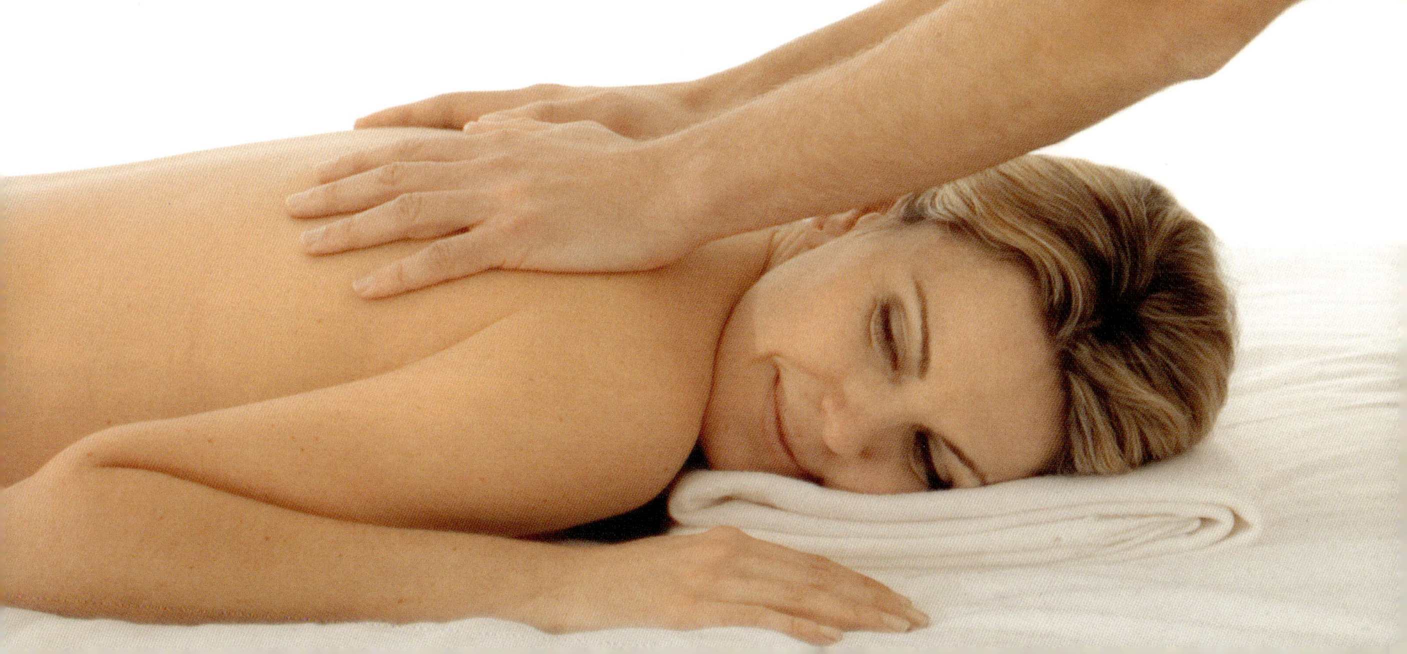

Guia de anatomia

Músculos

Os músculos esqueléticos são responsáveis pela forma do corpo. Esses músculos são voluntários e estão sob nosso controle consciente, como os músculos dos membros superiores e inferiores, ao contrário dos músculos involuntários, que incluem os do coração e do sistema digestório. Cada músculo consiste de feixes de fibras musculares elásticas envoltas pela membrana celular e ligadas por uma bainha de tecido conjuntivo. Isso é conhecido como ventre muscular. Os músculos estão basicamente ligados aos ossos de ambos os lados por um tecido conjuntivo muito resistente, chamado de

Um guia para os músculos superficiais

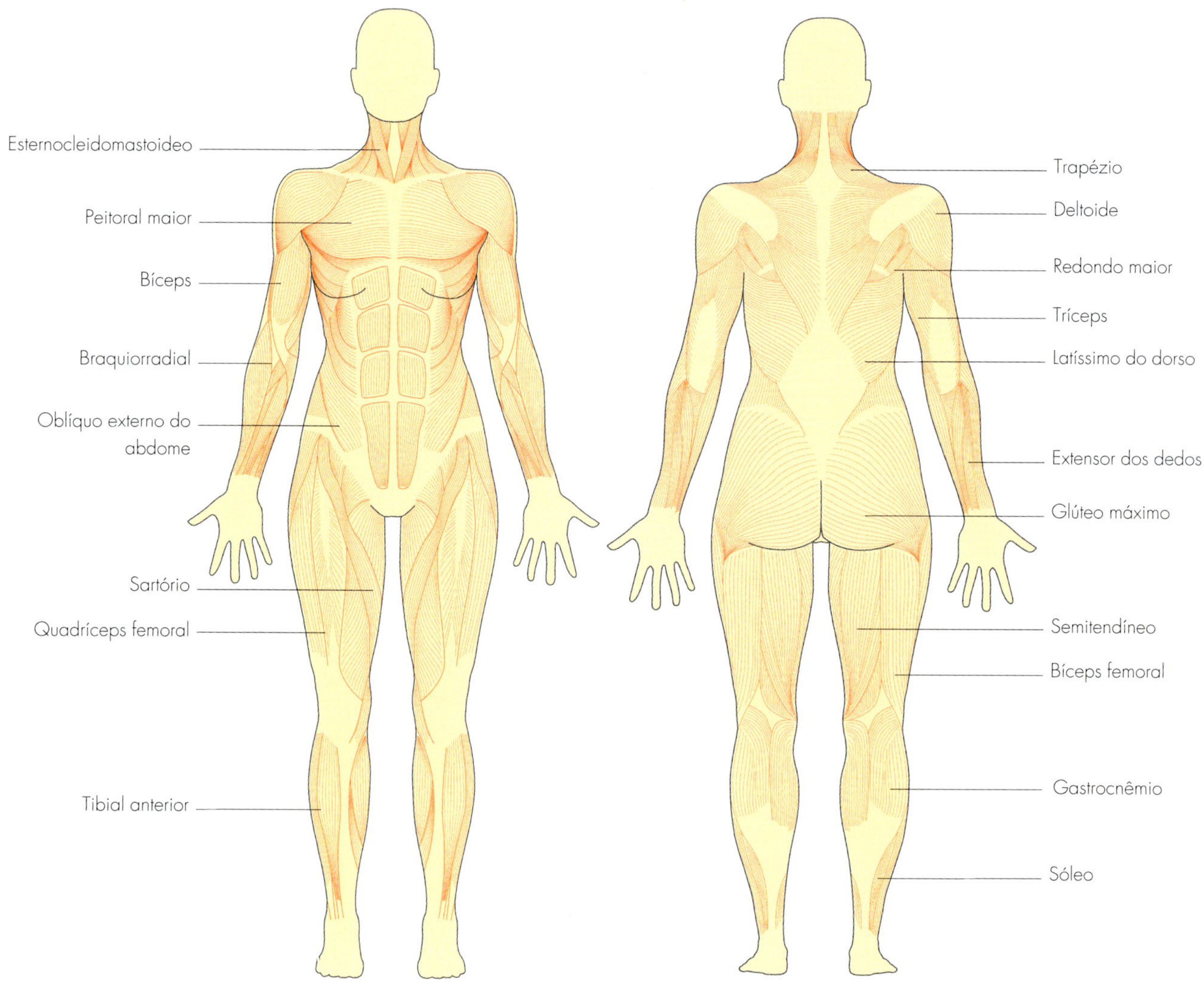

tendões. Os pontos em que os músculos se ligam ao osso são chamados de origem (o osso que não é movimentado pelo músculo) e de inserção (o osso que é movimentado pelo músculo quando este se contrai). No funcionamento normal do corpo, os músculos trabalham em pares ou em grupos, contraindo e relaxando a fim de movimentar o corpo. Um músculo se contrai em resposta a sinais enviados pelo cérebro. Na contração, as fibras deslizam na direção umas das outras, encurtando o comprimento do músculo. Isso causa o movimento. O músculo que se contrai é chamado de sinergista. Os músculos que relaxam durante o mesmo movimento são chamados de antagonistas. O sinergista e o antagonista serão diferentes dependendo do movimento específico. Quando os músculos permanecem em um estado contraído dizemos que há um aumento no tônus de repouso.

Os músculos precisam de sangue com grande quantidade de glicose e de oxigênio para funcionar e produzem, como subprodutos, dióxido de carbono, ácido lático e ureia, que são levados pelo sistema venoso e linfático. Quando existe uma diminuição do funcionamento muscular, parte desses catabólitos pode permanecer nos músculos, provocando rigidez e impedindo que as fibras deslizem facilmente umas sobre as outras.

Um guia para os principais órgãos do corpo

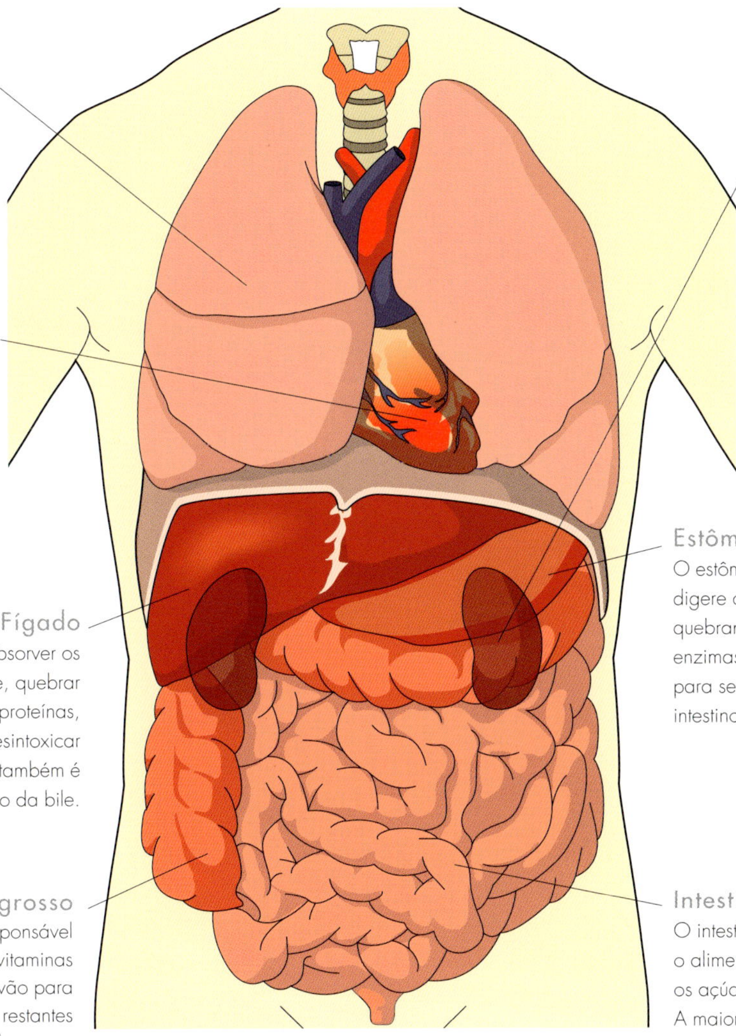

Pulmões
Os pulmões são estruturas esponjosas, protegidas pelas costelas, que aspiram o ar. Por meio dos pulmões, o oxigênio entra na corrente sanguínea e o dióxido de carbono é expirado.

Coração
O coração é um músculo que age como uma bomba, contraindo-se para fazer circular o sangue oxigenado por todo o corpo e fazendo o sangue sem oxigênio retornar aos pulmões.

Fígado
A função do fígado é absorver os nutrientes do sangue, quebrar gorduras, carboidratos e proteínas, armazenar vitaminas e desintoxicar o sangue. Ele também é responsável pela produção da bile.

Intestino grosso
O intestino grosso é responsável pela absorção de água, vitaminas e sais minerais, os quais vão para o fígado. As substâncias restantes são expelidas do corpo.

Rins
Os rins são responsáveis pela filtração dos produtos de catabolismo e pela absorção de água, glicose, proteínas e vitaminas. Sua função é conservar a água no interior do corpo e retorná-la para os tecidos. A água excedente é expelida do organismo na forma de urina.

Estômago
O estômago armazena e digere o alimento, quebrando-o por meio das enzimas e preparando-o para ser processado pelo intestino delgado.

Intestino delgado
O intestino delgado quebra ainda mais o alimento por meio das enzimas e digere os açúcares, as gorduras e as proteínas. A maioria dos nutrientes é absorvida aqui.

Um guia para o esqueleto

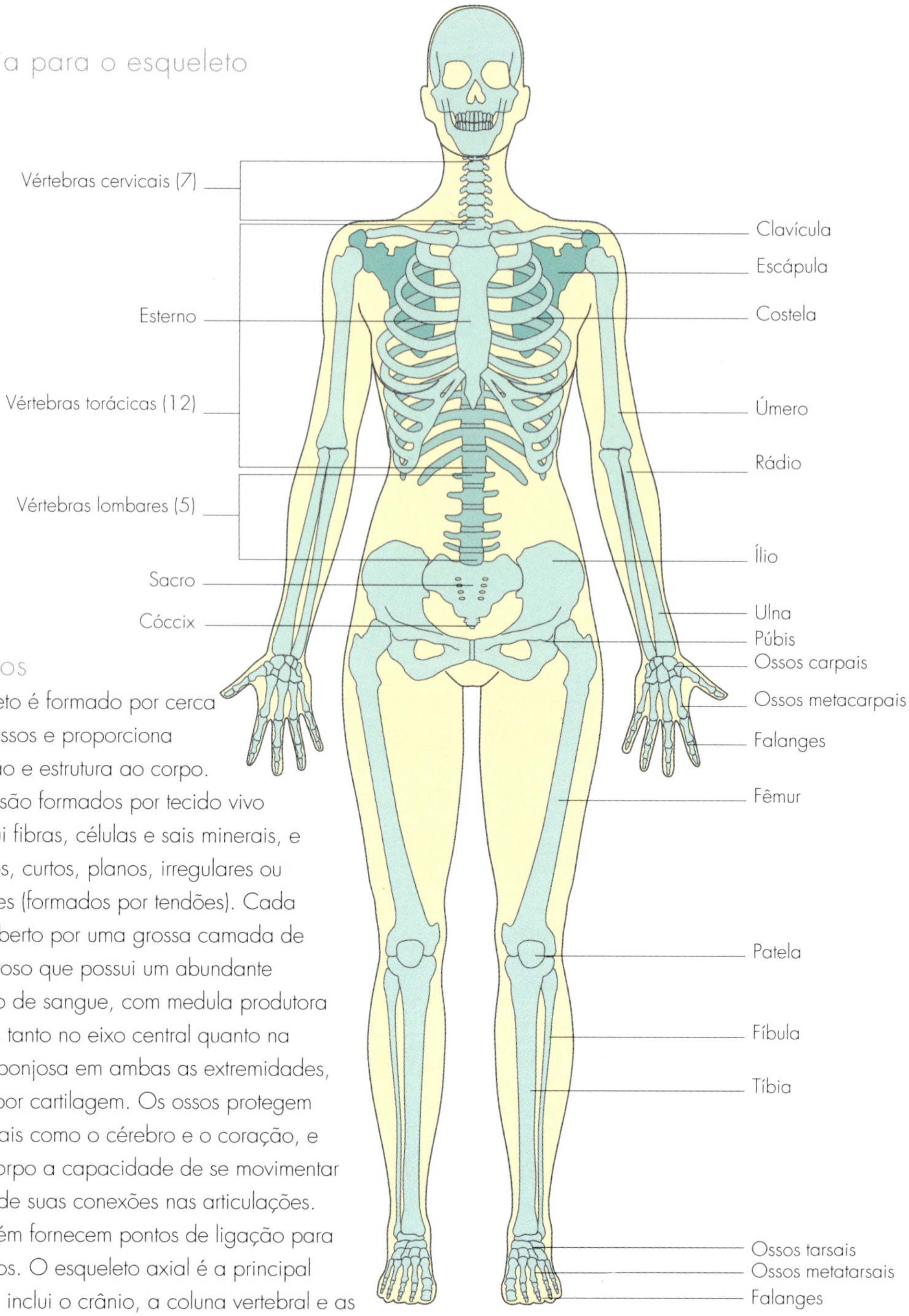

Músculos

O esqueleto é formado por cerca de 206 ossos e proporciona sustentação e estrutura ao corpo. Os ossos são formados por tecido vivo que possui fibras, células e sais minerais, e são longos, curtos, planos, irregulares ou sesamoides (formados por tendões). Cada osso é coberto por uma grossa camada de tecido fibroso que possui um abundante suprimento de sangue, com medula produtora de células tanto no eixo central quanto na lâmina esponjosa em ambas as extremidades, cobertas por cartilagem. Os ossos protegem órgãos vitais como o cérebro e o coração, e dão ao corpo a capacidade de se movimentar por meio de suas conexões nas articulações. Eles também fornecem pontos de ligação para os músculos. O esqueleto axial é a principal estrutura e inclui o crânio, a coluna vertebral e as costelas. O esqueleto apendicular, que fornece a estrutura de sustentação para os membros superiores e inferiores, inclui a cintura escapular e a cintura pélvica e se move livremente. As vértebras da coluna estão divididas em sete cervicais, que sustentam o pescoço e o crânio (a sétima é a saliência óssea logo abaixo da base do pescoço); doze torácicas, às quais se ligam as costelas; cinco lombares, que proporcionam a sustentação principal para o corpo; cinco sacrais, que são fundidas e formam o sacro, distribuindo o peso do corpo para os quadris; e quatro coccígeas, que são fundidas e formam o cóccix.

Articulações

O ponto em que dois ossos se conectam é uma articulação. A mais comum é a articulação sinovial. Nesse tipo de articulação, os ossos se conectam no

Articulação do ombro em "bola e soquete"

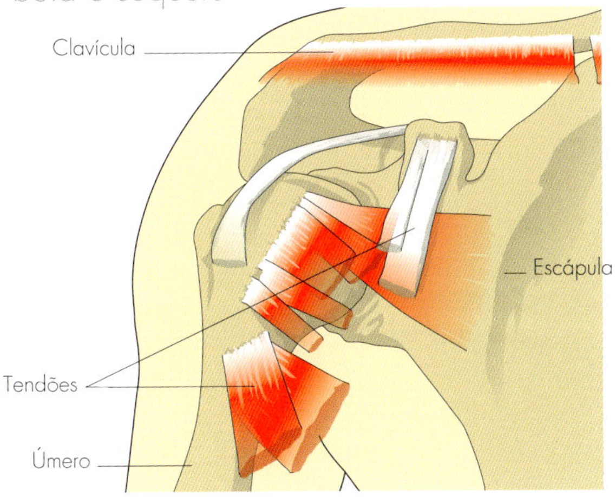

Articulação do joelho em "dobradiça"

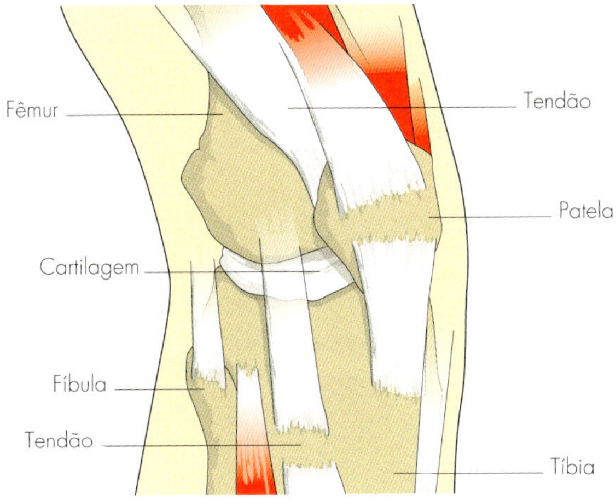

interior de um espaço delimitado por uma membrana que secreta um fluido que protege a cartilagem e reduz o atrito durante o movimento. Ela está contida em uma cápsula fibrosa e é sustentada por tendões e ligamentos.

O tipo em "bola e soquete", encontrado no ombro e no quadril, permite uma grande amplitude de movimento. A cabeça redonda de um osso encaixa-se na forma em soquete do outro. As articulações em "dobradiça" são encontradas no cotovelo e no joelho. As superfícies dos ossos movem-se uma em direção à outra, o que permite um movimento mais limitado.

Sistema nervoso

O sistema nervoso consiste do sistema nervoso central (cérebro e medula espinal) e do sistema nervoso periférico (nervos cranianos e espinais que se ramificam para todas as áreas do corpo). Em resposta aos estímulos, os receptores sensoriais na pele, nos tecidos moles e nos músculos enviam impulsos pelos nervos sensoriais para o sistema nervoso central. Respondendo aos sinais enviados pelo cérebro, os nervos motores enviam impulsos para os músculos, provocando movimento e atividade. O sistema nervoso autônomo é responsável pelos movimentos involuntários dos órgãos, vasos sanguíneos e glândulas. Ele se divide em sistema nervoso simpático, que governa as respostas involuntárias como o aumento da frequência cardíaca, respiração e sudorese, e sistema nervoso parassimpático, que é responsável pela redução na atividade e por processos como a digestão e o repouso. Esses sistemas funcionam juntos para manter o funcionamento equilibrado do corpo.

Circulação sanguínea

O sistema cardiovascular é formado pelo coração, pelas artérias que transportam o sangue oxigenado vindo do coração, pelas veias que retornam para o coração o sangue sem oxigênio e pelos capilares que levam nutrientes aos tecidos e removem os outros produtos. O sangue é formado pelo plasma, pelas hemácias, que carregam o oxigênio dos pulmões até os tecidos e células e que também removem o dióxido de carbono, pelos leucócitos, que são importantes no funcionamento do sistema imunológico no combate às bactérias e na secreção de anticorpos, e pelas plaquetas, responsáveis pela coagulação.

O coração funciona como uma bomba e tem quatro câmaras — duas fazem a circulação pelos pulmões e duas são responsáveis pela circulação pelo restante do corpo. O sangue nas artérias é bombeado a alta pressão, mas as veias operam a uma pressão mais baixa. Nas pernas, o fluxo sanguíneo é auxiliado pela contração muscular e por válvulas para levar o sangue de volta ao coração. O sistema linfático, que se origina no sistema vascular, ajuda a drenar os tecidos e a retornar os fluidos para o coração. A linfa flui por seu próprio sistema de vasos que desembocam em dutos. Os linfonodos filtram o fluido e produzem linfócitos para neutralizar as bactérias. O fluxo é auxiliado pela contração muscular.

Preparação para a massagem

Onde fazer massagem

Em teoria, você pode fazer massagem em qualquer local. Tudo depende do tipo de massagem que estiver fazendo. Se você adaptar sua massagem para uma massagem rápida no pescoço, nos ombros ou nas mãos, por exemplo, pode simplesmente fazê-la onde quer que esteja. Entretanto, siga os princípios básicos, de modo que seu parceiro esteja sentado com as costas apoiadas, no chão ou em uma cadeira, e assegure-se de que ele não fique em uma postura desajeitada, apoiando a testa ou o peito com sua mão, se necessário. Assim, você pode massagear ao ar livre, no trabalho ou em qualquer outro local. Também é importante estar em uma posição confortável para massagear, sem precisar fazer uma torção nem tensionar seu corpo. Entretanto, se você for fazer uma massagem que abranja todo o corpo, será preciso escolher o local com um pouco mais de cuidado. Você precisará encontrar um lugar onde haja espaço suficiente para que seu parceiro se deite e você possa se mover ao redor dele. É preferível que o local seja silencioso, confortável e com temperatura amena, e que vocês não sejam perturbados. O chão da sala ou do quarto pode ser bom. Entretanto, a superfície da massagem precisa ser suficientemente firme para que seu parceiro fique apoiado e não afunde; por isso, não massageie na cama, pois o colchão certamente é macio demais. Se você estiver planejando fazer muitas massagens, vale a pena investir em um mesa de massagem. Ela é menos íntima, mas irá provocar menos tensão nas suas costas.

Não seria demais enfatizar a importância de sua postura. Além de evitar a tensão em seus músculos, manter a coluna relaxada, mas ereta, enquanto realiza os movimentos irá aprimorar significativamente sua massagem. Também vale a pena mencionar que, como você é quem estará fazendo a massagem, você precisará estar em um local em que se sinta confortável. Se estiver melhor em sua casa, onde tem tudo à mão, sabe que tipo de movimentação haverá e pode ficar de olho no relógio, peça a seu parceiro que venha até você.

O melhor momento para fazer massagem

Mais uma vez, isso depende do tipo de massagem. O melhor horário é, idealmente, aquele em que você se sente renovado e entusiasmado. Algumas pessoas preferem fazer ou receber uma massagem de manhã, outros preferem fazê-lo mais tarde. Uma massagem no pescoço e nos ombros pode ser feita em qualquer momento, desde que você se sinta inclinado a isso. O horário para uma massagem corporal também pode ser bem flexível, mas é preciso levar alguns pontos em consideração. Evite massagear depois de uma refeição pesada. Isso se aplica especialmente a seu parceiro, pois o sistema estará ocupado, digerindo a comida, e a pressão pode ser desconfortável. Do mesmo modo, não beba álcool antes nem imediatamente depois de uma massagem. Beber antes de uma massagem amortece seu efeito, acelera o processo de absorção e pode deixá-lo enjoado. Beber imediatamente depois de uma massagem também tem um efeito negativo e o álcool o afetará muito mais depressa (a massagem pode ser útil no caso de uma ressaca leve, pois ajuda a limpar o sistema; entretanto, se a ressaca for forte, o corpo estará sensível demais).

Você deve planejar a massagem para um momento em que ambos tenham tempo livre e não precisem se apressar. Isso significa reservar, pelo menos, 90 minutos (até uma hora para uma massagem mais demorada e 15 minutos antes e depois). Você também precisa considerar os efeitos que a massagem terá. Se seu parceiro tem de voltar ao trabalho, uma massagem de relaxamento profundo será inoportuna. Algumas pessoas realmente gostam de fazer uma massagem antes do trabalho ou no intervalo para o almoço, para relaxar antes de uma apresentação importante ou para entrar em forma antes de correr. Não há problema, desde que você adapte sua massagem e use manobras mais estimulantes. Também é importante que saiba disso com antecedência. Como sempre, você deve levar em conta suas próprias necessidades. Não faça massagens tarde da noite, pois isso será estimulante demais. Embora a massagem possa ajudar a transformar seu estado de espírito, se você estiver preocupado, ocupado, cansado ou de mau humor, este não será o momento para dispor de mais energia.

Do que você irá precisar

Para que a massagem flua suavemente, você precisa arrumar tudo antecipadamente. Você precisará encontrar uma superfície firme e confortável sobre a qual seu parceiro deve se deitar. Comece colocando um colchonete de espuma ou um futon pequeno, por exemplo, sobre o chão. Você pode até usar um edredom dobrado ou um saco de dormir. Depois, precisará de um lençol para cobrir a superfície, toalhas para cobrir o corpo de seu parceiro, travesseiros ou almofadas para a cabeça ou as pernas e, talvez, uma almofada na qual você possa se ajoelhar. Além disso, precisará de um óleo em temperatura ambiente, aquecimento extra disponível, se necessário, iluminação suave, lenços de papel para remover o excesso de óleo e um local para lavar as mãos. Se tiver uma secretária eletrônica, lembre-se de ligá-la. Também é uma boa ideia ter um relógio por perto e definir um limite de tempo antes de começar. Quando você começa a fazer massagens, é muito fácil perder a noção do tempo, o que será cansativo para você e fará com que seu parceiro fique imaginando quando a massagem vai terminar. Acrescente seus toques pessoais para tornar convidativa sua sala de massagem: flores, um queimador de óleo aromático ou uma música suave. Esses pontos podem parecer pouco importantes, mas a atenção aos detalhes faz toda a diferença e significa que vocês dois podem se concentrar totalmente na massagem.

Antes de começar

Antes de começar a fazer uma massagem, combine um limite de tempo com seu parceiro e esclareça se ele precisará ir ao trabalho depois ou, por exemplo, se não quer óleo perto do cabelo ou do rosto. A seguir, você precisa fazer algumas perguntas antes de iniciar a massagem. Verifique a saúde de seu parceiro e questione sobre doenças atuais, medicamentos ou problemas crônicos como tensão no pescoço ou nos ombros. Descubra se existe alguma parte do corpo em especial em que ele gostaria de ser massageado, ou se há alguma área a ser evitada. Mesmo que você conheça bem seu parceiro, não pule esta etapa.

Contraindicações

Estas são as circunstâncias em que você precisa ser cuidadoso ou não deve fazer massagem. De modo geral, desde que você seja sensível, nenhum dano será provocado.

Gravidez: a massagem durante a gravidez pode ser maravilhosa. Contudo, em todas as fases da gravidez, você deve trabalhar de modo suave. Evite massagear o abdome durante os quatro primeiros meses. Em vez disso, simplesmente descanse suas mãos sobre a barriga e, depois, faça círculos de modo muito leve. Verifique cuidadosamente a lista de óleos essenciais. Dependendo da fase da gravidez, você precisará adaptar a posição de massagem de sua parceira.

Lesões: não faça massagem diretamente sobre cicatrizes, ferimentos, entorses, cortes abertos ou feridas recentes. Eles irão se curar sozinhos. Contudo, uma massagem suave ao redor do ferimento pode ser útil.

Doenças: não faça massagem diretamente sobre um tumor ou uma mancha na pele. E não faça massagem se seu parceiro tiver um problema cardíaco. Na verdade, a massagem pode ser muito boa para o coração, mas primeiro procure orientação médica. Se tiver dúvidas, sempre consulte seu médico ou um profissional de saúde.

Veias varicosas: não faça massagem sobre veias varicosas, mas apenas passe suas mãos levemente sobre a perna.

Dores: seja prático. Nunca tente curar. Se seu parceiro tiver dores persistentes, problemas musculares ou na coluna, ou sentir qualquer dor aguda durante a massagem, consulte um médico.

Por fim, para garantir que seus movimentos sejam suaves, tire suas joias (seu parceiro deve fazer o mesmo) e lixe suas unhas. Um perfume forte também pode interferir na sensação de seu parceiro. Sempre lave suas mãos antes e depois de cada massagem.

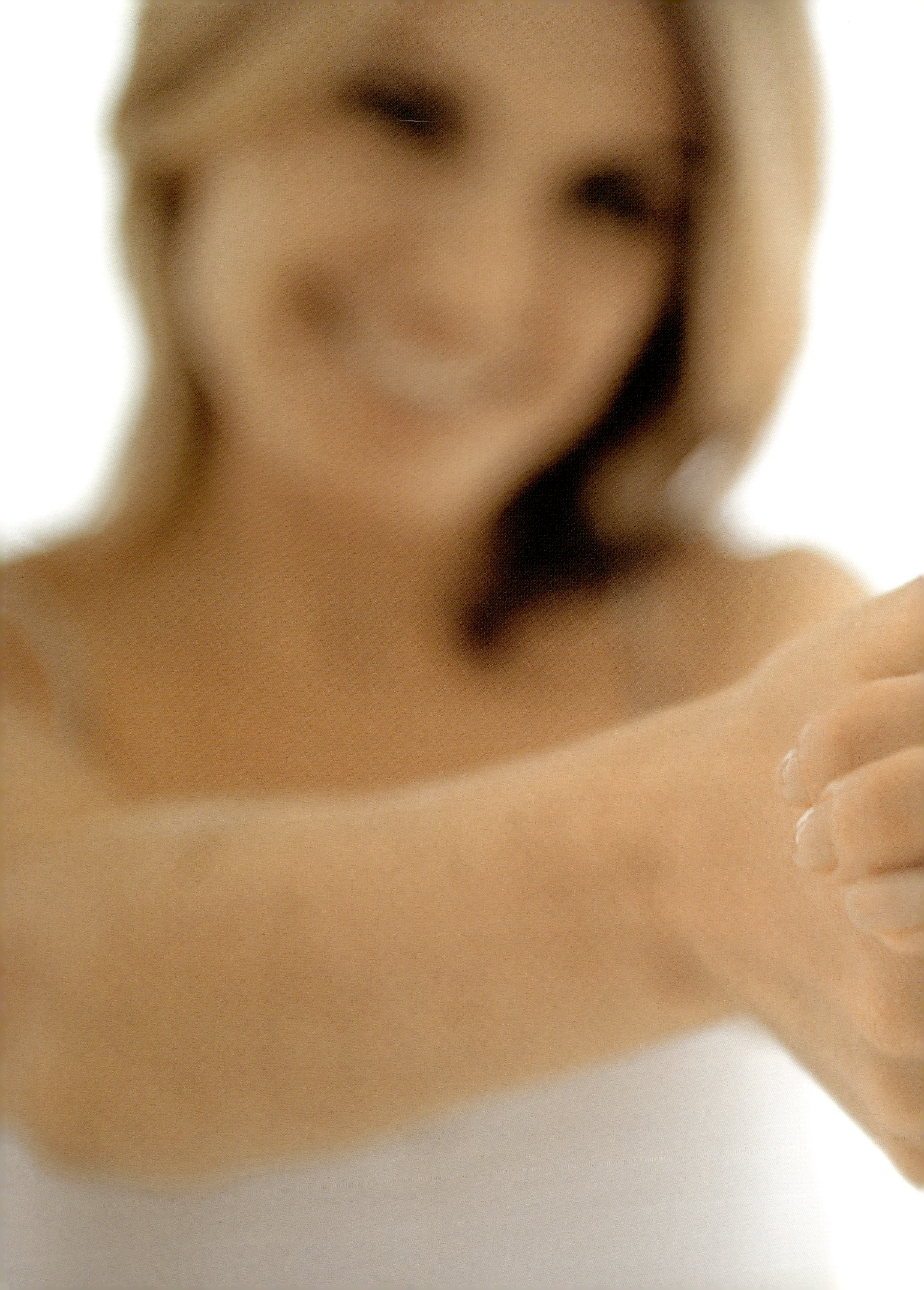

Preparação para começar

Uma boa massagem precisa de um pouco de preparação e planejamento cuidadosos. O esforço que você dedicar a esta etapa não será perdido. O uso de óleos é interessante, mas é preciso ter algumas informações preliminares antes de começar. Primeiro sinta os óleos e, então, comece a experimentá-los. De modo similar, experimentar os toques em si mesmo e descobrir mais sobre seu próprio corpo constituem partes inevitáveis do processo de massagem. Quanto mais você souber sobre si mesmo e quanto mais atenção der ao desenvolvimento da sensibilidade de suas mãos, maior sucesso terá em suas massagens. Você não só aprenderá mais, mas seu parceiro perceberá seu entusiasmo e se beneficiará diretamente de todo o tempo e esforço que você dedicou.

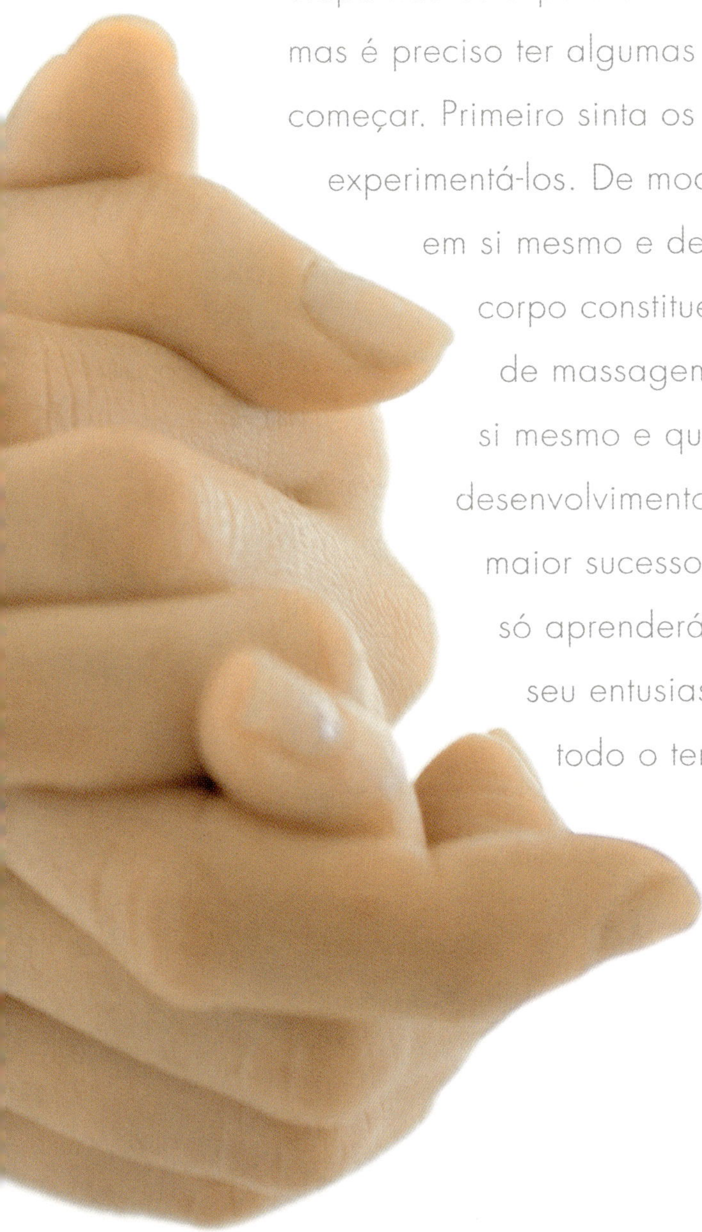

Óleos

Parte da preparação para a massagem é a escolha e o uso dos óleos. A finalidade do uso de óleos é ajudar suas mãos a se moverem sobre o corpo do parceiro sem puxar nem esticar a pele. A maioria das pessoas gosta da sensação do óleo, embora seu uso não seja obrigatório. Algumas pessoas preferem usar talco e alguns toques podem ser feitos sobre as roupas. Contudo, se você optar pelo uso de óleos, é uma boa ideia ter alguns óleos escolhidos prontos antes de começar.

O óleo básico é chamado também de óleo carreador ou de base e, em geral, é um óleo vegetal ou de sementes. Você pode usar um óleo mineral, mas ele não é facilmente absorvido pela pele. Os óleos básicos mais populares são os de semente de uva ou de amêndoas. Pessoalmente, considero o óleo de amêndoas um pouco enjoativo e prefiro usar óleo de semente de uva com 5 ou 10% de óleo de amêndoas. Os óleos de cenoura, caroço de pêssego ou de damasco, abacate, germe de trigo e jojoba, que são muito consistentes, também podem ser usados. Eles não são recomendados para uso em grandes áreas, mas são excelentes quando acrescentados a outros óleos. Uma colher de chá de óleo de germe de trigo pode ser usada como um antioxidante para conservar suas misturas.

Esses óleos podem, então, ser usados como óleos de base para os óleos essenciais. Isso significa que eles podem ser usados para dissolver os óleos essenciais, ajudando-os a penetrar na pele (isso leva cerca de 30 minutos). Você não precisa usar as essências, mas elas são deliciosas e dão um toque a mais na massagem. Os óleos essenciais são essências de plantas extraídas principalmente por meio de destilação a vapor. Cada óleo contém a força vital, as qualidades e a personalidade da planta em forma concentrada. O óleo é produzido por glândulas no interior da planta, seja nas folhas, raízes ou flores, e é essa essência que é extraída. Os óleos são muito concentrados e potentes e nunca devem ser usados diretamente na pele, pois podem provocar irritação. Em uma concentração muito elevada, eles podem ter o efeito oposto. Cada óleo tem uma taxa de volatilidade que é a taxa em que ele irá evaporar, e essas categorias são divididas em notas altas, médias e baixas. As notas altas têm uma elevada taxa de volatilidade e uma vibração mais alta. Elas tendem a ter um efeito imediato sobre a mente e, em geral, são aceleradoras e animadoras. As notas médias são usadas para auxiliar os órgãos e as funções do corpo, enquanto as notas baixas têm um efeito sedativo e podem ser usadas para ancorar as notas altas em uma mistura. Os óleos essenciais podem ser usados separadamente, mas, ao serem misturados, interagem uns com os outros, aprimorando e mudando a qualidade do todo. Em geral, usam-se de dois a quatro óleos em uma mistura; quando usar quatro é preciso ter, pelo menos, uma nota média. Embora a aromaterapia seja uma arte por si só, os óleos essenciais podem ser usados para criar alguns estados de espírito, para estimular ou relaxar e, desde que você não os use com um propósito de cura, podem ser utilizados para aliviar problemas incômodos como congestão nos seios da face, irritações na pele e músculos doloridos.

O uso de óleos é muito pessoal. Eles nos afetam por seu odor e também pela absorção através da pele. O olfato é uma das funções cerebrais mais primitivas e é uma das mais evocativas. Assim sendo, quando se misturam óleos, a preferência tem um grande papel e, no fim das contas, o importante é o que lhe parecer certo. Se você ou seu parceiro não gostarem de um cheiro, será inútil usá-lo. De modo similar, ao massagear você irá absorver naturalmente o óleo através de suas mãos e, se um óleo o afetar de modo negativo, você deve parar de usá-lo imediatamente. Use os óleos de forma parcimoniosa: apenas a quantidade suficiente para suas mãos e para que a pele de seu parceiro possa absorver.

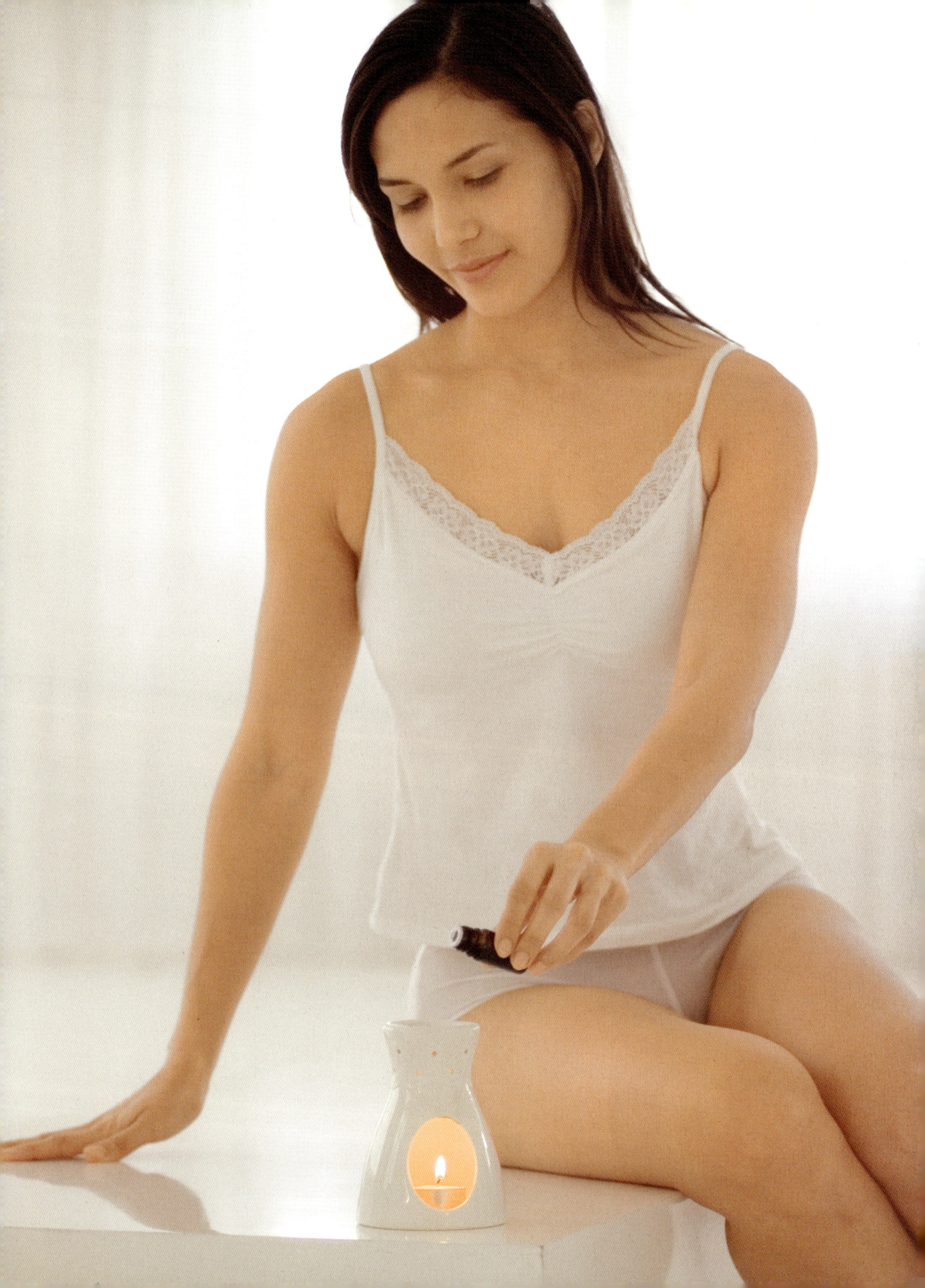

Guia de alguns óleos comuns e suas propriedades

Óleos básicos

Semente de uva Um óleo básico leve e barato. Excelente para uso geral. Pode ser usado sozinho ou como base para uma mistura.

Amêndoas Outro óleo básico popular e muito usado. Pode ser usado sozinho ou como base para uma mistura.

Caroço de pêssego ou de damasco Óleos leves, particularmente bons para o rosto. Use como parte de uma mistura.

Abacate Um óleo consistente, um dos mais penetrantes e facilmente absorvidos. Especialmente bom para peles secas. Use como parte de uma mistura.

Cenoura Rico em vitamina A. Também é bom para o rosto, mas nem sempre é fácil de encontrar. Use apenas em pequena quantidade como parte de uma mistura.

Jojoba Uma forma de cera vegetal. É muito consistente e relativamente caro — mais indicado para o rosto.

Germe de trigo Um óleo consistente, excelente para peles secas. Tem alto teor de vitamina E e é bom para tecido cicatricial e estrias. Use como parte de uma mistura e como antioxidante. *Não use se você ou seu parceiro tiver alergia ao trigo.*

A maioria dos óleos vegetais, como o azeite de oliva, pode ser usada, mas assegure-se de que o cheiro não seja forte demais.

Óleos essenciais

Manjericão (nota alta) O manjericão é antisséptico e tônico nervoso. É bom para catarro, congestão dos seios da face, bronquite e indigestão. Tem um efeito revigorante, limpa a mente e alivia a fadiga mental. *Deve ser evitado durante a gravidez.*

Tangerina (nota alta) A tangerina é antisséptica, indicada para casos de infecção vaginal, cistite, bronquite, mau hálito e dor de garganta. Tem efeito sedativo e, ao mesmo tempo, revigorante, útil em casos de ansiedade e depressão (*não use diretamente sobre a pele nem sob luz solar direta*).

Camomila (nota média) A camomila é boa para aliviar inflamações e é útil em casos de úlceras, queimaduras, diarreia e enxaqueca. Ela também alivia dores musculares. Pode ser usada para períodos menstruais dolorosos ou com muita perda de sangue e em peles secas ou sensíveis. Tem efeito sedativo e antidepressivo, acalmando a mente e os nervos.

Sálvia-esclareia (nota média) A sálvia-esclareia é um tônico para os nervos e é sedativa, especialmente boa em casos de depressão. Alivia cólicas menstruais e auxilia o trabalho de parto. É útil para problemas de inflamação na pele e é levemente euforizante. *Deve ser evitada durante a gravidez* (use com moderação).

Olíbano (nota baixa) O olíbano é adstringente e útil em casos de tosse, catarro, cistite e infecção vaginal. Rejuvenesce a pele e tem efeito calmante sobre a mente. Pode ser usado durante a gravidez.

Gerânio (nota baixa) O gerânio limpa e tonifica a pele, além de ter um leve efeito diurético. É útil em casos de dor, queimaduras, inflamação da pele, diarreia e úlceras, e pode ser usado para equilíbrio hormonal durante a menopausa. Tem efeito sedativo e revigorante, e é útil nos estados de ansiedade.

Jasmim (nota baixa) O jasmim é antiespasmódico, sedativo e antidepressivo. Alivia cólicas menstruais, facilita o parto, é útil em casos de tosse e catarro e pode ser usado em peles secas. Tem um efeito relaxante, revigorante e euforizante. *Deve ser evitado durante os primeiros meses de gravidez.*

Junípero (nota média) O junípero é um tônico nervoso, tem efeito sedativo e é útil nos estados de estresse e de ansiedade. É diurético, purifica o sangue, tonifica a pele, é um adstringente suave e pode ser usado em casos de reumatismo, cistite, indigestão, flatulência, eczema e pele oleosa. *Deve ser evitado durante a gravidez.*

Lavanda (nota média) A lavanda é um dos óleos mais úteis de todos. Ela é antisséptica, alivia a inflamação da pele e é excelente para queimaduras (seu óleo pode ser aplicado diretamente sobre a pele íntegra). Também é boa para reumatismo, cistite e diarreia. Alivia náusea, cefaleia, vômito, cólicas menstruais e facilita o parto. Utilizada também para dores musculares. Tem efeito sedativo e relaxante, aliviando a depressão e a tensão nervosa. Se você puder ter apenas um óleo, esse deve ser o escolhido.

Manjerona (nota média) A manjerona é sedativa e um tônico muscular. É um óleo que aquece e conforta, útil em casos de insônia. Auxilia a digestão, alivia espasmos musculares e diminui a pressão sanguínea. Pode ser usada em resfriados, cefaleias, prisão de ventre e períodos menstruais dolorosos. *Deve ser evitada durante a gravidez.*

Flor de laranjeira (néroli) (nota baixa) A flor de laranjeira é sedativa, antidepressiva e calmante, excelente para insônia, palpitações, ansiedade e depressão. Também é boa para diarreia. Seu óleo regenera a pele e pode ser usado em peles secas e irritadas.

Patchuli (nota baixa) O patchuli é estimulante e adstringente. Auxilia a obter clareza mental, pode ser usado em peles irritadas, com fissuras ou envelhecidas, e é útil em casos de retenção de água, diarreia e prisão de ventre.

Rosa (nota baixa) A rosa é antisséptica. Tem efeito calmante e de limpeza, promove a circulação, fortalece o sistema digestivo, alivia a prisão de ventre e normaliza o fluxo menstrual. É útil para peles secas e maduras. Como um antidepressivo, pode ser usado para tensão nervosa e alívio do estresse e quando se sofre com intenso pesar.

Alecrim (nota média) O alecrim é antisséptico e estimulante, atua como tônico cardíaco e alivia tosses e resfriados, cefaleias, dores de estômago, palpitações e diarreia. Aumenta a clareza mental e alivia a perda de memória, além de ter um efeito benéfico para os olhos. Atua como limpador e é bom para caspa e para tonificar a pele. Também alivia dores musculares. *Deve ser evitado durante a gravidez.*

Sândalo (nota baixa) O sândalo estimula a digestão, é útil para diarreia, dor de garganta, catarro e tosse. Ele é antisséptico, eficaz em infecções respiratórias e urinárias e é excelente para aliviar pele seca e inflamada. Como sedativo, pode ser usado para tensão nervosa e ansiedade.

Ylang-ylang (nota baixa) O ylang-ylang é sedativo e euforizante e é usado para ansiedade e tensão nervosa. Reduz a pressão sanguínea e é bom para pele oleosa (use com moderação).

Como usar óleos

Mantenha os óleos básicos separados dos óleos essenciais até estar pronto para fazer uma mistura. Para fazer um frasco de óleo, você precisará de cerca de 50 ml de óleo básico. Acrescente no máximo 25 gotas de óleo essencial. Isso será o bastante para seis a oito massagens. Para uma quantidade menor, use metade da receita. Se for guardada em um frasco de vidro escuro e tampado em um lugar frio, a mistura deve durar de seis a oito semanas. Para uma massagem, você pode usar duas gotas de essência adicionadas a uma pequena vasilha de óleo.

Depois de ter escolhido e misturado o óleo, você deve aquecê-lo antes da massagem. Aplique o óleo derramando um pouco em suas mãos, nunca na pele de seu parceiro (*observação: seja cuidadoso ao redor dos olhos; os óleos essenciais podem arder*). Os óleos essenciais precisam ser puros. Eles são caros em razão do processo de extração e da quantidade necessária para sua produção, mas duram muito tempo.

Para fins terapêuticos, sempre se certifique de obter produtos de alta qualidade dos óleos como de rosa e jasmim. A vantagem é que o perfume é delicioso e você só precisará de pequenas quantidades, então o custo compensa. Os óleos essenciais podem ser usados de outras maneiras, em banhos, inalações ou queimados. Um modo delicioso de iniciar uma massagem é perfumar a sala com óleos antes de começar.

Receitas

A seguir você encontrará algumas receitas que poderá experimentar antes de criar as suas. Todos os ingredientes são fáceis de encontrar. Lembre-se de que alguns óleos tendem a se misturar melhor do que outros e, enquanto você estiver começando, é melhor usar um por vez. As receitas são apenas um guia introdutório. *Para o tratamento de doenças, você sempre deve buscar orientação profissional.*

Óleos básicos

Óleo básico

Para 50 ml de óleo básico:
95% de óleo de semente de uva
5% de óleo de amêndoas
1/2 colher (chá) de óleo de germe de trigo (opcional)

Óleo básico consistente

95% de óleo de semente de uva
5% de óleo de abacate
1/2 colher (chá) de óleo de germe de trigo (opcional)

Óleo básico luxuoso

90% de óleo de amêndoas
10% de óleo de caroço de pêssego ou de damasco
1/2 colher (chá) de óleo de germe de trigo (opcional)

Óleos essenciais para serem diluídos em 50 ml de óleo básico

Óleo estimulante
15 gotas de óleo de lavanda
10 gotas de óleo de alecrim
É bom para relaxar os músculos e limpar o sistema.

Óleo calmante
15 gotas de óleo de camomila
10 gotas de óleo de lavanda
Auxilia em casos de tensão nervosa, cefaleia e peles secas, escamosas e irritadas.

Óleo aquecedor e estimulante
12 gotas de óleo de alecrim
8 gotas de óleo de manjerona
5 gotas de óleo de manjericão
Estimula o sistema e é bom para resfriados.

Óleo revigorante e refrescante
12 gotas de óleo de alecrim
9 gotas de óleo de tangerina
4 gotas de óleo de gerânio
Alivia a tensão nervosa e a fadiga mental.

Óleo calmante e perfumado
5 gotas de óleo de rosa (alta qualidade)
5 gotas de óleo de flor de laranjeira
5 gotas de óleo de gerânio
Tem um perfume delicioso, é calmante e muito bom contra o estresse.

Óleo relaxante
12 gotas de óleo de lavanda
8 gotas de óleo de gerânio
5 gotas de óleo de sândalo
Tem efeito sedativo.

Óleo relaxante
11 gotas de óleo de flor de laranjeira
9 gotas de óleo de lavanda
5 gotas de óleo de camomila
Tem efeito sedativo e ajuda a dormir.

Óleo estimulante
11 gotas de óleo de alecrim
9 gotas de óleo de lavanda
5 gotas de óleo de junípero
Ajuda a limpar o sistema e é bom para celulite.

Óleo calmante
16 gotas de óleo de olíbano
9 gotas de óleo de rosa
Ótimo para a pele (*observação: pode ser usado com segurança depois do quarto mês de gravidez*).

Óleo revigorante
11 gotas de óleo de manjericão
9 gotas de óleo de jasmim
Este óleo quebra a regra da nota média, mas tem um perfume verdadeiramente delicioso.

Óleo calmante e inebriante
14 gotas de óleo de lavanda
7 gotas de óleo de olíbano
4 gotas de óleo de sândalo
É um óleo antisséptico, excelente para a pele e bom contra catarro.

Óleo calmante e consistente
9 gotas de óleo de lavanda
6 gotas de óleo de olíbano
6 gotas de óleo de rosa
4 gotas de óleo de patchuli
Este é um óleo luxuoso, relaxante e bom para pele seca e madura.

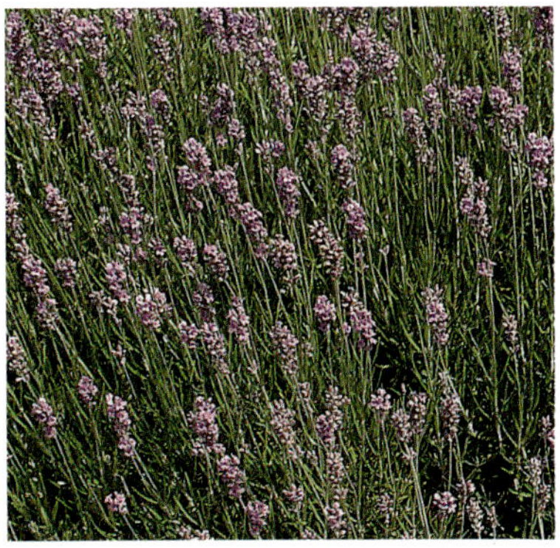

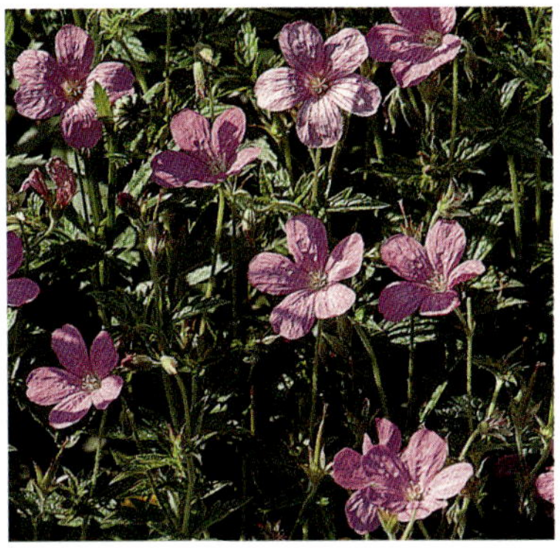

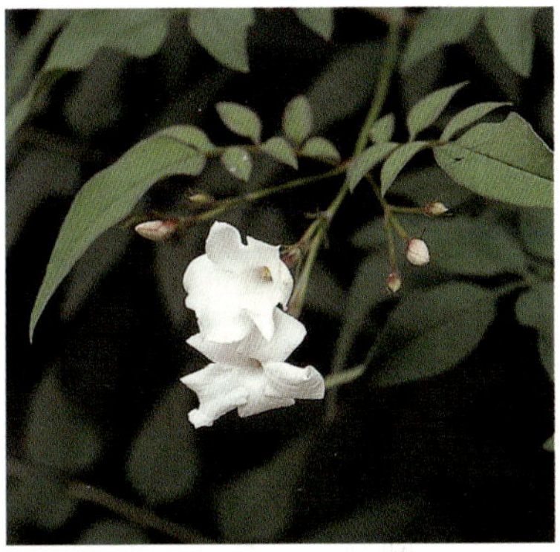

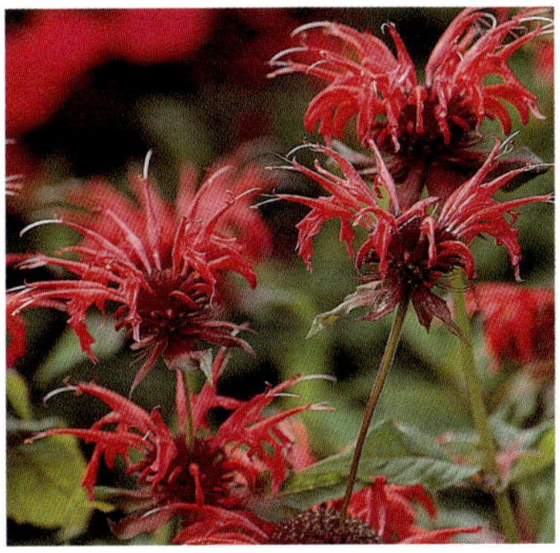

Aquecimento

Antes de massagear um parceiro, recomendo que você faça primeiro alguns movimentos em seu corpo, a fim de experimentar as técnicas e a pressão e sentir-se livre para cometer erros. Nas próximas páginas há alguns exercícios simples com os quais você pode explorar o modo como seu corpo se move e a sensação que os movimentos lhe trazem, além de alguns aquecimentos para suas mãos. O aquecimento antes de uma massagem é essencial. O mais empolgante em relação à massagem é que ela não tem a ver apenas com suas mãos, mas envolve também o uso de sua energia. Siga as etapas para estimular o fluxo de energia por seus dedos antes do primeiro contato de massagem. Para deixar seu parceiro à vontade, confie completamente em seu toque.

Respiração relaxada Deite-se de costas com os joelhos dobrados e a região inferior das costas apoiada sobre o solo. Coloque as duas mãos sobre o abdome e respire naturalmente. Esvazie a mente, concentrando-se simplesmente no elevar e abaixar de sua barriga.

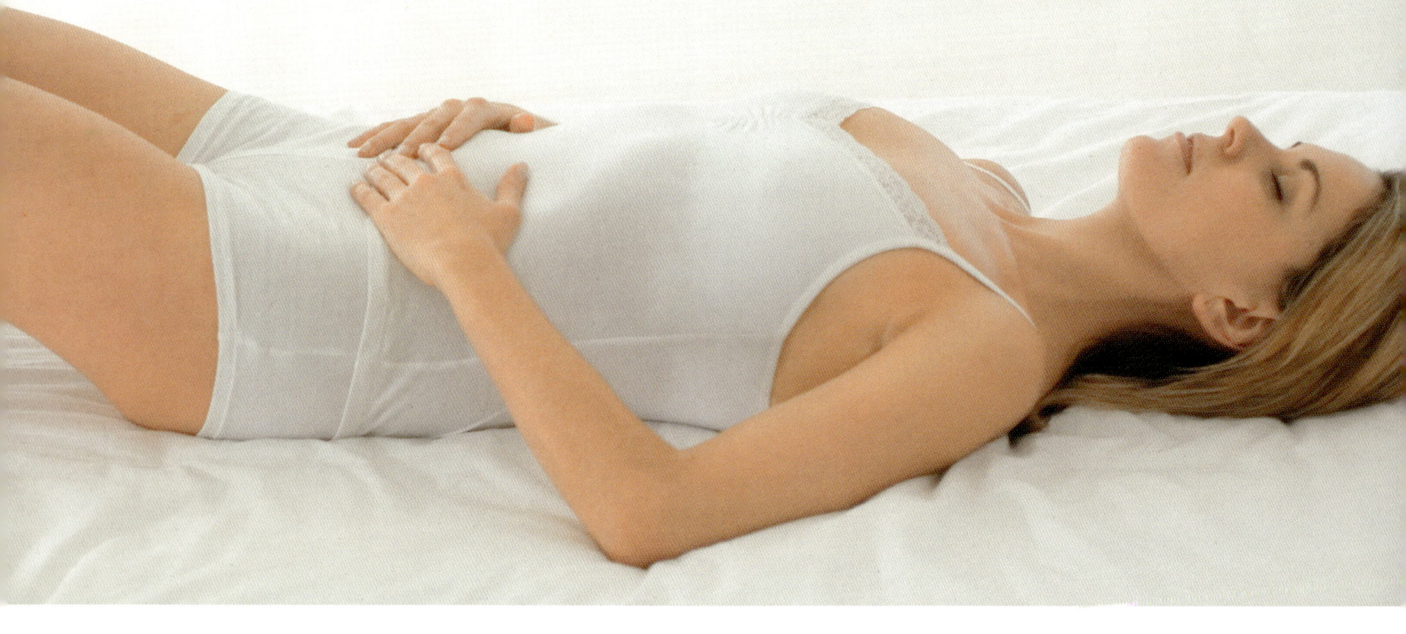

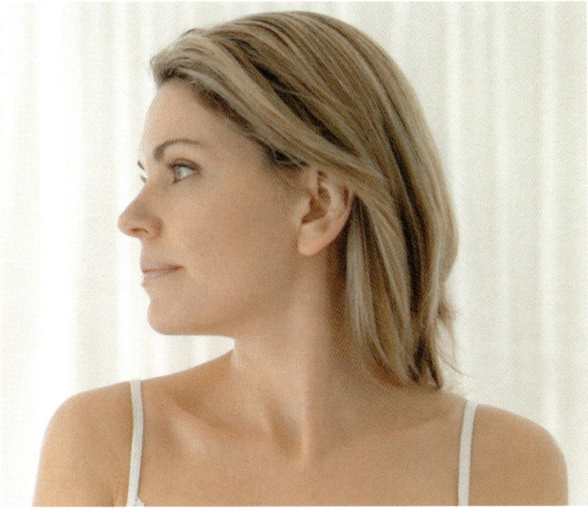

Giro lateral da cabeça Sente-se em uma posição confortável com as costas retas. Vire a cabeça lentamente para a direita o máximo possível e depois vire para o lado esquerdo. Mantenha os ombros parados. Observe quais músculos estão envolvidos no movimento, até que ponto sua cabeça pode virar confortavelmente e qualquer diferença que sentir depois.

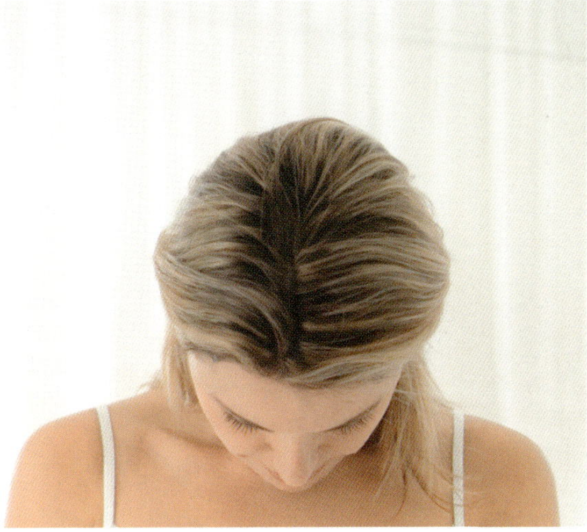

Inclinação da cabeça para a frente Lentamente, incline sua cabeça para a frente, levando o queixo para o peito, mantendo as costas retas. Concentre-se nos músculos. Sinta o quanto eles são flexíveis e em que ponto você sente tensão. Levante lentamente a cabeça até chegar à posição inicial.

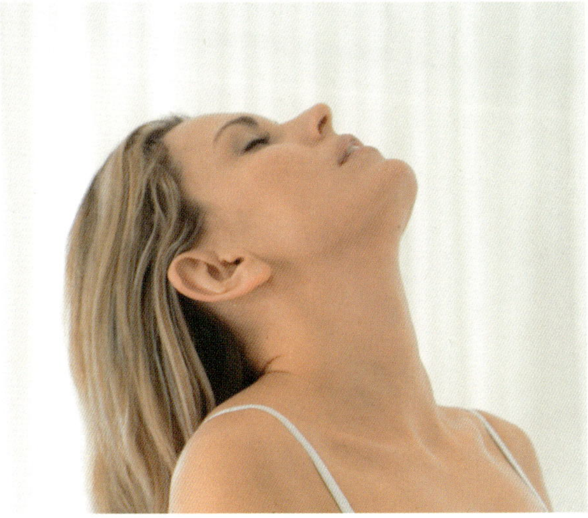

Inclinação da cabeça para trás Muito lentamente incline sua cabeça para trás, até o ponto em que seja confortável. Mantenha a boca e a mandíbula relaxadas para que sua garganta permaneça aberta. Sinta o movimento interior e observe qualquer ponto em que você tensione. Experimente fazer isso com a mandíbula tensionada e perceba a diferença.

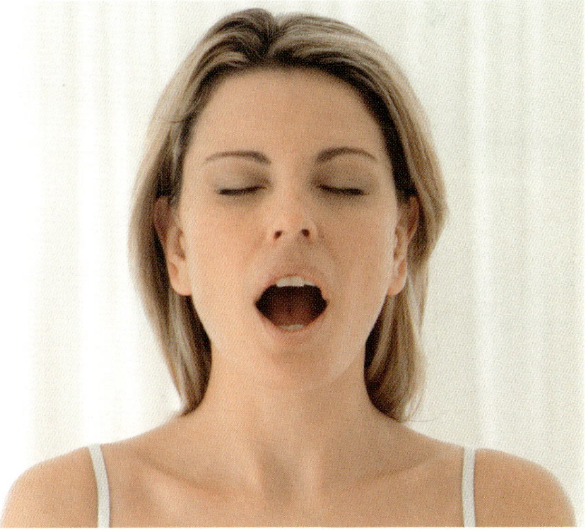

Relaxamento da mandíbula Observe como você prende a mandíbula quando sua boca está fechada. Perceba se os músculos estão relaxados ou tensos. Abra a boca, deixando a mandíbula cair lentamente e relaxe os músculos de modo consciente. Mantenha a boca relaxada e observe se a sensação lhe parece nova. Boceje se quiser — este é um sinal de entrega.

Alongamento Sente-se ou fique de pé com as costas retas, estique um dos braços para cima, alongando o máximo possível. Então, estique o outro braço para cima, alongando um pouco mais. Observe quais músculos estão trabalhando.

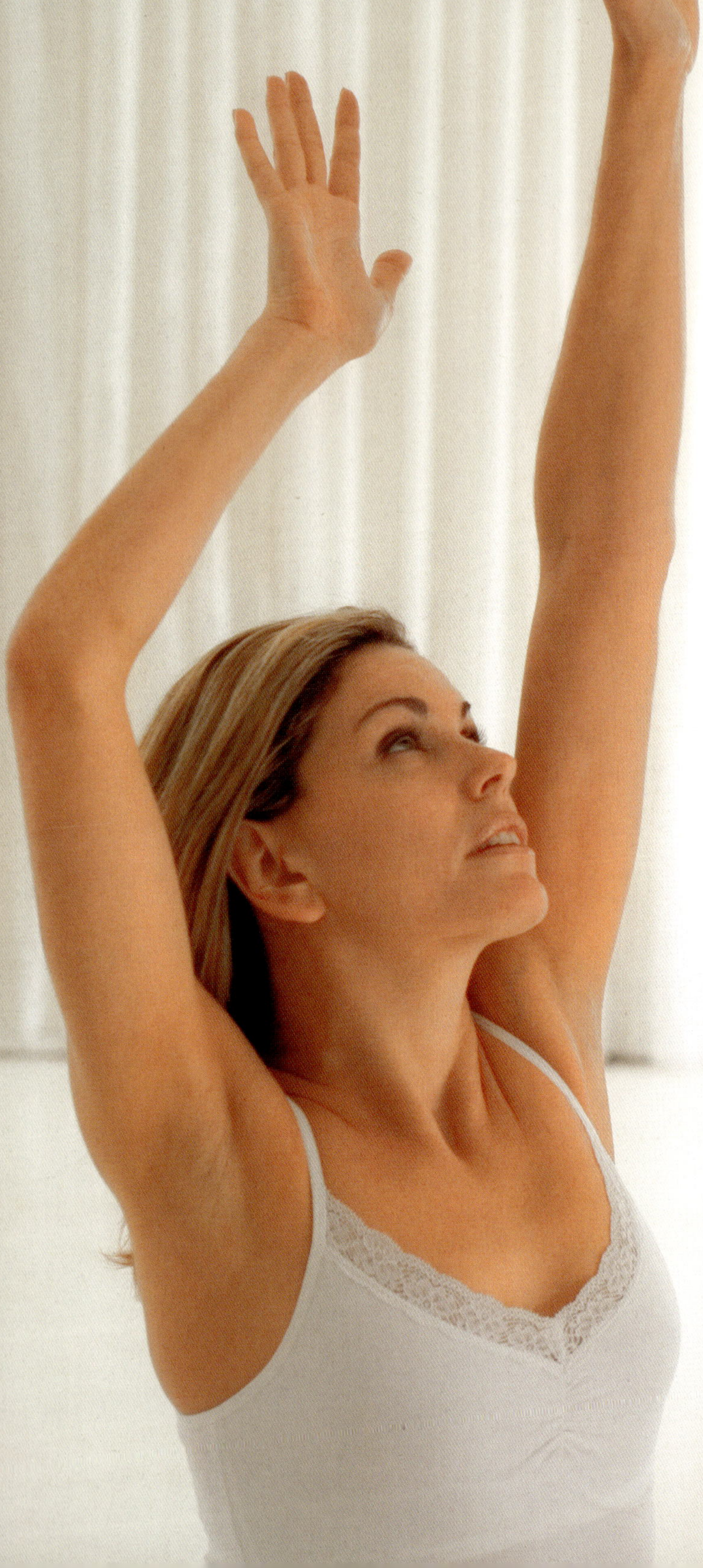

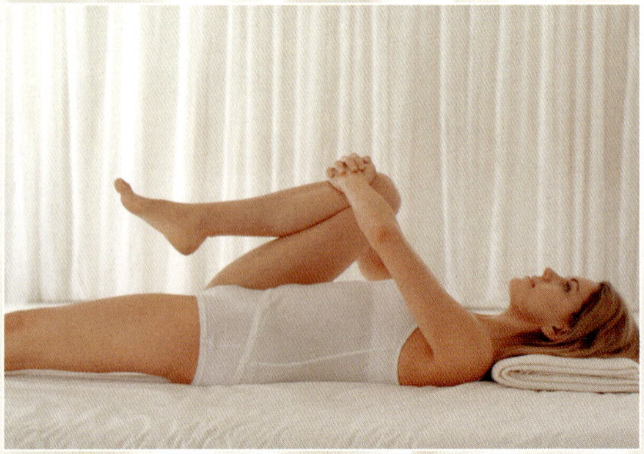

Flexão do quadril Deite-se confortavelmente de costas. Lentamente, traga o joelho em direção ao peito, segurando a perna para auxiliar o alongamento. Observe quais músculos estão envolvidos no movimento, expire, relaxe e deixe o alongamento um pouco mais intenso. Agora, faça o mesmo na outra perna, observando qualquer diferença na flexibilidade.

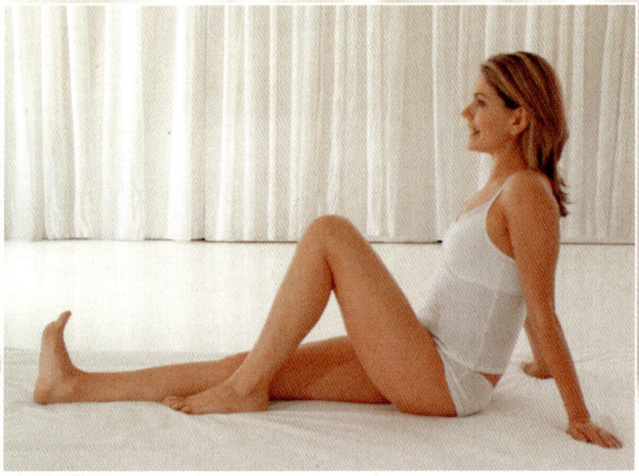

Flexão do pé Com uma perna esticada à sua frente, flexione o pé, trazendo os dedos em sua direção. Observe o trabalho muscular e realmente sinta o alongamento na região posterior da perna. Expire, relaxe e flexione um pouco mais. Observe a sensação que isso lhe traz e como seus músculos ficam depois.

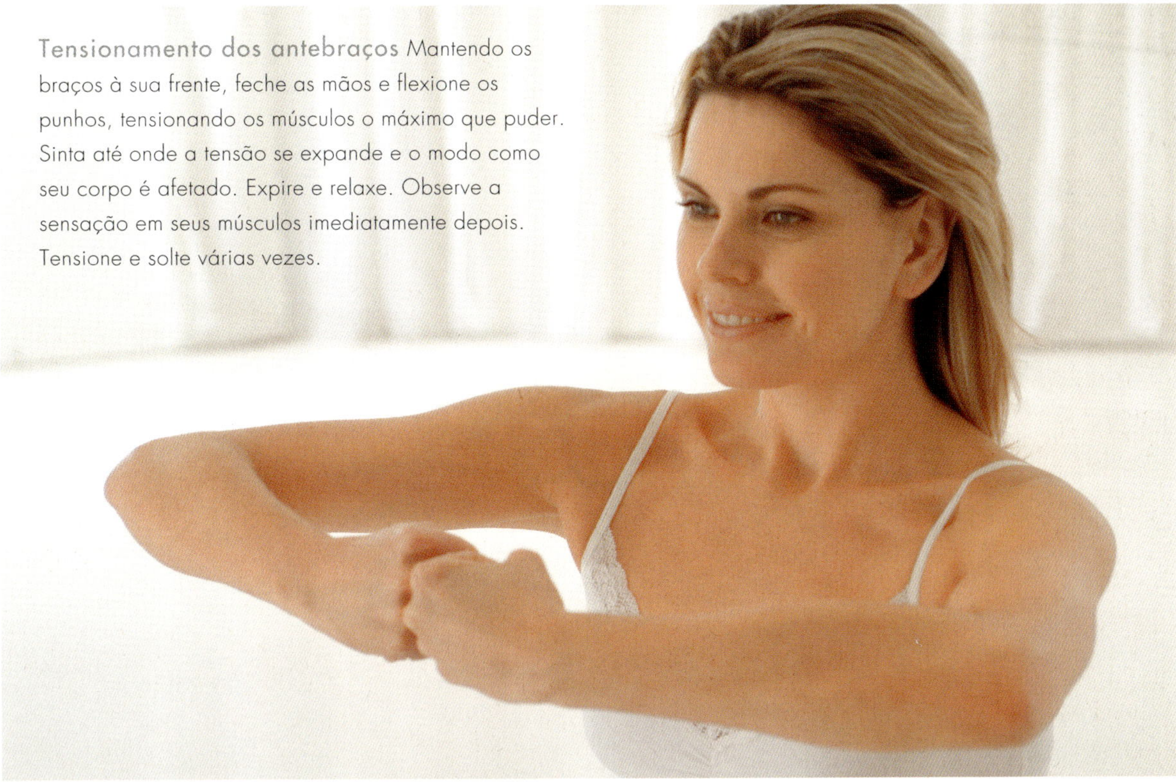

Tensionamento dos antebraços Mantendo os braços à sua frente, feche as mãos e flexione os punhos, tensionando os músculos o máximo que puder. Sinta até onde a tensão se expande e o modo como seu corpo é afetado. Expire e relaxe. Observe a sensação em seus músculos imediatamente depois. Tensione e solte várias vezes.

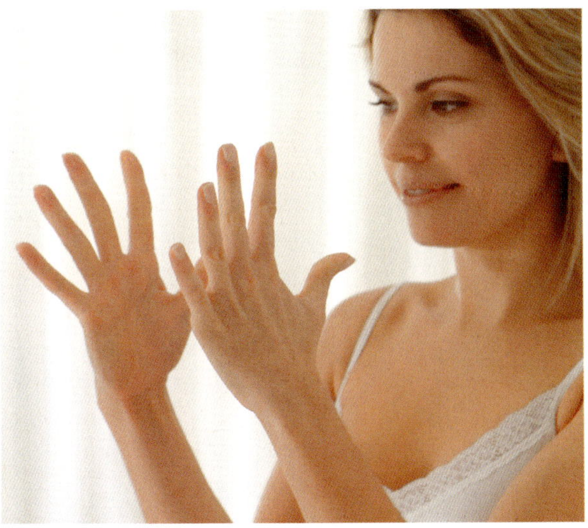

Abertura das mãos Feche as mãos, deixando os punhos relaxados, e as mantenha nessa posição por um instante. Então, abra rapidamente as mãos, separando os polegares e os dedos o máximo que puder. Repita várias vezes. Observe qualquer sensação diferente nas mãos. Esse é um bom movimento para flexibilidade.

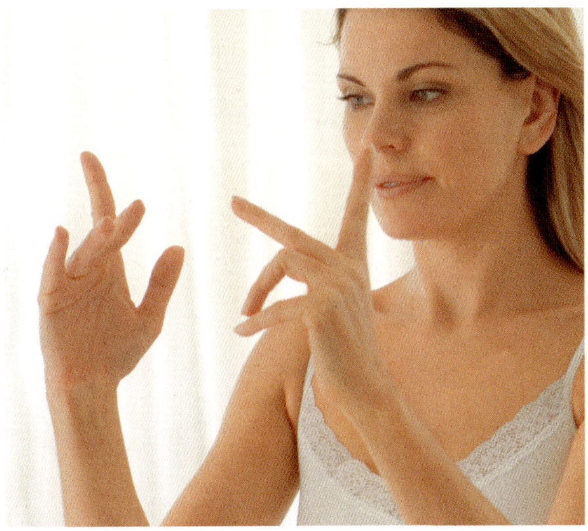

Onda com os dedos Mantenha suas mãos em uma posição relaxada à sua frente e, depois, começando pelos dedos mínimos, abaixe os dedos, um depois do outro, em direção à palma da mão. Comece novamente quando todos os dedos tocarem a palma da mão, de modo a criar uma onda contínua. Esse exercício é ótimo para manter os dedos leves e flexíveis.

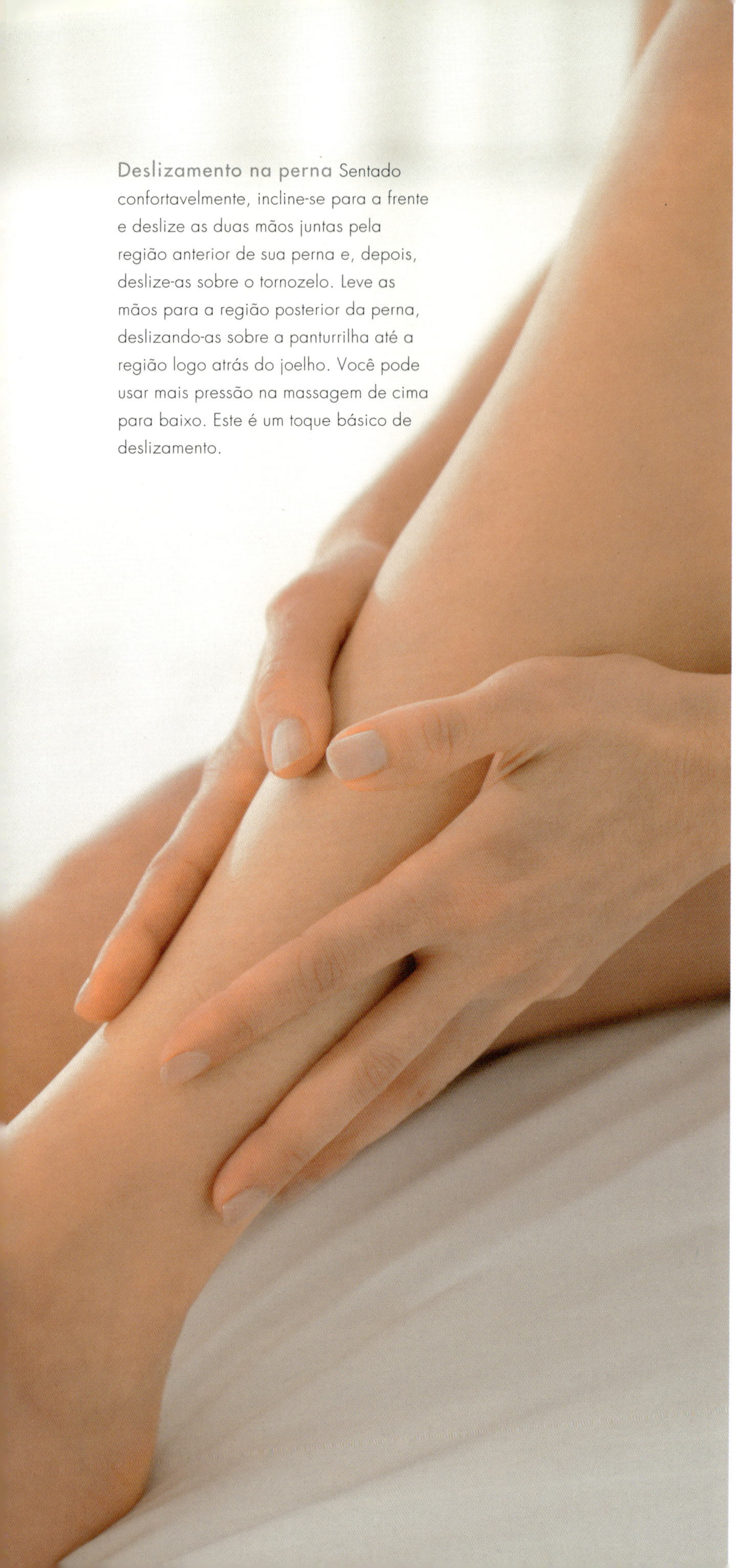

Deslizamento na perna Sentado confortavelmente, incline-se para a frente e deslize as duas mãos juntas pela região anterior de sua perna e, depois, deslize-as sobre o tornozelo. Leve as mãos para a região posterior da perna, deslizando-as sobre a panturrilha até a região logo atrás do joelho. Você pode usar mais pressão na massagem de cima para baixo. Este é um toque básico de deslizamento.

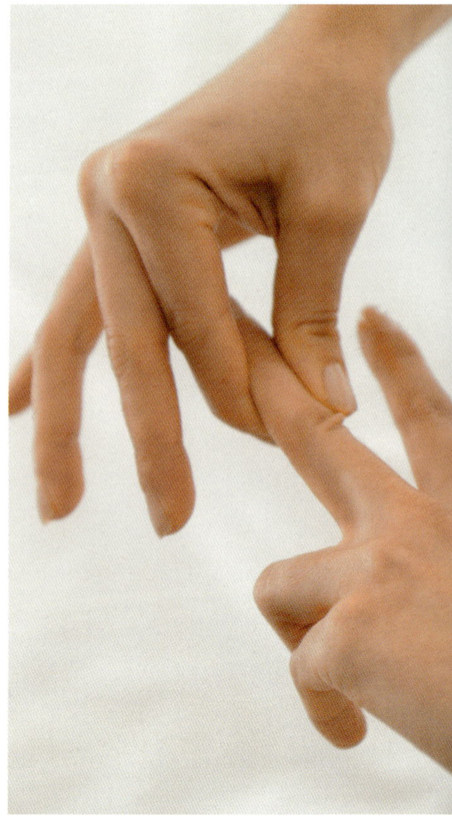

Torcendo os dedos Descanse sua mão em uma posição relaxada. Coloque o polegar e o indicador da outra mão nas laterais da base de um dos dedos. Faça pequenos movimentos de torção nos tecidos do dedo com o indicador e o polegar. Continue torcendo e subindo até chegar à ponta de cada dedo, variando a pressão e a velocidade.

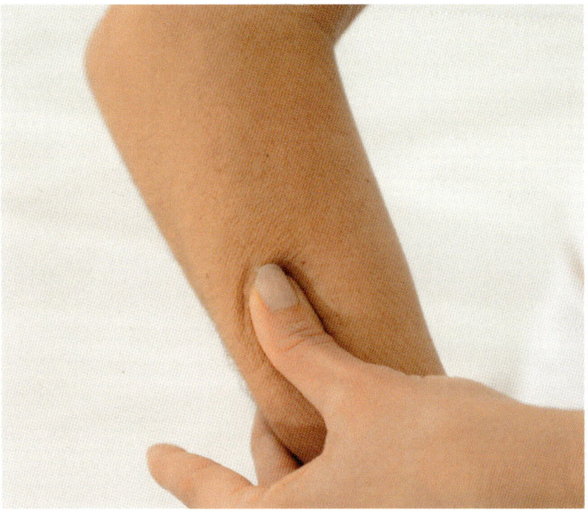

Fazendo círculos no antebraço Relaxe seu antebraço. Coloque o polegar no centro, aproximadamente entre os dois ossos do antebraço e faça pequenos movimentos circulares neste lugar, usando a porção distal do polegar. Vá descendo em direção ao punho, fazendo círculos em diversos pontos, experimentando diferentes pressões.

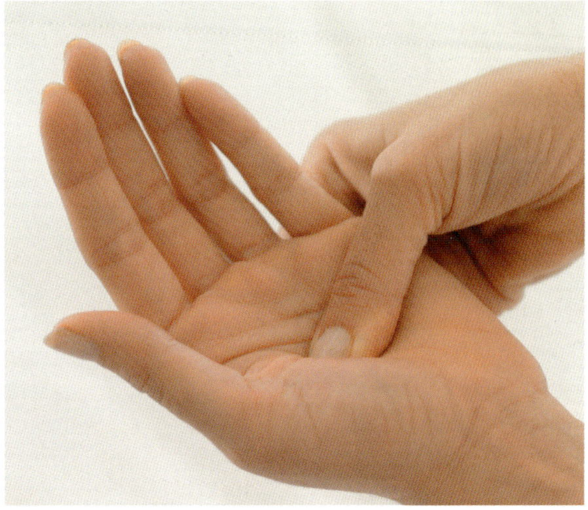

Pressionar a mão Descanse uma mão com a palma para cima e a apoie com a outra mão. Coloque o polegar no centro da palma e simplesmente pressione para baixo e depois solte. Continue pressionando em toda a palma, experimentando o movimento em diferentes velocidades. Use o polegar inteiro, a porção distal e a extremidade para variar o toque.

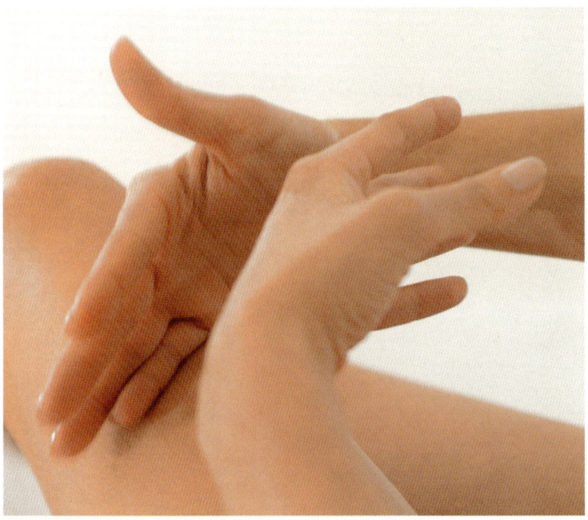

Batidas na coxa Levante um pouco a perna e com a lateral das mãos bata levemente sobre a coxa e depois levante a mão novamente. Dê batidas alternadamente com as mãos, mantendo os dedos relaxados e abertos. No entanto, os movimentos devem ser precisos e rápidos. Dê batidas leves e rápidas na coxa.

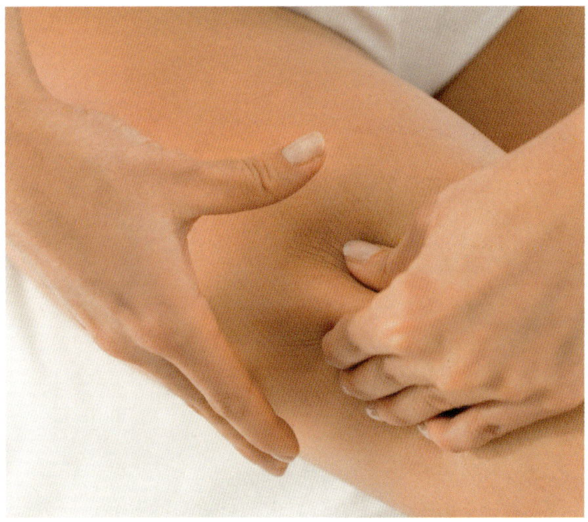

Amassar a coxa Sente-se em uma posição que lhe permita segurar a coxa com facilidade. Com uma das mãos segure um "rolo" de músculo, pressionando com o polegar e empurrando-o para longe de você. Depois, role-o em sua direção com os dedos. Amasse a coxa com mãos alternadas, encontrando as áreas em que o toque é mais efetivo.

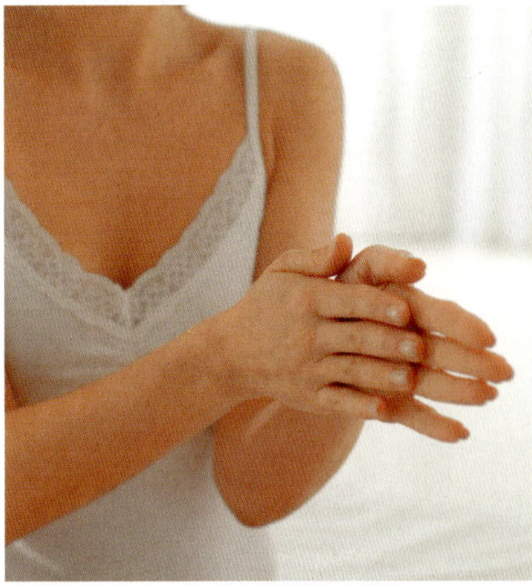

1 Estimular a energia Antes de realizar uma massagem, você precisa sensibilizar suas mãos e estimular sua energia. Para praticar isso, sente-se ou fique em pé em uma posição relaxada e comece a esfregar vigorosamente as mãos uma contra a outra. Sinta o calor que é gerado em especial nas palmas das mãos. Continue a esfregar por alguns momentos.

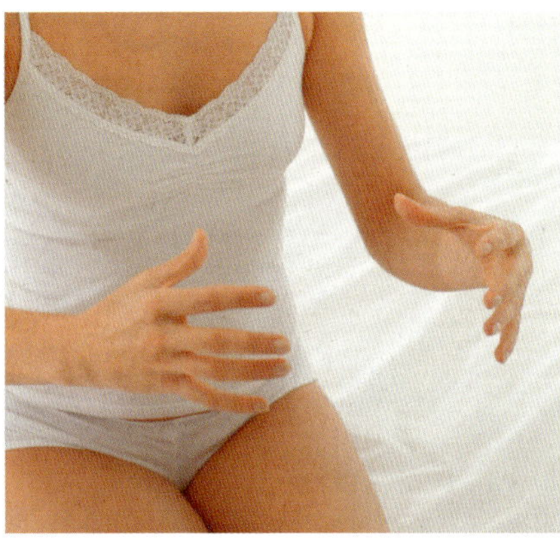

2 Estimular a energia Afaste as mãos a uma distância igual à largura dos ombros e, depois, lentamente, reaproxime-as. Quando você perceber uma sensação entre as mãos, pare por um momento, quase como se estivesse segurando uma bola invisível. Explore-a afastando e reaproximando as mãos.

3 Estimular a energia Ao massagear, você precisa sentir ou imaginar que a energia está vindo do centro de seu corpo para as suas mãos. Relaxe e respire naturalmente. Ao expirar, sinta a energia subindo de seu abdome por seu corpo e depois saindo pelas palmas de suas mãos.

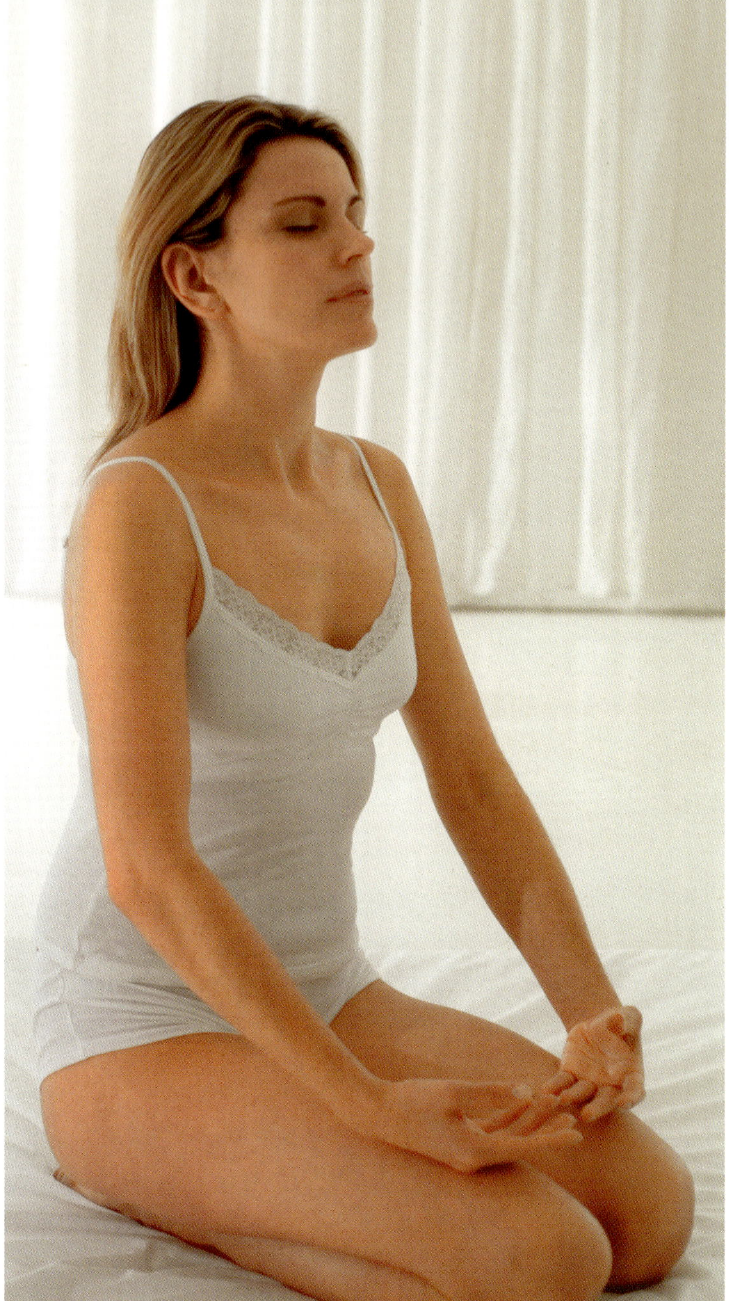

O primeiro toque Este será seu primeiro contato em uma massagem e, por isso, o modo como você aborda seu parceiro é muito importante. Relaxe e respire naturalmente, sentindo a energia que sai por suas mãos. Incline-se para a frente e coloque as duas mãos na região superior das costas do parceiro. Apenas deixe-as lá por um momento. Seu primeiro toque e a sensação das costas de seu parceiro dizem muito a vocês dois.

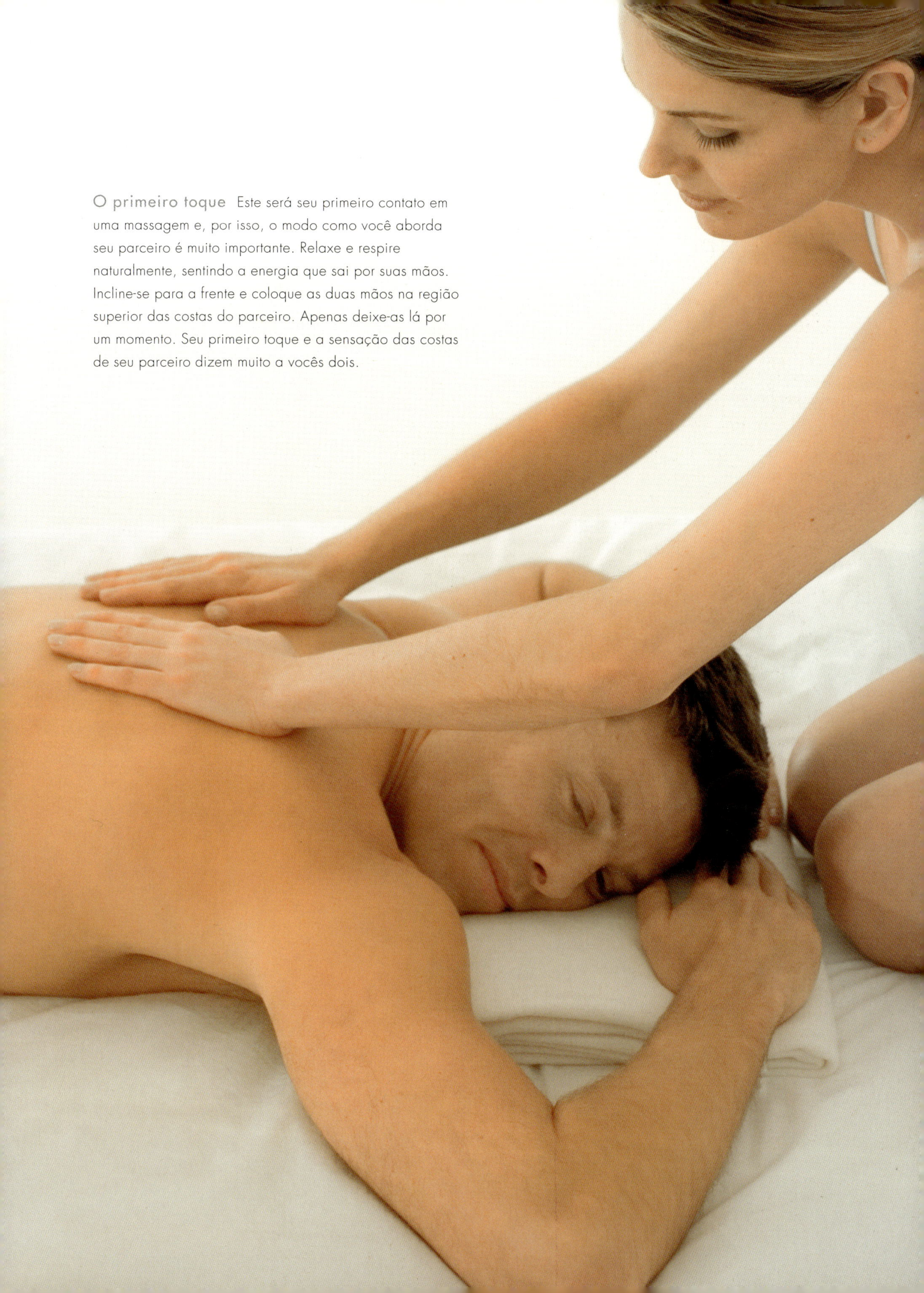

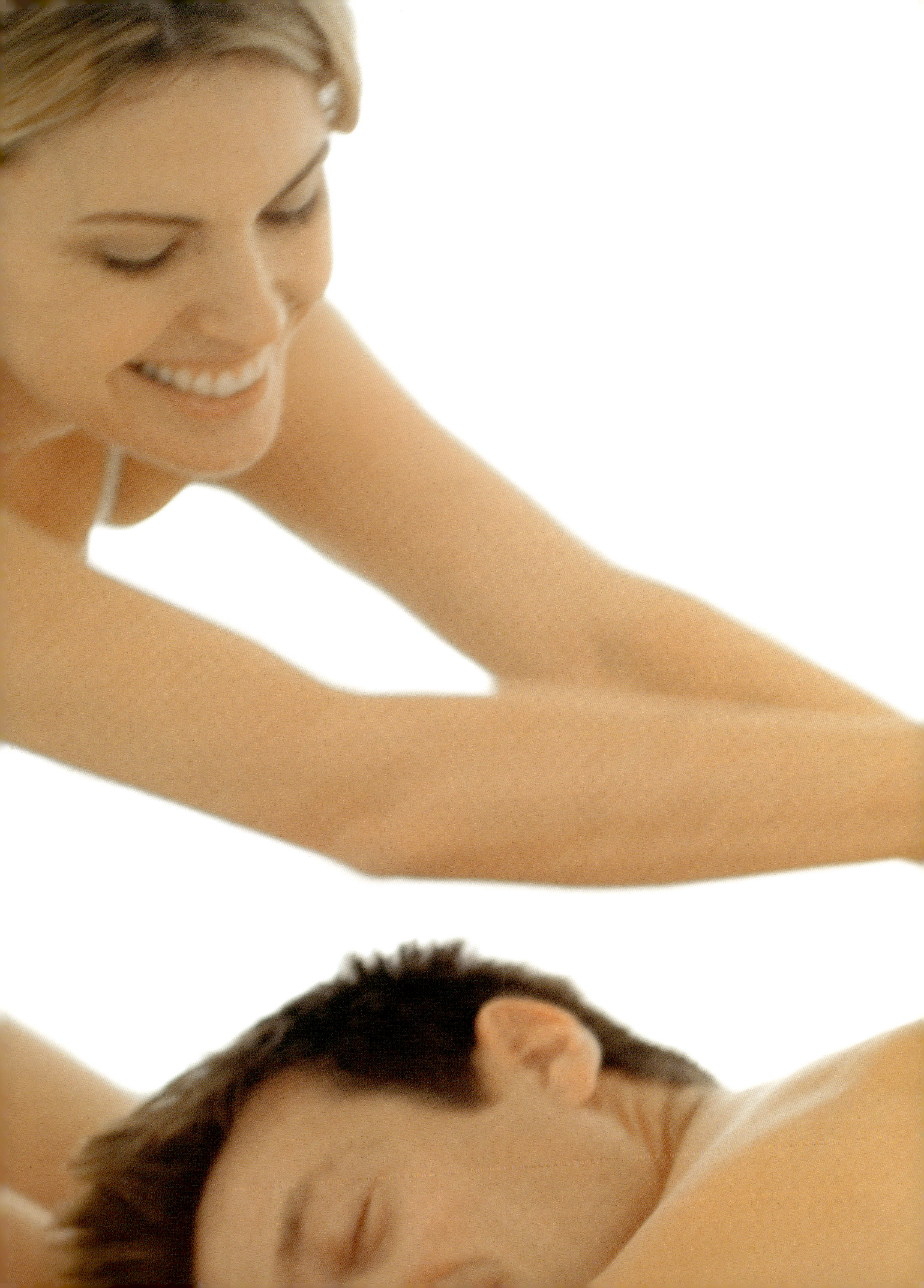

Técnicas simples

Os toques a seguir irão lhe dar a base para sua primeira massagem. Esses movimentos incluem o deslizamento, o amassamento e o deslizamento profundo — toques que sempre serão incluídos em qualquer massagem, bem como toques mais suaves e calmantes. Experimente tais toques primeiro como parte da preparação para a massagem, familiarizando-se com as partes do corpo em que eles são usados, assim como o momento em que devem ser aplicados. Ao praticar, comece por sentir a quantidade necessária de pressão. Ela irá diferir de uma pessoa para outra e dependerá da área em que você estiver trabalhando. Sempre se certifique que sua posição está confortável. Agora você tem à mão todos os ingredientes essenciais para fazer uma massagem.

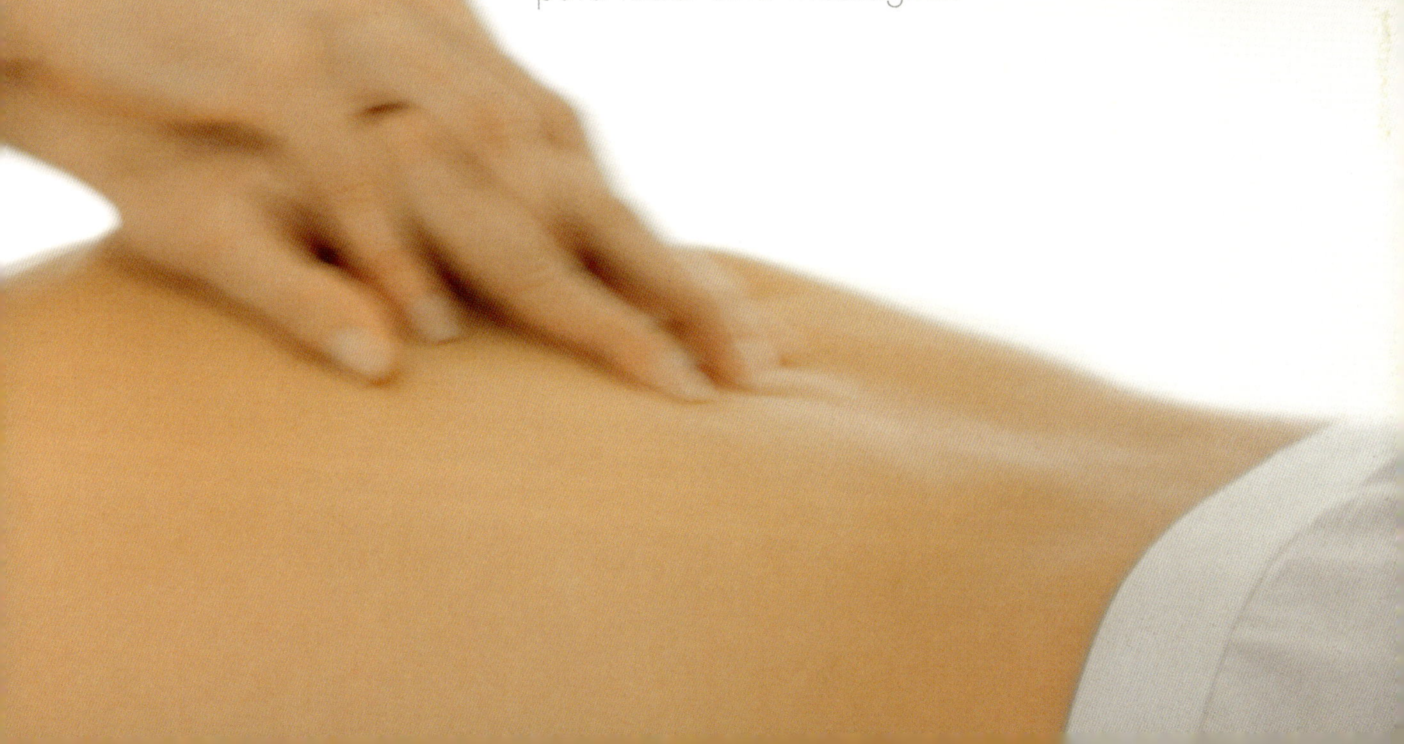

Deslizamento superficial

O deslizamento é o primeiro toque de massagem. Ele é usado para espalhar o óleo sobre o corpo e para preparar seu parceiro, relaxando a superfície dos músculos. Ele também lhe oferece uma chance de "sentir" qualquer área de tensão logo no início. O deslizamento é sempre muito suave, relaxante e confortante. Faça-o em cada área com as mãos aquecidas e untadas com óleo (nunca derrame o óleo diretamente sobre o corpo de seu parceiro). Use movimentos amplos de varredura para cobrir toda a área, aumentando a pressão ao trabalhar em direção ao coração e diminuindo nos movimentos para baixo. Mantenha suas mãos relaxadas e molde-as à forma dos músculos de seu parceiro.
O deslizamento é calmante e sempre pode ser usado nos momentos em que você se sentir inseguro quanto a que toques usar.

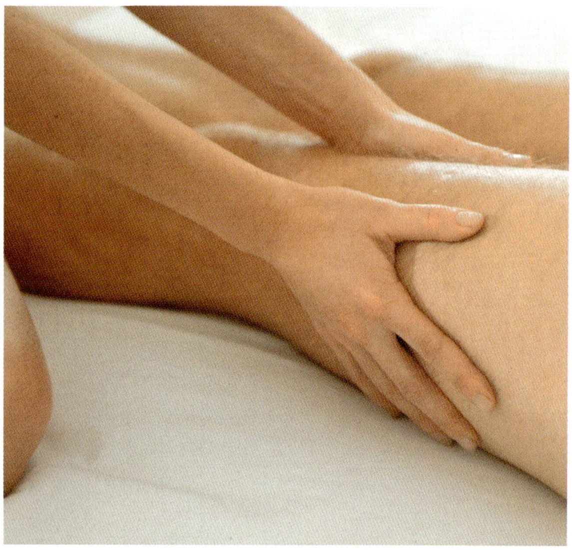

Membros inferiores Unte suas mãos com um pouco de óleo. Coloque as mãos juntas sobre o tornozelo e, depois, deslize-as pela região anterior da perna, ao redor do joelho e suba pela região anterior da coxa. Separe as mãos no alto da coxa, leve a mão externa até o quadril e a traga para si descendo pela lateral do membro, com uma pressão mais leve.

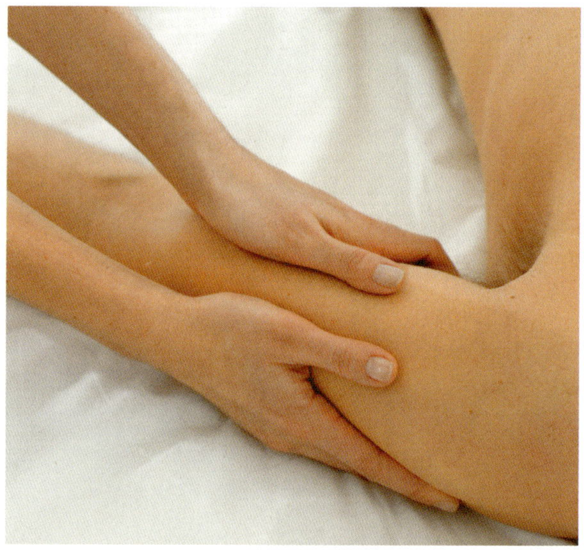

Membros superiores Unte suas mãos com um pouco de óleo. Coloque as pontas dos dedos juntas sobre o punho e deslize-as para cima, pela superfície anterior do membro, subindo até o ombro. Então, separe as mãos e escorregue-as levemente pela lateral do membro até voltar ao punho. Molde suas mãos o máximo possível à forma dos músculos e das articulações de seu parceiro.

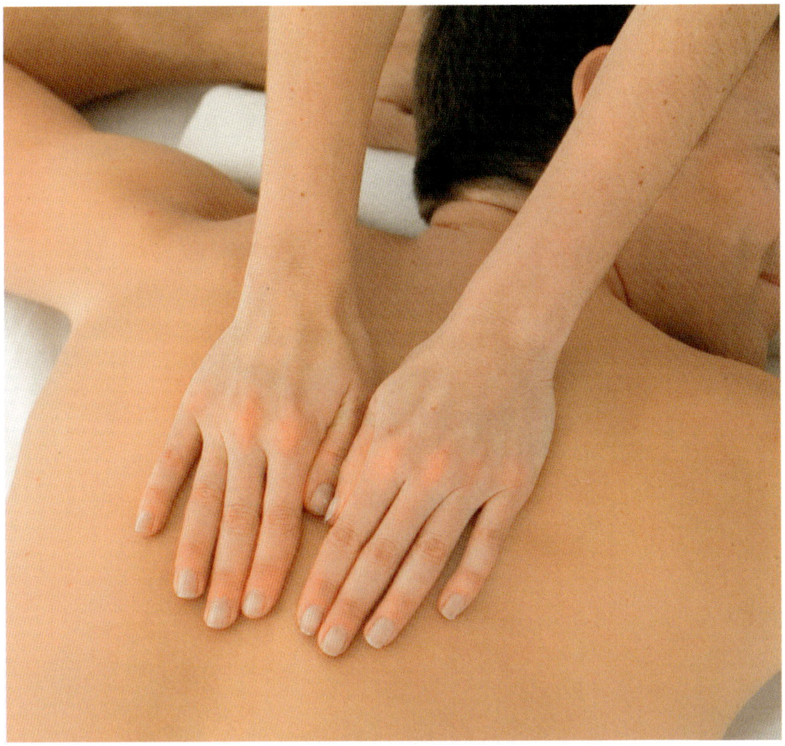

Costas Unte suas mãos com óleo e posicione-as juntas no alto das costas, com as pontas dos dedos voltadas para baixo. Deslize-as para baixo sobre os músculos até onde alcançar, separando as mãos na região lombar. Leve as mãos para as laterais do corpo, subindo pelos lados das costelas e ao redor das escápulas até retornar à posição original. Deslize suavemente pelo pescoço ou pelos braços, retirando as mãos.

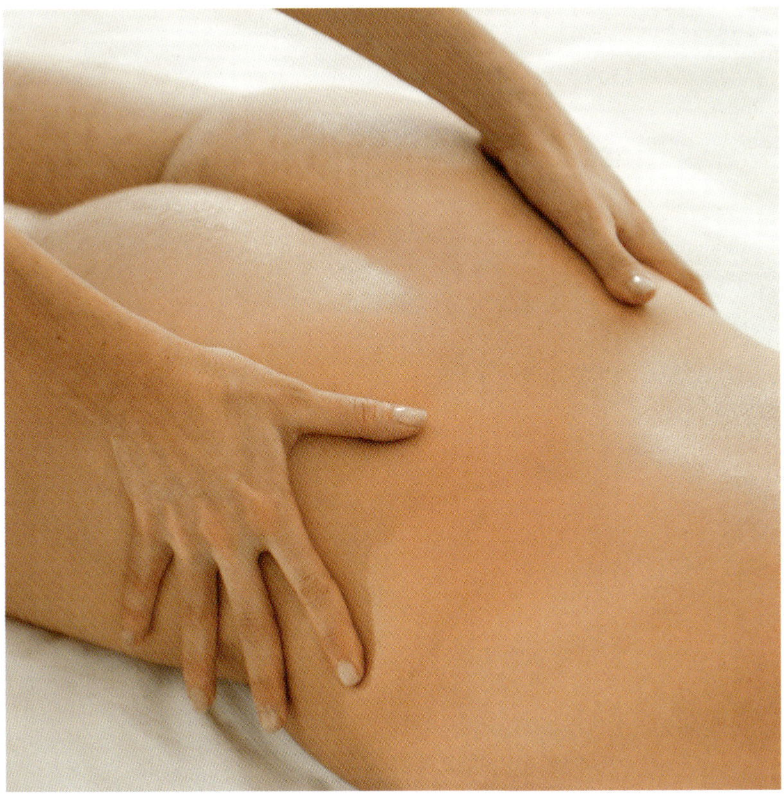

Parte inferior das costas e quadris Unte suas mãos com um pouco de óleo. Coloque-as juntas no centro da região lombar, com as pontas dos dedos unidas. Faça movimentos circulares e, depois, afaste as mãos colocando-as nas laterais dos quadris. Deslize as mãos ao redor dos quadris e continue o movimento circular sobre as nádegas. Retorne à região lombar, unindo novamente as pontas de seus dedos.

Amassamento profundo

O amassamento é um movimento que realmente é parecido com amassar massa de pão. Ele é feito com as mãos trabalhando alternadamente, apertando e rolando os músculos. Ele é mais adequado para áreas macias e carnudas como nádegas e coxas, mas também pode ser usado em áreas menores, como ombros ou peitorais. Os movimentos podem ser feitos com firmeza, aplicando-se pressão extra com os polegares, mas evite amassar diretamente sobre o osso. Certifique-se de que a região que você está trabalhando esteja adequadamente untada com óleo. Se houver pouco óleo, você poderá beliscar ou tracionar a pele; se houver óleo demais, suas mãos irão escorregar. Faça os movimentos da massagem usando o peso de seu corpo, de modo que os movimentos não venham apenas de suas mãos. Esse é um movimento profundo e liberador, usado depois que os músculos estão preparados, e muito efetivo para soltar e dispersar a tensão.

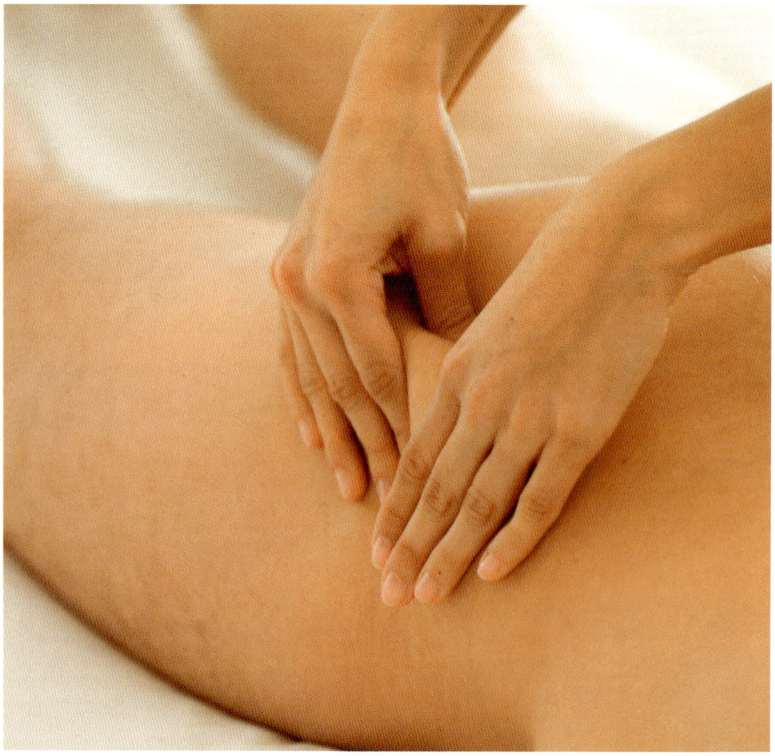

Nádegas Você pode amassar com bastante firmeza essa área muscular macia. Incline-se sobre o parceiro. Pressione os músculos com o polegar e os empurre para longe de você ao fazer isso. Depois, role os músculos em sua direção com os dedos. Repita o movimento com a outra mão, trabalhando em um ritmo suave.

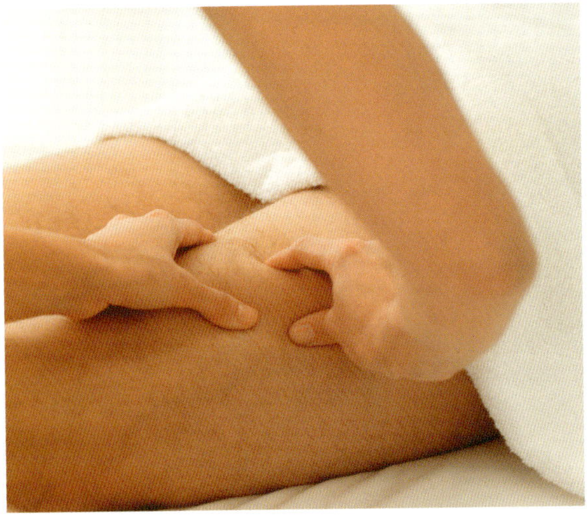

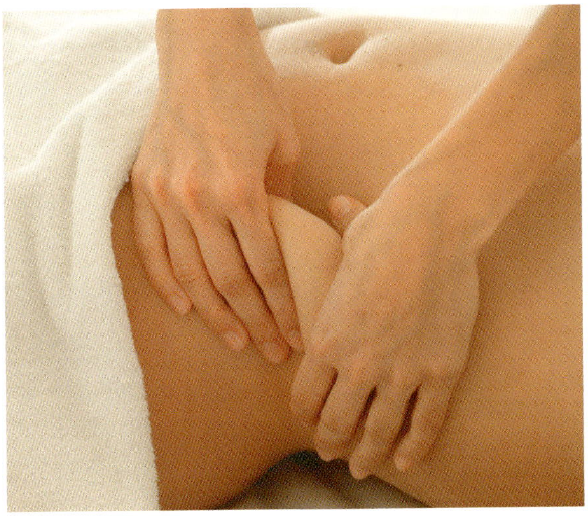

Coxas Coloque as mãos sobre os músculos na região posterior da coxa. Pressione, afastando-os de você com o polegar e rolando os músculos em sua direção com os demais dedos, e continue o movimento usando as mãos alternadamente. Amasse a coxa, mas amasse apenas as áreas musculares, evitando a região medial da coxa, o joelho e o quadril.

Abdome Incline-se sobre o parceiro. Segure um rolo de músculo na lateral do abdome, entre a caixa torácica e o quadril. Pressione com o polegar e role com os dedos, alternando o movimento com a outra mão. Faça pequenos movimentos. Tome cuidado para não pressionar demais e não trabalhe diretamente sobre o abdome.

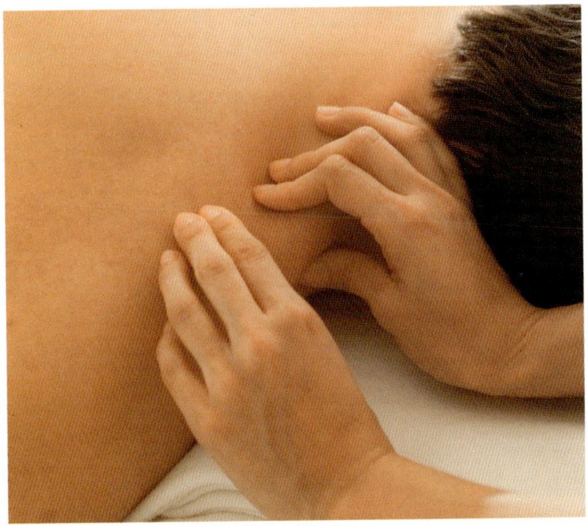

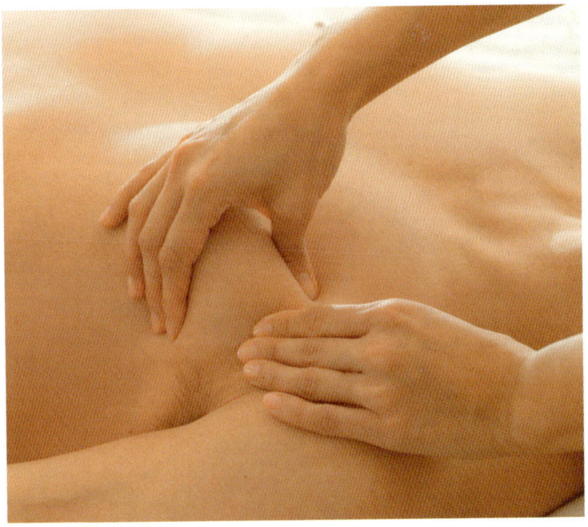

Ombros Segure os músculos que se situam no alto do ombro. Pressione com o polegar e, depois, role em sua direção com as pontas dos dedos. Amasse do ombro até o pescoço e volte. Mais uma vez, seus movimentos terão de ser bem firmes. Aperte e role os músculos com firmeza para soltar e liberar toda a tensão.

Peitorais Coloque as mãos sobre os músculos peitorais. Pressione com o polegar e role com os dedos. Amasse a área alternando as mãos e fazendo movimentos precisos. Não amasse os mamilos e, no caso de uma mulher, evite os seios. Pressione e levante os músculos para maior liberação.

Amassamento superficial

O amassamento superficial envolve um movimento de torção ao empurrar e puxar com as mãos em direções opostas e tem o efeito de pressionar os músculos entre as mãos enquanto elas se movem uma em direção à outra. Com frequência, é usado depois do amassamento e do deslizamento profundos, quando os músculos já estão mais soltos, e também é usado para levar as mãos de uma área do corpo para outra. É tão agradável realizar esse toque quanto recebê-lo. À medida que os músculos são torcidos, você quase pode sentir a tensão sendo torcida e extraída dos músculos. O amassamento superficial é feito em uma série de movimentos contínuos nas áreas carnudas, onde existem músculos volumosos a serem trabalhados. No entanto, com pressão mais leve, pode ser usado também nos membros superiores.

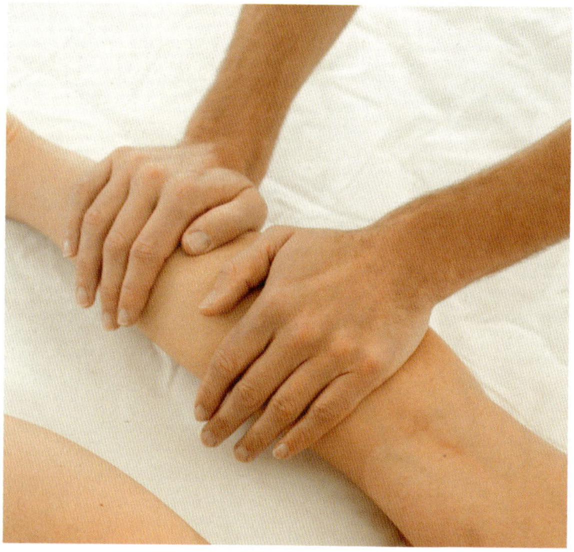

Panturrilhas Coloque as duas mãos sobre a panturrilha, uma mão no lado mais próximo de você e a outra no lado mais distante. Empurre, afastando de você, com a mão próxima e, ao mesmo tempo, puxe em sua direção com a outra. Torça os músculos conforme suas mãos se cruzarem e continue o toque subindo e descendo pela panturrilha.

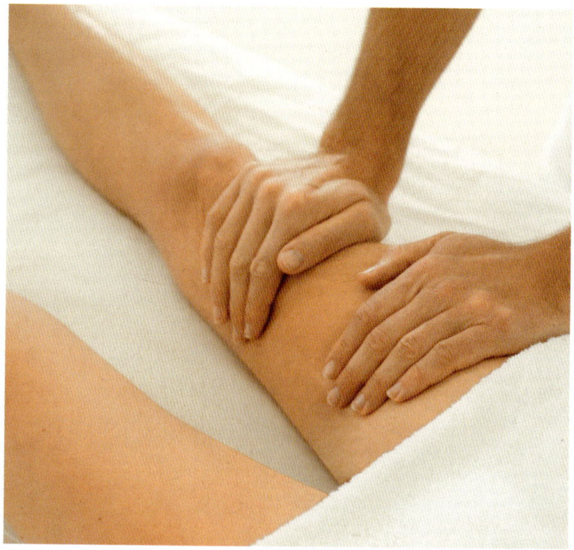

Coxas Coloque as duas mãos, uma de cada lado da coxa de seu parceiro, com os dedos voltados para a direção oposta a seu corpo. Empurre, afastando de você com uma das mãos e puxando em sua direção com a outra. Continue o movimento, cruzando as mãos e terminando novamente em lados opostos. Torça a coxa com firmeza por várias vezes.

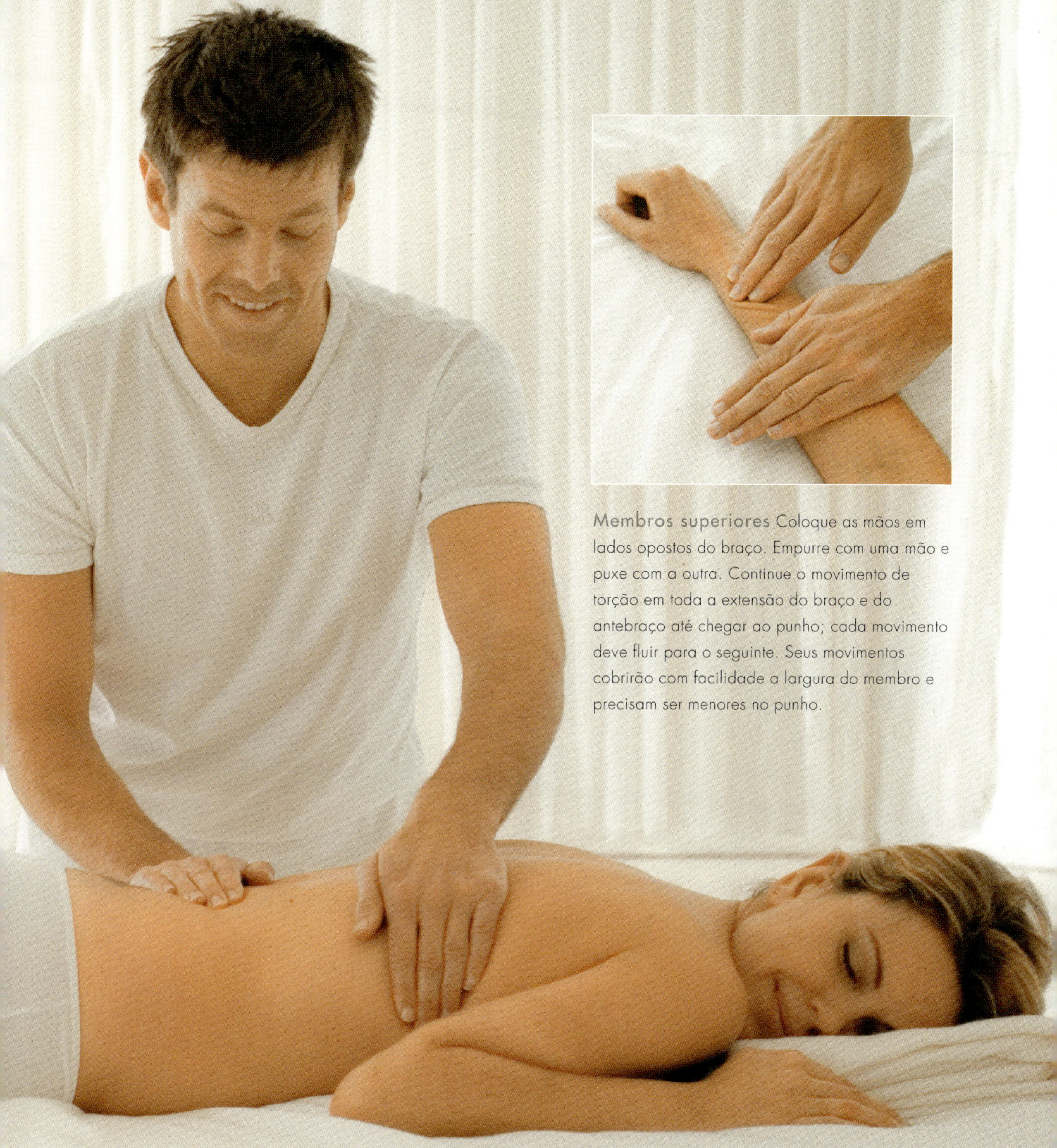

Membros superiores Coloque as mãos em lados opostos do braço. Empurre com uma mão e puxe com a outra. Continue o movimento de torção em toda a extensão do braço e do antebraço até chegar ao punho; cada movimento deve fluir para o seguinte. Seus movimentos cobrirão com facilidade a largura do membro e precisam ser menores no punho.

Costas Posicione as mãos em ambos os lados da região lombar. Deslize uma mão em direção à coluna enquanto puxa a outra na direção oposta. Use uma pressão firme para torcer os músculos no meio. Continue o movimento até que suas mãos tenham chegado a lados opostos. Então, continue o movimento de torcer subindo até os ombros e depois volte a descer.

Tração

Tração é um toque de liberação usado para soltar uma área inteira e não um grupo específico de músculos e, em geral, é feito depois do amassamento profundo. Ao realizar esse toque, tracione contra o peso do corpo, de modo que ele se mova com as suas mãos. As mãos devem se manter suaves e arredondadas, e os movimentos devem começar logo abaixo do corpo. Conforme elas deslizam para cima, os músculos são liberados. O movimento de tração é sempre feito nas laterais do corpo, rolando os músculos enquanto você trabalha, e pode ser usado para levar as mãos de uma área do corpo para outra. Você pode puxar as mãos, uma depois da outra, por exemplo, no abdome, ou movê-las ao longo do corpo, cruzando as mãos enquanto se move. O movimento de tração sempre pode ser usado quando você não tiver certeza de qual deve ser o próximo toque.

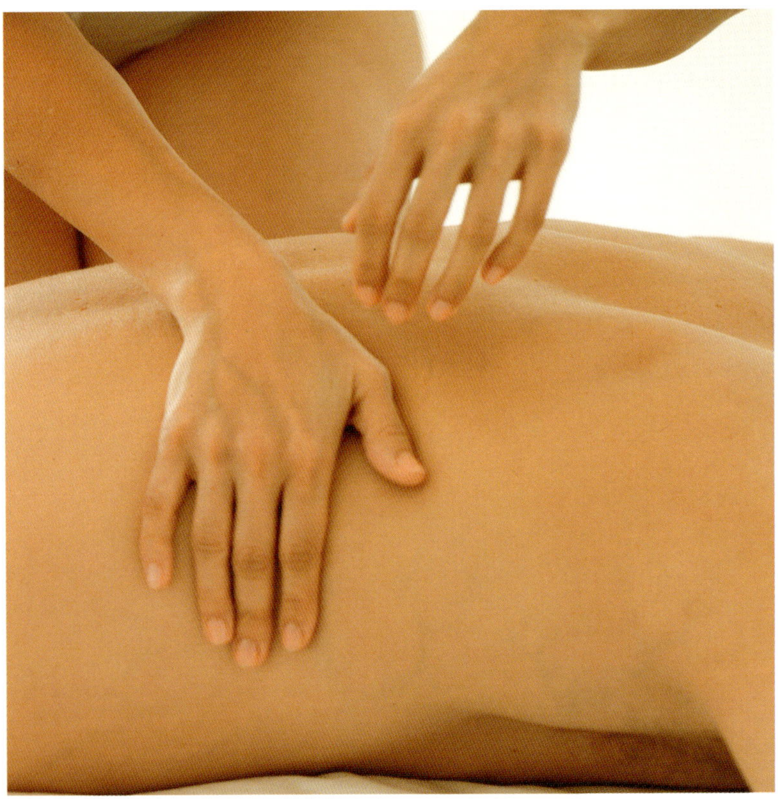

Costas Incline-se sobre o parceiro, colocando uma das mãos sob o corpo dele, logo acima do quadril. Agora, acompanhando a forma do corpo, puxe sua mão para cima, em sua direção, levantando-a levemente no final. Faça a mesma coisa com a outra mão, mas um pouco mais em cima do corpo. Continue puxando, com as mãos se cruzando enquanto sobem pelas costas.

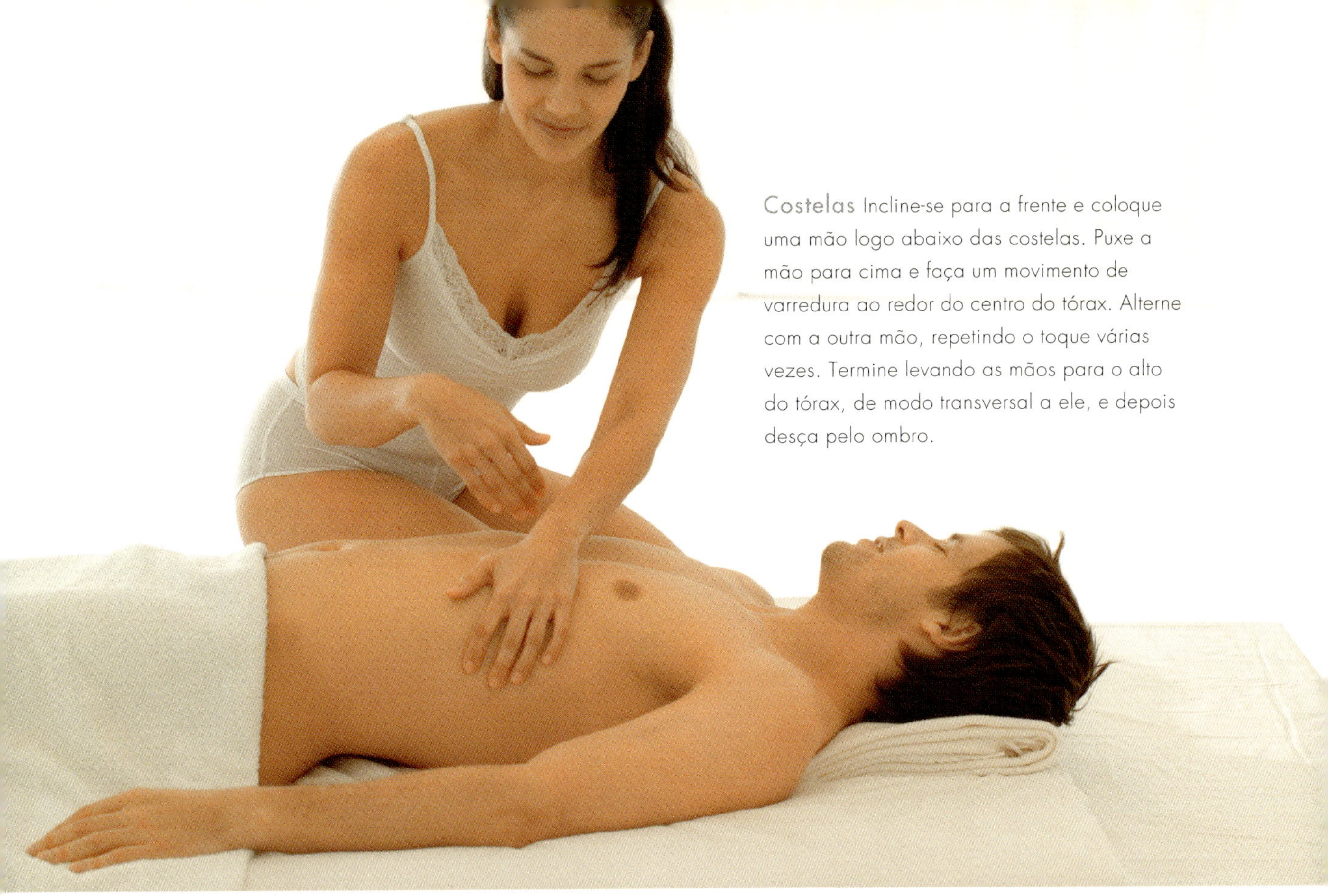

Costelas Incline-se para a frente e coloque uma mão logo abaixo das costelas. Puxe a mão para cima e faça um movimento de varredura ao redor do centro do tórax. Alterne com a outra mão, repetindo o toque várias vezes. Termine levando as mãos para o alto do tórax, de modo transversal a ele, e depois desça pelo ombro.

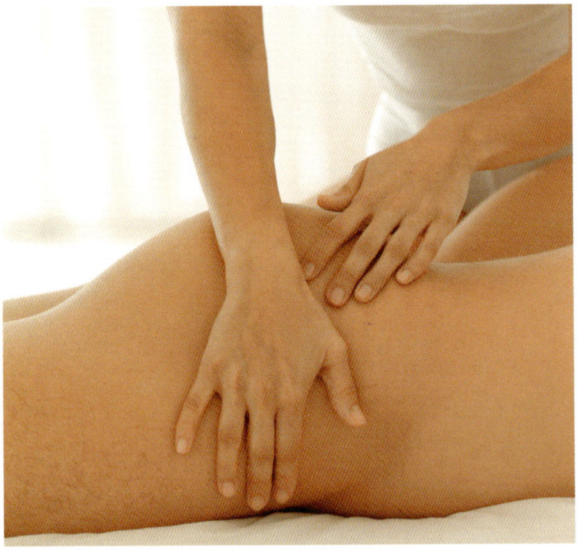

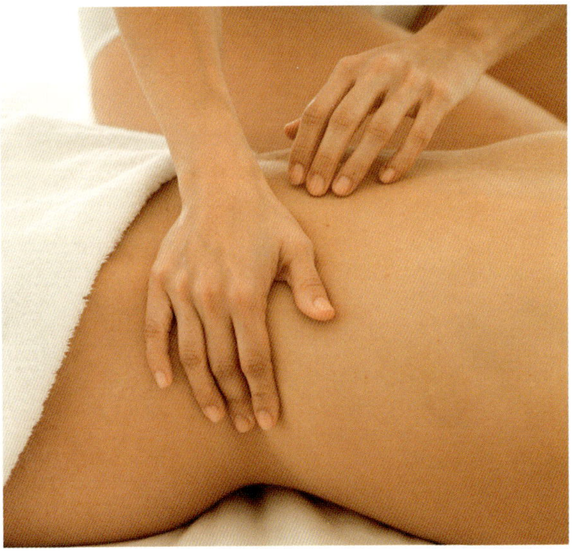

Quadril Incline-se sobre o parceiro, coloque uma mão sob o quadril e traga-a para cima e para trás, em sua direção, por cima da nádega, repetindo o movimento com a outra mão. Tracione várias vezes, alternando as mãos. O corpo deve balançar com esse toque. Suba e desça em toda a extensão do quadril. Termine levantando suavemente suas mãos.

Abdome Incline-se sobre o parceiro e coloque uma das mãos sob o corpo dele, entre a caixa torácica e o quadril. Puxe em sua direção, levando sua mão sobre o abdome. Alterne com a outra mão, repetindo os movimentos várias vezes. Isso traz uma sensação especialmente boa quanto mais embaixo do corpo você conseguir alcançar.

Deslizamento profundo

Geralmente, este é o primeiro toque realizado depois do deslizamento superficial, usando uma ou duas mãos, pressionando os músculos com firmeza, para liberar a tensão e preparar para toques ainda mais relaxantes. Nos membros, sempre deslize subindo das extremidades para o coração. Cubra toda a extensão dos músculos, a fim de obter melhores resultados. Sempre faça menos pressão ao se aproximar das articulações.

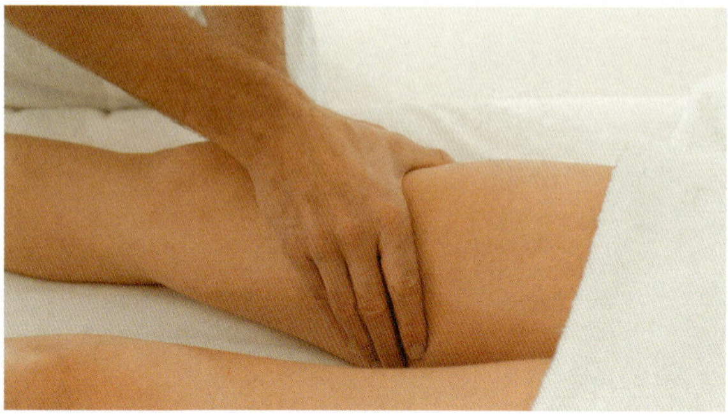

Coxas Posicione suas mãos sobre o joelho, com os polegares de um lado dos músculos da coxa e os dedos do outro. Exerça uma pressão moderada enquanto sobe as mãos, fazendo com que ocupem o maior espaço possível. Deslize até o alto da coxa, separe as mãos e contorne sobre o quadril. Repita o movimento fazendo faixas que sobem pela coxa.

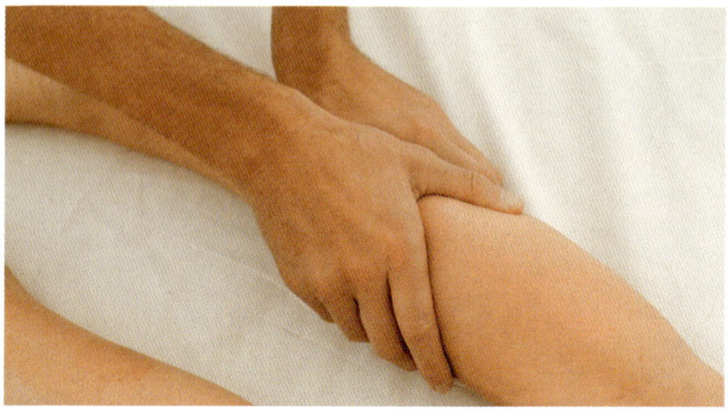

Panturrilhas Coloque as duas mãos sobre a perna, logo abaixo da panturrilha, com os polegares de um lado e os dedos do outro. Pressione moderadamente os músculos, formando um "V" entre os indicadores e os polegares. Deslize subindo pelos músculos da panturrilha, diminuindo a pressão ao se aproximar do joelho.

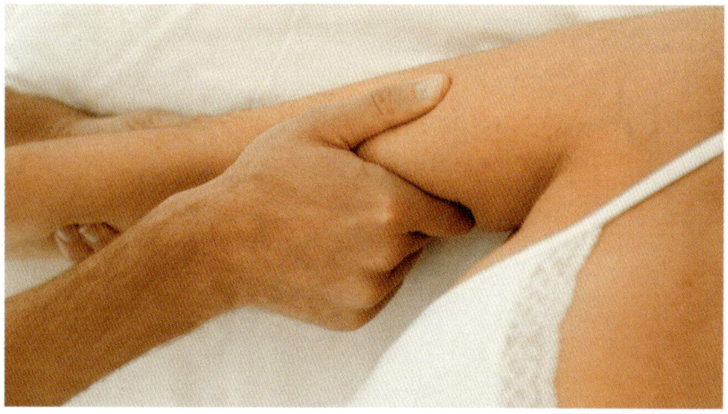

Braço Apoie o antebraço e o cotovelo. Posicione a outra mão na frente do braço, de qualquer um dos lados dos músculos acima do cotovelo. Pressione moderadamente enquanto sobe, pressionando com o polegar e rolando os músculos entre o polegar e o indicador. Trabalhe subindo pela região anterior do braço várias vezes.

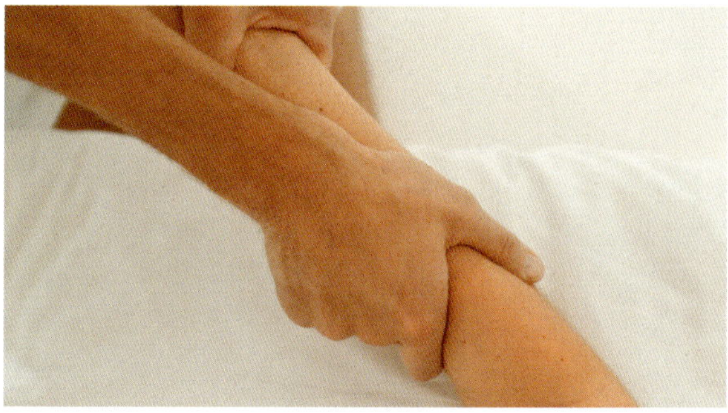

Antebraços Sustente o membro superior pelo punho. Coloque a outra mão sobre o antebraço, com o polegar para fora e os dedos para dentro. Pressione moderadamente os músculos enquanto sobe em direção ao cotovelo, aplicando pressão entre o indicador e o polegar. Repita várias vezes, fazendo toques mais leves no cotovelo.

Abertura

A abertura usa um movimento de expansão dos polegares ou pressão com a parte das mãos próxima ao punho, ajudando a dispersar a tensão depois dos toques profundos de relaxamento. Os toques de abertura movem-se na transversal do corpo, em vez de para cima ou para baixo. A abertura é útil para fazer com que as mãos voltem a uma determinada posição no corpo ou para ser intercalada com amassamentos superficiais e ser seguida por toques mais suaves. Coloque as mãos em concha em torno dos músculos para tornar a abertura mais efetiva.

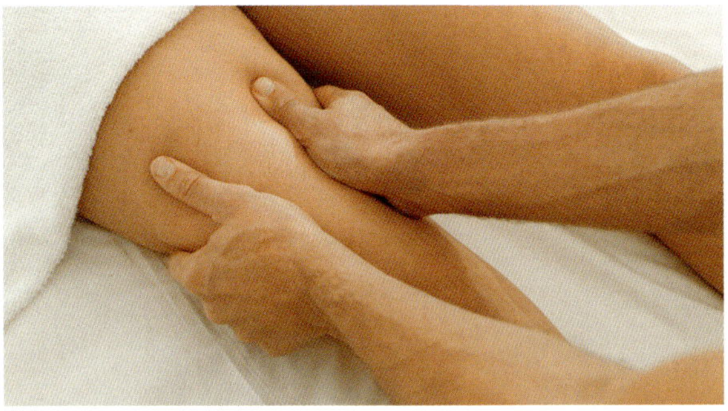

Coxas Coloque as mãos sobre a região anterior da coxa, com os polegares juntos ao centro, e os dedos em concha em torno dos músculos. Pressione para baixo e para fora, usando a parte da mão próxima ao punho para obter uma pressão firme. Repita o toque subindo e descendo pela coxa, diminuindo a pressão ao se aproximar do joelho.

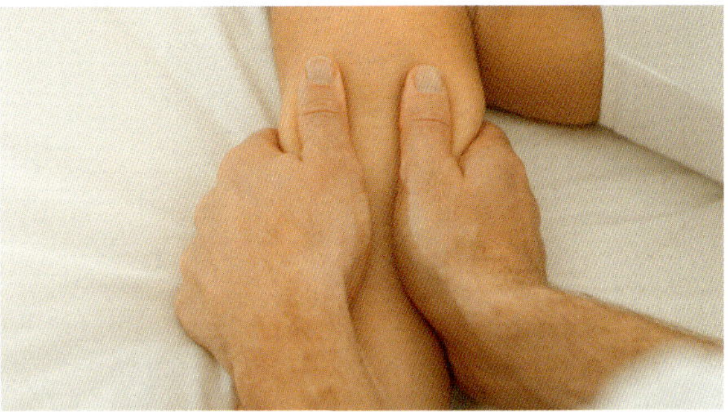

Membros superiores Coloque ambas as mãos em concha em torno do braço e coloque os polegares juntos ao centro, voltados para você e apontando para cima. Aplique pressão e leve os polegares para fora, para as laterais do braço. Repita o movimento ligeiramente mais abaixo e continue fazendo isso até chegar ao punho.

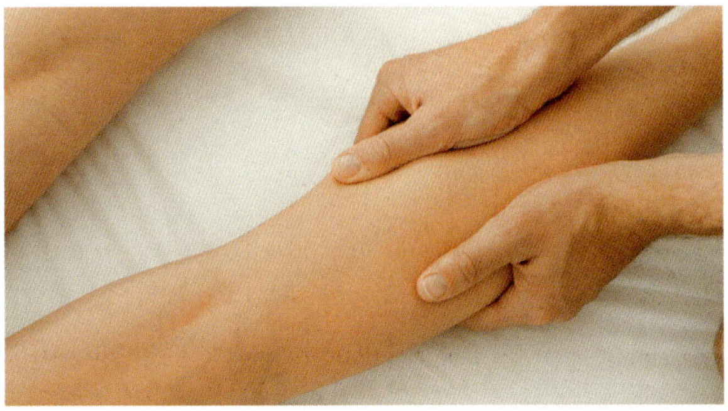

Panturrilhas Coloque as duas mãos em concha em torno do alto da panturrilha, com os polegares ao centro, alinhados com a perna. Separe os polegares, estendendo-os através dos músculos em direção aos dedos. Trabalhe descendo pela panturrilha, reduzindo a pressão na parte mais baixa. Use a base dos polegares para pressionar firmemente os músculos.

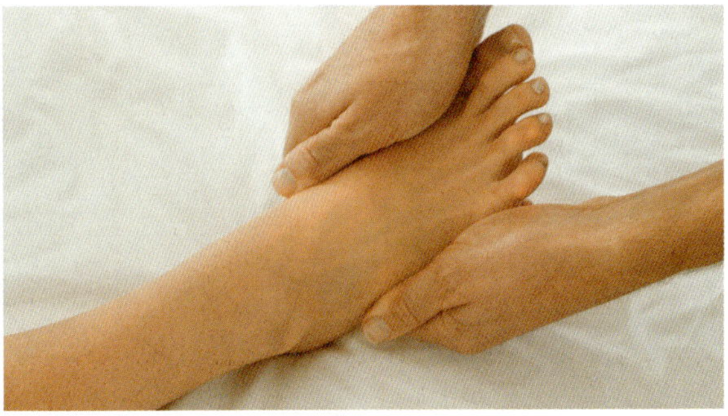

Pé Coloque os polegares juntos sobre o pé, logo abaixo do tornozelo, com as pontas dos dedos curvadas, embaixo do pé. Deslize os polegares para as suas laterais, estimulando e pressionando moderadamente os músculos. Use a polpa dos polegares. Repita uma vez mais abaixo, sem pressionar os dedos.

Movimento circular

O movimento circular é realizado por meio de um toque suave e arredondado sobre o corpo, que pode ser usado tanto para uma liberação de longo alcance, por exemplo, sobre o sacro, como para um toque calmante e relaxante, por exemplo, sobre o abdome. Podem-se realizar os movimentos circulares com as duas mãos, em direções alternadas, com uma única mão, ou com uma mão sobre a outra. Sempre mantenha as mãos inteiramente apoiadas sobre a pele e muito suaves, mesmo que esteja fazendo círculos sobre um osso. Os movimentos circulares podem ser usados para liberar ou para difundir suavemente os efeitos do amassamento profundo, e muitas vezes podem ser usados para substituir os toques de tração sobre o corpo ou para retornar o foco de atenção, e as mãos, de uma área do corpo para outra. Esse toque também cria um senso de movimento e de expansão, como ao circular sobre as costelas, e traz um agradável senso de suavidade para a massagem corporal e para seu parceiro.

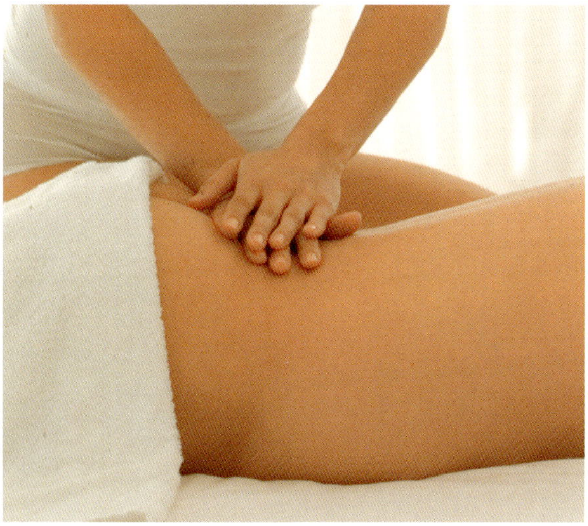

Região lombar Coloque uma mão em cima da outra sobre o sacro (o triângulo ósseo na base da coluna). Faça movimentos circulares com as mãos em sentido anti-horário sobre o sacro e a região lombar, mantendo as pontas dos dedos apoiadas no corpo. Faça os toques de modo preciso e evite afastar-se da região da coluna.

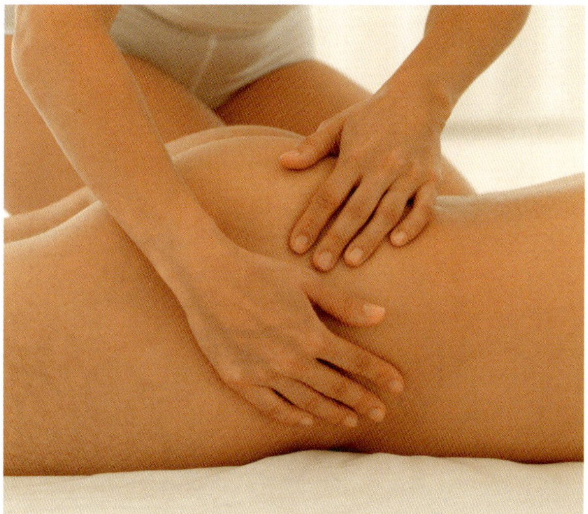

Nádegas Incline-se sobre o parceiro. Coloque uma das mãos sobre o quadril e faça movimentos circulares em sentido anti-horário, depois faça círculos com a outra mão na direção oposta. Mantenha suas mãos apoiadas no corpo e faça movimentos firmes. Faça círculos amplos sobre o quadril e as nádegas, alternando as mãos de modo que seus movimentos fluam continuamente.

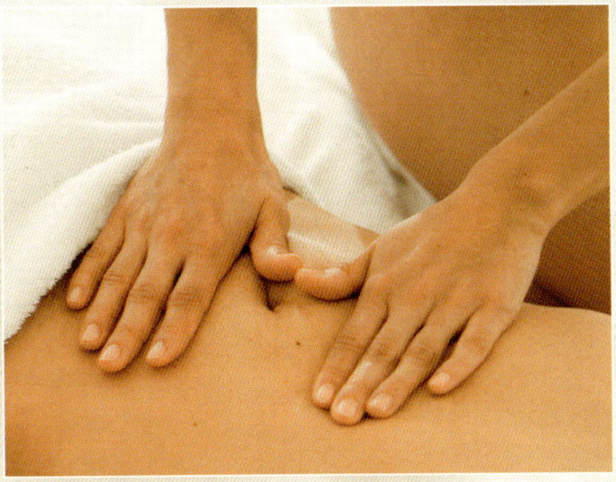

Abdome Posicione as duas mãos sobre o abdome, cada uma de um lado do umbigo. Comece a fazer movimentos circulares em sentido horário lentamente, com as mãos completamente apoiadas no corpo. Enquanto faz círculos, levante uma das mãos para cruzar a outra, de modo a permanecer em contato contínuo. Sempre faça círculos com suavidade, em especial perto do plexo solar.

Costelas Sente-se perto da cabeça de seu parceiro. Incline-se o máximo que puder e coloque suas mãos apoiadas nas laterais do corpo. Faça grandes círculos em sua direção com as duas mãos ao mesmo tempo, trabalhando nas laterais das costelas. Quando chegar aos ombros, volte à região mais inferior da caixa torácica e repita os círculos por duas vezes, desta vez acrescentando um leve alongamento aos movimentos.

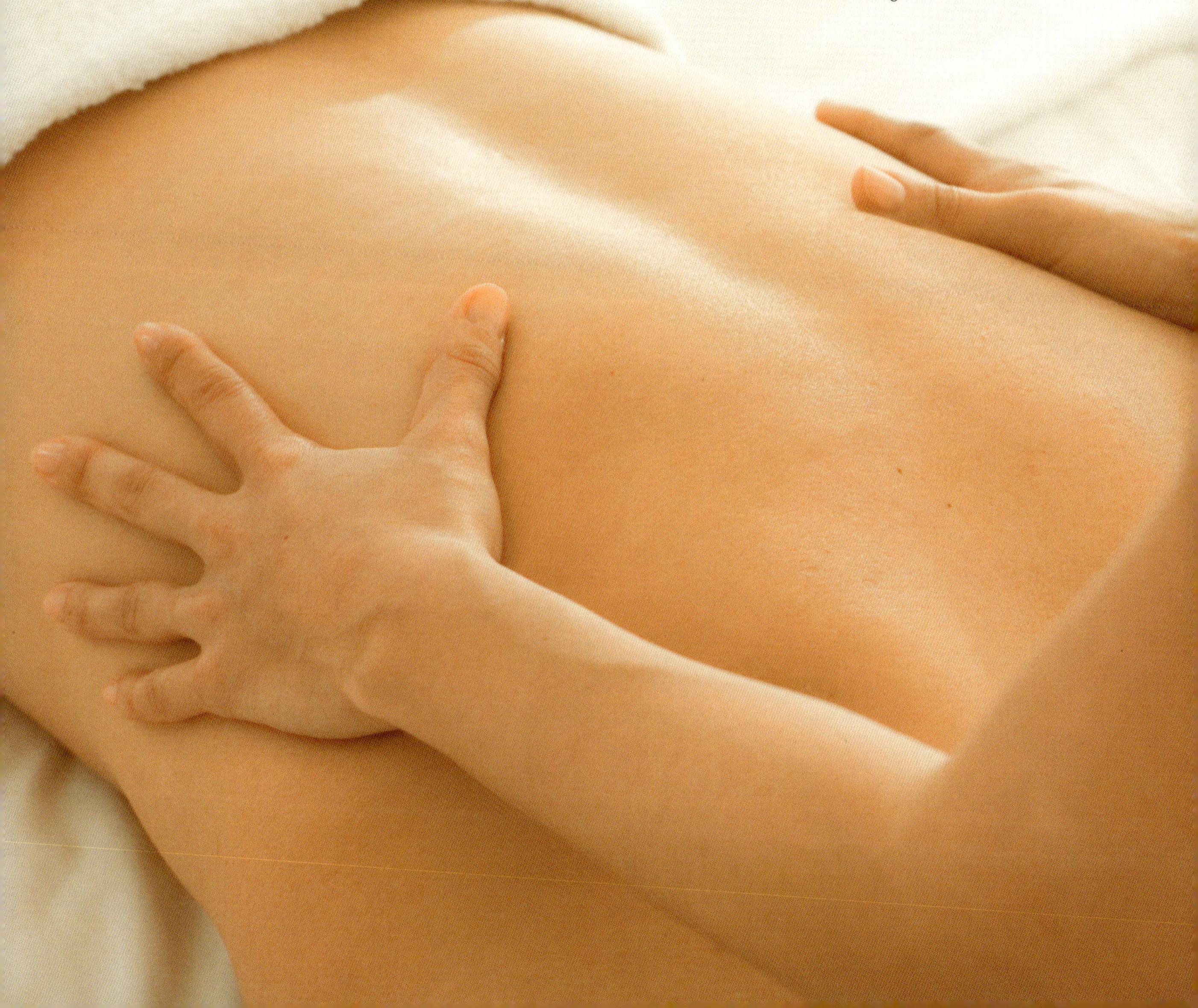

Movimento de roçar

Para realizar o movimento de roçar, use as pontas dos dedos para tocar suavemente, descendo pelo corpo, alternando as mãos para obter um efeito ondulante contínuo. Esse é um dos toques de massagem mais leves, suaves e deliciosos. O movimento de roçar é usado como conclusão da massagem de cada parte do corpo, antes de passar para outra parte, ou pode ser usado como o toque final que encerra a massagem. Sempre faça a massagem para baixo e, finalmente, levante suas mãos de modo que seus movimentos acabem quase imperceptivelmente. O movimento de roçar não só traz uma boa sensação, ele tem o propósito de aproximar a mente e os sentidos ao corpo, conectando uma área do corpo à outra, e pode ser usado para retirar a tensão pelos dedos das mãos ou dos pés. Não se sinta tentado a deixar esse toque fora de sua massagem.

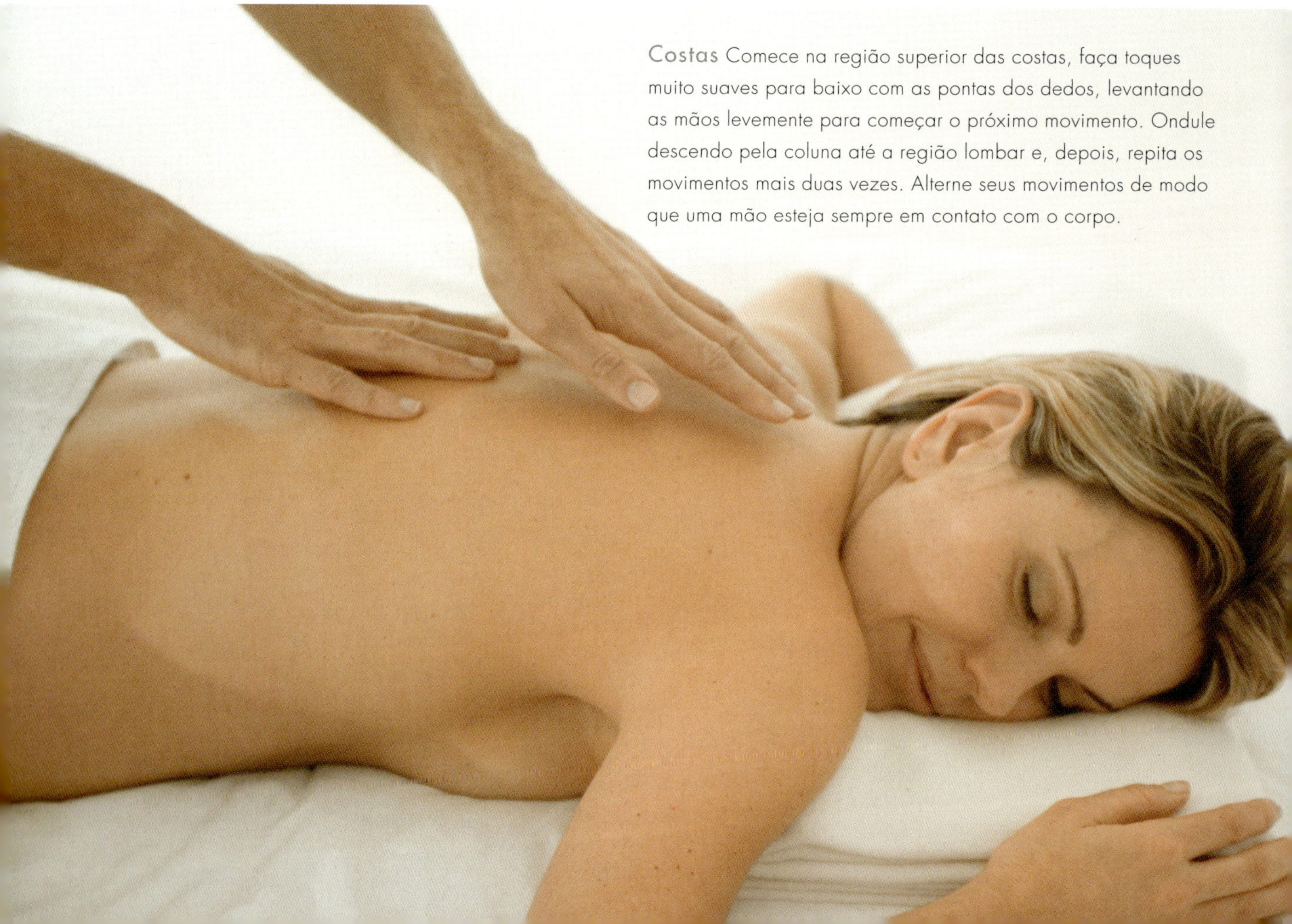

Costas Comece na região superior das costas, faça toques muito suaves para baixo com as pontas dos dedos, levantando as mãos levemente para começar o próximo movimento. Ondule descendo pela coluna até a região lombar e, depois, repita os movimentos mais duas vezes. Alterne seus movimentos de modo que uma mão esteja sempre em contato com o corpo.

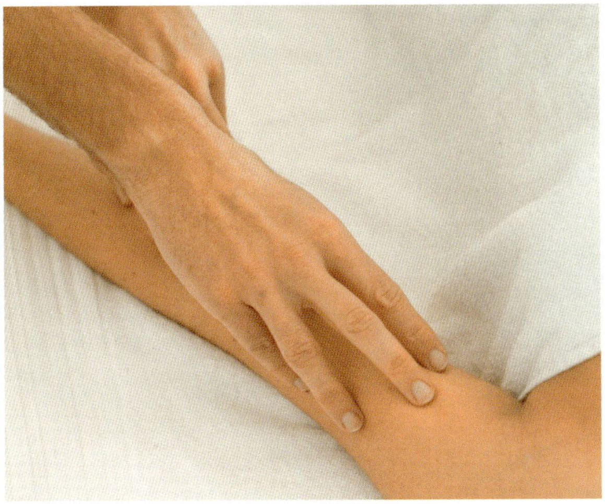

Membros superiores Faça toques leves com os dedos sobre o ombro e, depois, continue a roçar levemente descendo pelo braço até o punho. Alterne as mãos, iniciando os movimentos um pouco mais abaixo no membro, a cada vez. Levante os dedos ao final de cada toque, como se estivesse acariciando um gato. Termine fazendo toques leves nas pontas dos dedos.

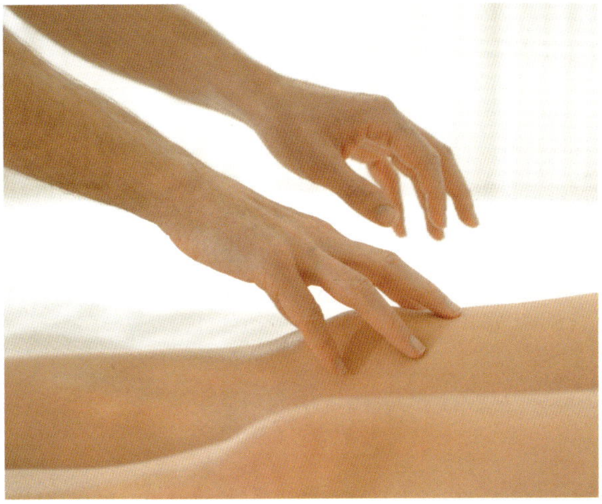

Membros inferiores Comece este movimento no alto da coxa. Faça o movimento de roçar levemente, descendo pela coxa, sobre o joelho até a panturrilha. Toque com as pontas dos dedos, movendo suas mãos alternadamente em um ritmo contínuo e fluente. Faça o movimento de roçar sobre a região anterior do tornozelo e, depois, faça-o lentamente sobre os dedos dos pés. Isso traz uma sensação de integração de todo o membro inferior.

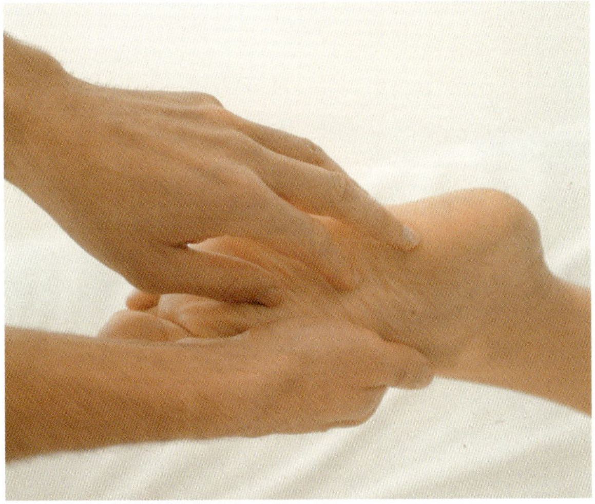

Pés Sustente o pé com uma das mãos e com a outra faça toques leves em um movimento único, do calcanhar para os dedos. Repita várias vezes esses movimentos suaves. Lembre-se de tocar sobre as pontas dos dedos dos pés e continue o movimento durante alguns segundos. Se o parceiro sentir cócegas, faça movimentos um pouco mais firmes.

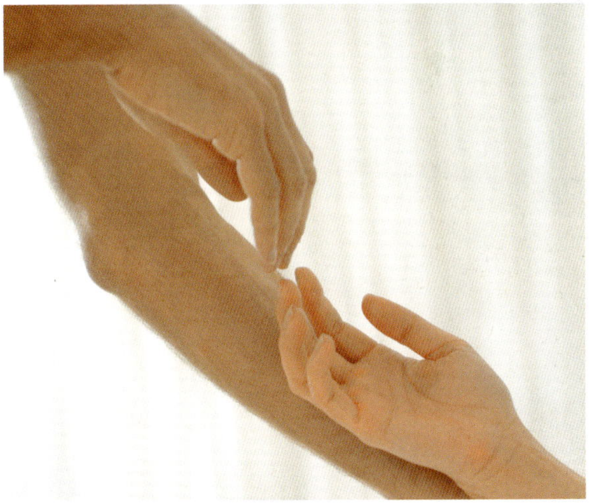

Mãos Segure a mão com a palma voltada para cima e com a outra mão faça toques leves desde o punho até as pontas dos dedos. Afaste sua mão muito lentamente dos dedos e, ao fazer isso, sinta que está retirando a tensão de todo o corpo. Esses toques podem ser muito suaves, seguindo uns aos outros como ondas.

Digitopressão

Digitopressão é um toque realizado com a polpa dos polegares. Os polegares podem pressionar alternadamente (como nas palmas das mãos), isoladamente ou um sobre o outro nos pontos em que o corpo não precisa ser sustentado (como na testa). Esse toque é usado para liberar os músculos em uma área específica e, em geral, pequena. A técnica funciona melhor em regiões macias e sensíveis, nas quais não se pode aplicar o amassamento nem o deslizamento profundo, e que não são musculares demais, de modo que seja possível pressionar sobre o osso. Esse tipo de pressão com o polegar visa uma liberação geral da tensão. Você pode usar os pontos de pressão, mas esse não é o principal objetivo do toque. Os movimentos podem ser lentos e profundos ou rápidos para cobrir depressa uma área e, em geral, são usados em conjunto com toques de relaxamento.

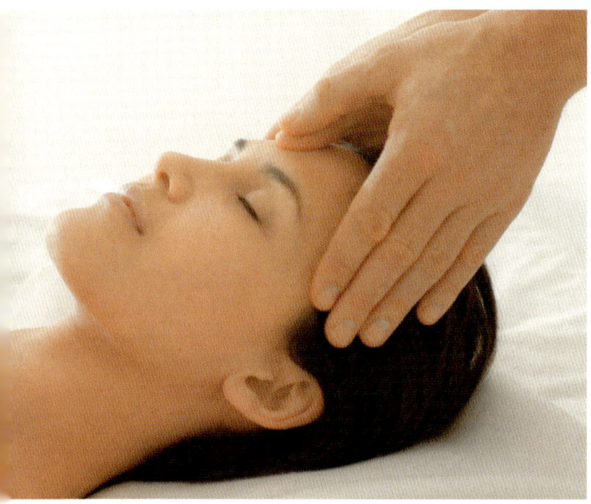

Testa Descansando seus dedos na lateral da cabeça, coloque um polegar sobre o outro no centro da testa. Comece logo acima das sobrancelhas, pressione levemente com os polegares e depois solte. Continue a pressionar subindo pela testa, iniciando os movimentos um pouco mais acima, a cada vez, até chegar à raiz dos cabelos. Repita.

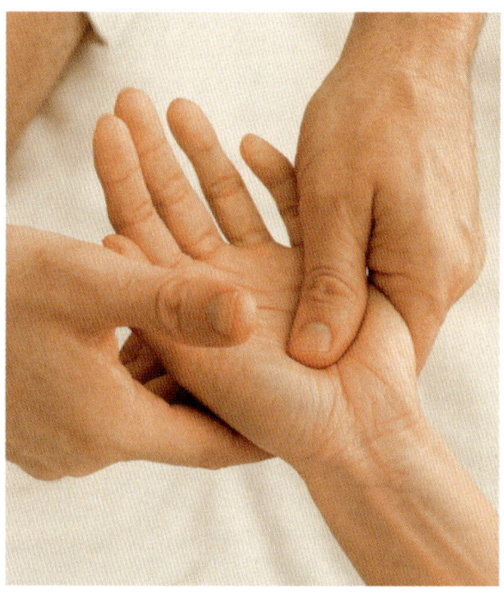

Palmas Sustente a mão por baixo, com seus dedos, e coloque os polegares sobre a palma da mão. Pressione para baixo com todo o comprimento de um dos polegares, solte e repita o movimento com o outro. Pressione com firmeza, alternando os polegares sobre a palma. A maior parte da pressão deve ser exercida com a polpa do polegar.

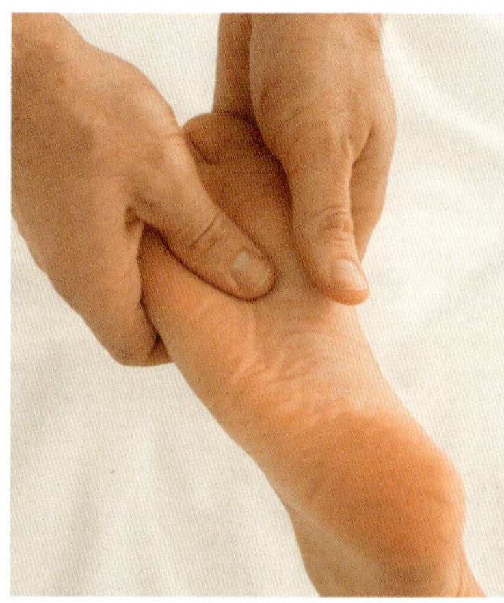

Plantas dos pés Sustente o pé com seus dedos e coloque os polegares sobre a planta do pé. Pressione para baixo com todo o comprimento de um dos polegares, solte e repita o movimento com o outro polegar, cobrindo a maior área da planta do pé que você conseguir. Inclua o calcanhar, mas seja muito suave sobre o arco do pé. Uma pressão firme evita cócegas acidentais.

Movimento de arar

O movimento de arar é um toque maravilhoso. Ao moldar a mão em forma de garra, você pode fazer o movimento de arar descendo ou atravessando o corpo. Essa forma da mão permite que você aplique uma pressão firme com as pontas dos dedos. Pode parecer estranho, mas quanto mais angulares suas mãos ficarem, melhor o movimento funcionará. O movimento de arar raramente é usado em áreas do corpo que não sejam as costas, o quadril ou o alto das coxas, onde existem muitos músculos. Esse movimento muitas vezes é usado como a segunda parte de um toque sobre a coluna, como "passar a ferro" ou movimento circular, e libera a tensão na região lombar enquanto as mãos voltam à porção mais inferior da coluna. Sobre as nádegas, ele pode ser usado em conjunto com o toque de tração, depois dos toques profundos de liberação. Tome cuidado para não pressionar demais e termine com um leve movimento de roçar para contrastar.

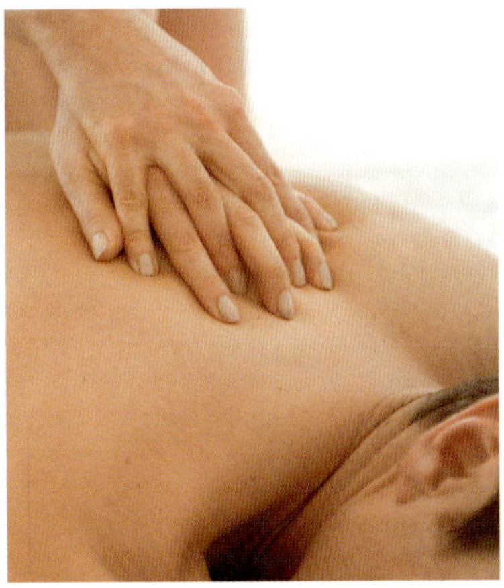

Região superior das costas Faça uma garra com uma das mãos, levantando o punho e formando ângulos com os dedos. Coloque a mão no alto das costas, com os dedos espalhados nas laterais da coluna. Entrelace a outra mão de modo que os dedos também toquem as costas. Pressione para baixo com as pontas dos dedos e desça arando os músculos.

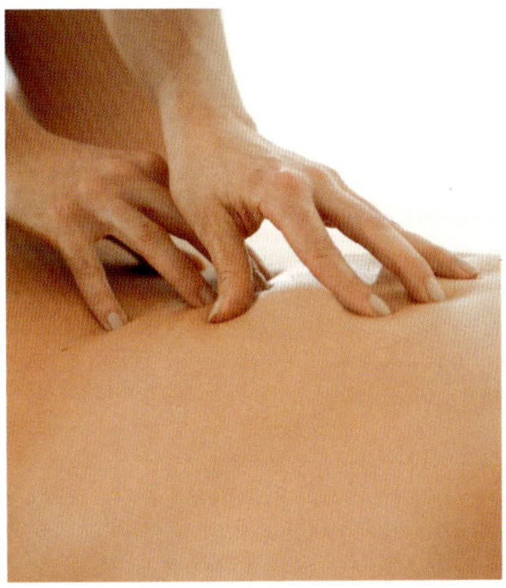

Região lombar Estenda uma das mãos e coloque os dedos nas laterais da coluna, no meio das costas. Levante os punhos, formando uma garra, e pressione com as pontas dos dedos. Coloque a outra mão um pouco abaixo e, começando com a mão inferior, desça com as duas mãos até chegar à região lombar. Levante as mãos suavemente, afastando-as do corpo.

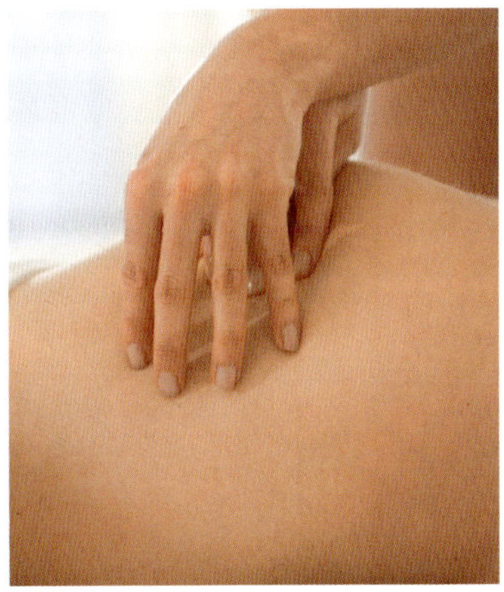

Quadril Incline-se sobre o parceiro e coloque uma mão logo abaixo do quadril. Levante o punho e faça o movimento de arar em sua direção, subindo para as nádegas e, depois, comece o mesmo movimento com a outra mão. Faça o movimento de arar alternando as mãos. Continue o toque sobre as nádegas e o quadril e depois are o alto da coxa.

Alongamento

O alongamento é um ótimo complemento para qualquer massagem corporal. Embora o trabalho com os músculos seja maravilhoso, o corpo ainda pode se sentir comprimido. A simples tração ou o alongamento afetam o tecido fibroso ao redor das articulações e reduzem a tensão muscular, provocando um alongamento funcional. O alongamento traz um senso de expansão, levando o corpo além de seus limites funcionais e relaxando os músculos ao mesmo tempo em que restaura sua amplitude de movimento. Sempre deve ser realizado depois de os músculos terem sido aquecidos e parte da tensão ter sido liberada. Os movimentos que levam a cada alongamento devem ser suaves e os músculos devem estar tão relaxados quanto possível. Pare de puxar quando você sentir resistência e tente de novo. Sempre esteja em uma posição confortável ao alongar.

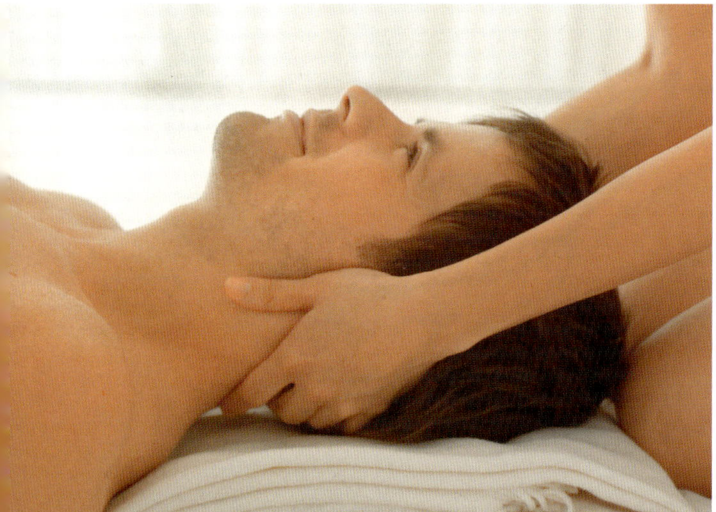

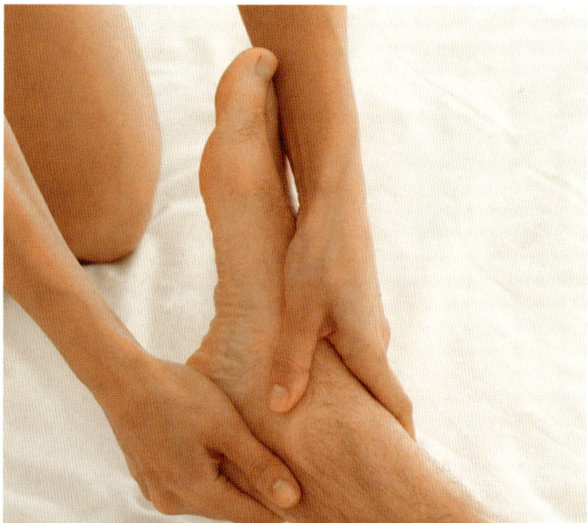

Pescoço Coloque as pontas dos dedos voltadas para baixo sobre o alto do tórax. Leve as mãos sobre os ombros e sob o pescoço em um único movimento, deixando as mãos em concha sob a base do crânio. Segure com firmeza, mas sem apertar, e tracione diretamente em sua direção; depois solte, para alongar a coluna.

Membros inferiores Coloque uma das mãos em concha sob o calcanhar, levantando o membro, e coloque a outra mão sobre o dorso do pé. Tracione lentamente em sua direção, tracionando principalmente com a mão inferior. Seu objetivo é que o movimento venha do quadril. Quando sentir as articulações resistirem, solte e abaixe o membro suavemente antes de tentar de novo.

Membros superiores Segure o braço pelo punho com uma mão e levante-o, sustentando-o pelo cotovelo com a outra mão. Comece a tracionar suavemente o braço para cima, usando a mão de apoio para auxiliar o alongamento. Tracione o membro superior o máximo que seja confortável e, quando sentir resistência, abaixe-o, dobrando o cotovelo e, depois, alongue-o novamente. O alongamento deve ser sentido nas costas.

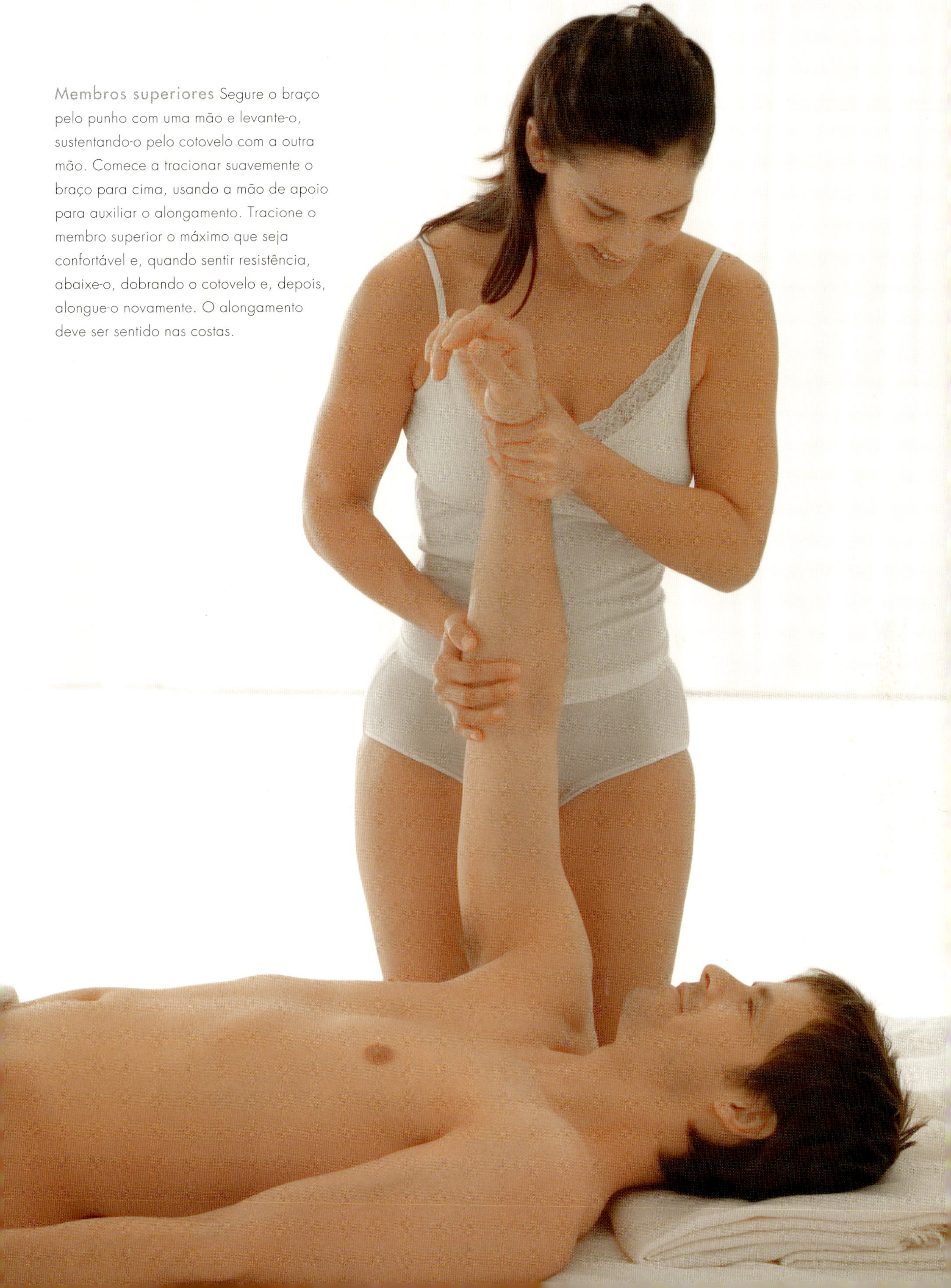

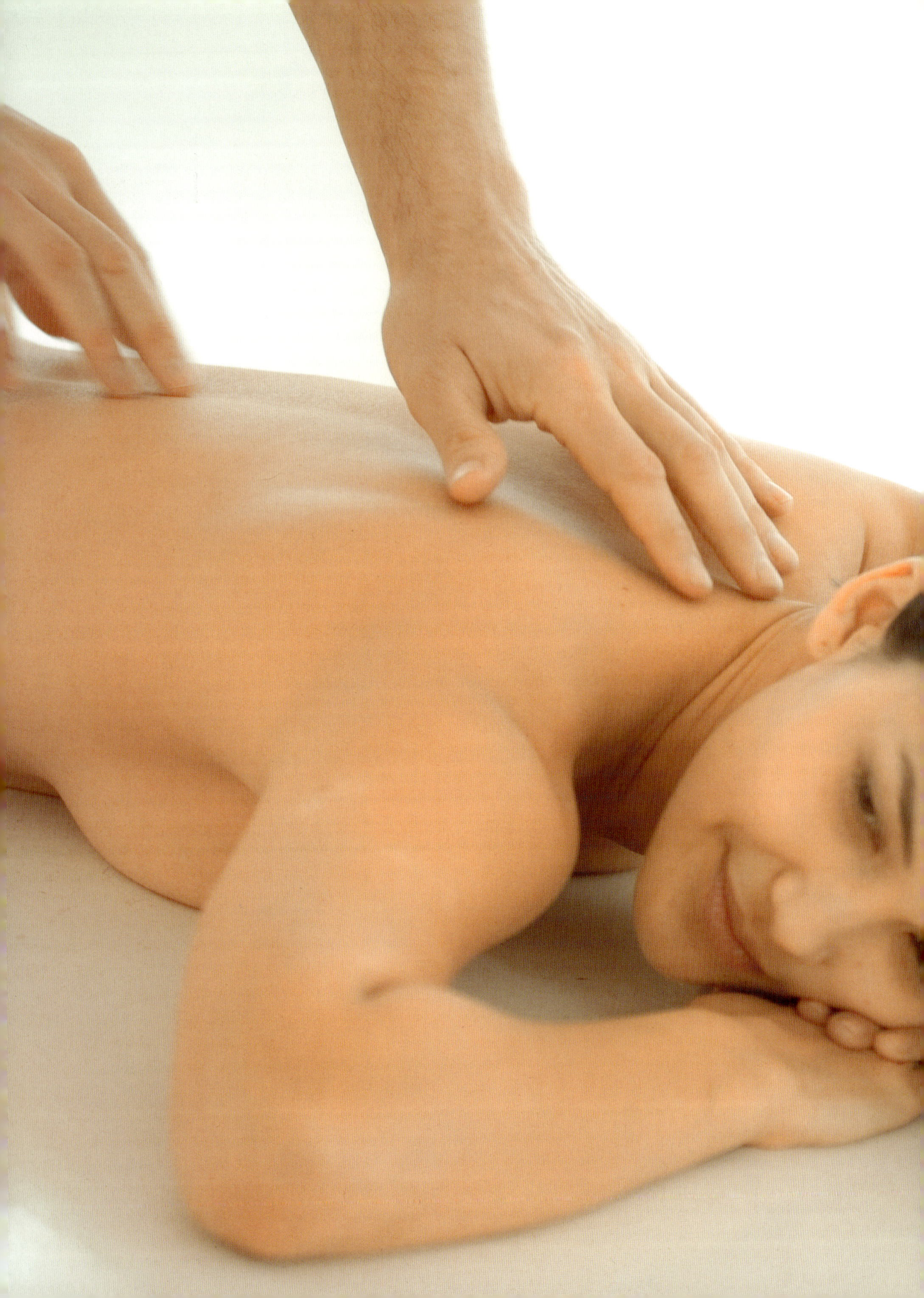

Massagem simples

A massagem simples a seguir tem como objetivo ser um ponto de partida, integrando os toques explicados nas páginas anteriores em uma sequência que leva por volta de 30 minutos. Domine primeiro esses movimentos simples, para que depois você possa criar seus próprios toques e desenvolver sua sequência e seu estilo. Ao massagear, sempre se assegure de estar na posição correta, com as costas as mais retas possíveis, e use o peso de seu corpo para executar esses toques. Embora quase todos digam gostar de pressão firme, opte inicialmente pelo toque suave (pois você sempre pode aumentar a pressão) e frequentemente confirme com seu parceiro se está bom. Desde que você seja sensível às necessidades do parceiro e saiba previamente das questões de saúde dele, tudo o que fizer certamente será apreciado. A massagem simples começa nas costas e é muito gratificante desde o primeiro toque.

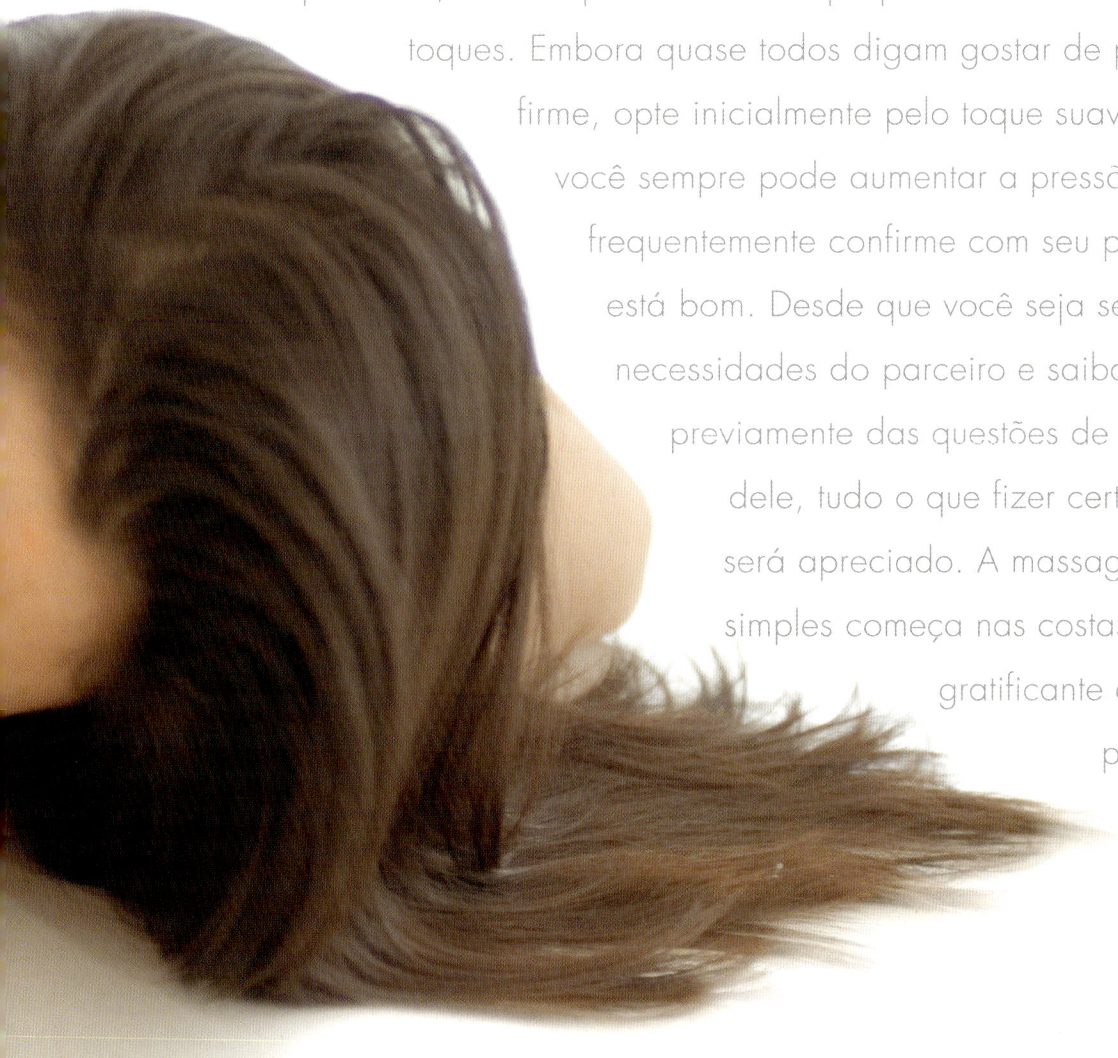

Costas

As costas são a maior e mais importante área que você irá massagear de uma só vez e, por isso, a massagem está dividida em seções que se concentram nos ombros, na região lombar e na coluna. As costas oferecem uma ótima oportunidade para você se colocar na massagem, experimentar as técnicas e praticar os movimentos longos de varredura. A maioria das pessoas se sente à vontade enquanto as costas são massageadas e consegue relaxar com facilidade. Fazer uma massagem nas costas é imediatamente gratificante em razão da amplitude dos músculos e do fato de você poder ver a diferença que está fazendo. Como as costas contêm muitos nervos e terminações nervosas, qualquer massagem feita nessa área terá um efeito direto e profundo sobre todo o corpo de seu parceiro.

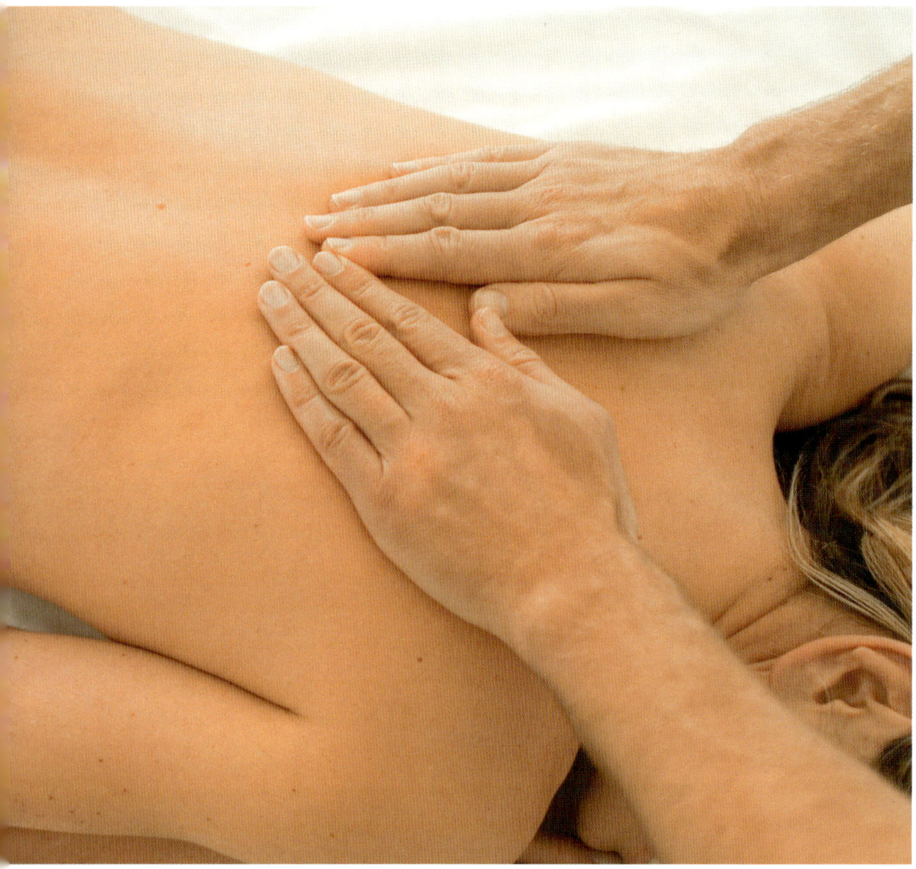

1 **Deslizamento superficial** Comece a massagem posicionando-se atrás da cabeça do parceiro. Esfregue uma pequena quantidade de óleo aquecido em suas mãos. Coloque-as juntas na região mais superior das costas do parceiro e comece a deslizar as mãos para baixo. Mantenha as mãos relaxadas e inteiramente apoiadas nas costas, espalhando o óleo e sentindo os músculos do parceiro.

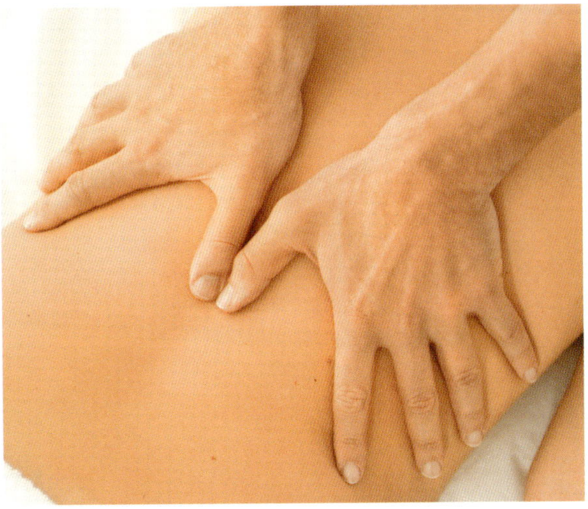

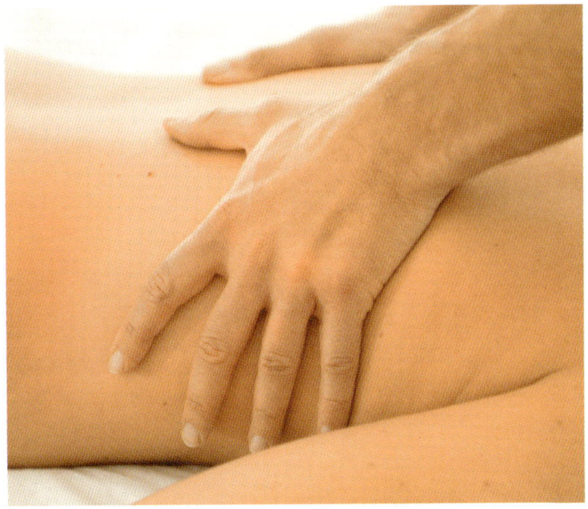

2 **Deslizamento superficial** Deslize as mãos até a região lombar, separe-as e leve-as ao redor dos quadris. Então, comece a mover as mãos, subindo para a região superior do corpo, dessa vez massageando as laterais. Levante os punhos para aumentar o contato de seus dedos com o corpo do parceiro. Reduza levemente a pressão no toque de retorno.

3 **Deslizamento superficial** Ao mover-se pela parte superior das costas, contorne os ombros de seu parceiro, juntando as mãos novamente no pescoço e faça toque suaves para fora do corpo. Repita toda a manobra pelo menos mais duas vezes, relaxando os músculos do parceiro a fim de prepará-lo para a próxima manobra.

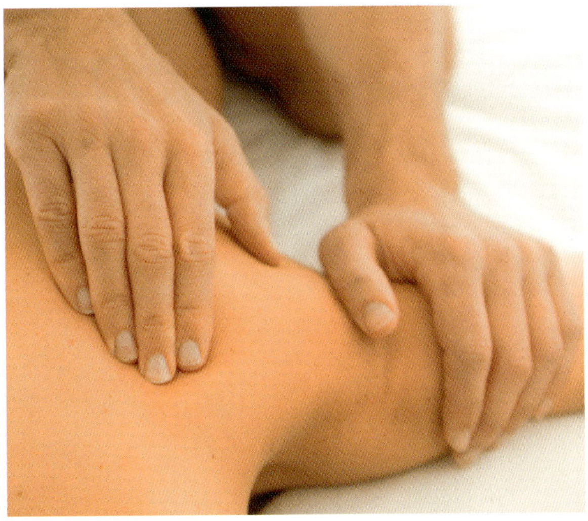

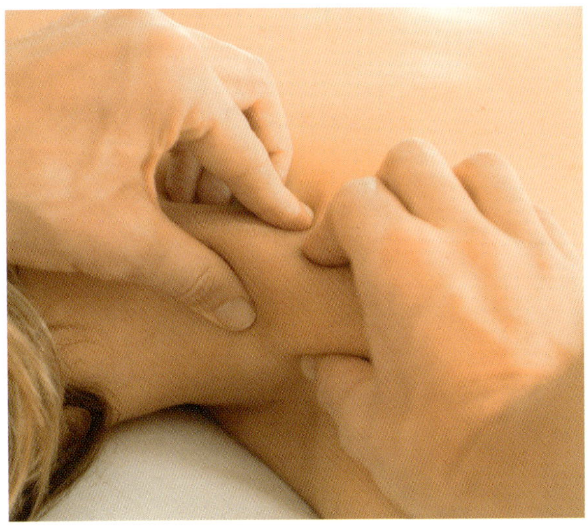

4 **Relaxamento dos ombros** Vá para o lado do parceiro. Sustente o ombro dele suavemente com uma das mãos e, com a outra, pressione, faça movimentos circulares e aplique o deslizamento profundo em redor da escápula do parceiro, usando as pontas dos dedos ou a palma da mão. Essa é uma manobra relaxante e de liberação, que solta e suaviza os músculos.

5 **Amassamento profundo dos ombros** Volte a ficar atrás da cabeça de seu parceiro. Comece a aplicar o amassamento ao longo dos músculos da parte superior do ombro dele, empurrando com os polegares e rolando com os dedos na sua direção. Continue a massagear ao longo do ombro até o pescoço. Como essa área é bastante compacta, seus movimentos serão certamente bem reduzidos.

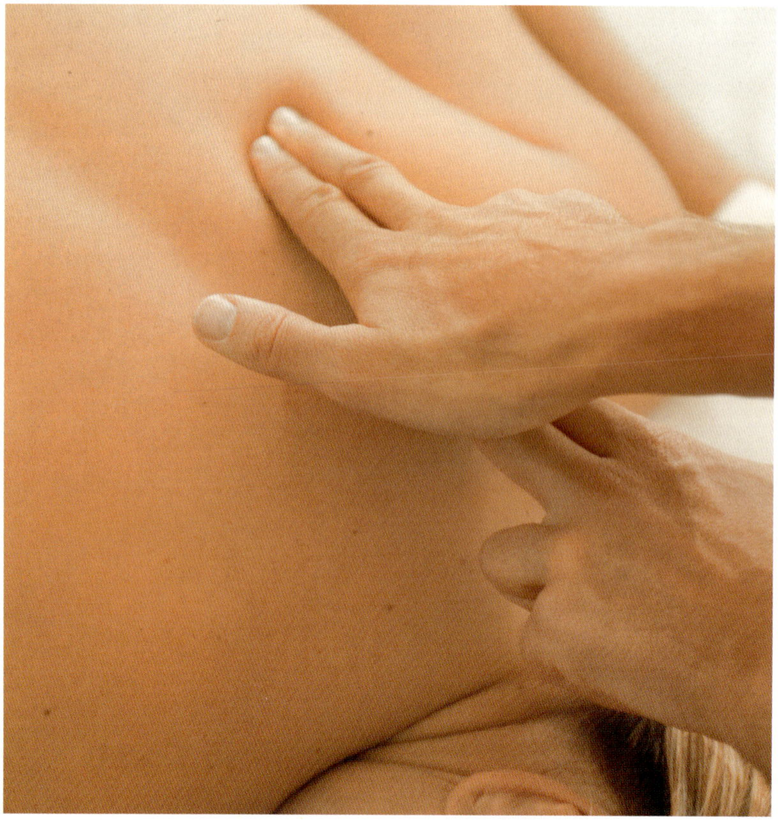

6 **Tração do ombro** Na mesma posição, coloque as pontas dos dedos das duas mãos, uma atrás da outra, na borda medial da escápula. Agora, empurre as mãos lentamente para baixo, pressionando com firmeza ao redor da escápula. Percorra os contornos com suas mãos ao mesmo tempo em que libera qualquer tensão.

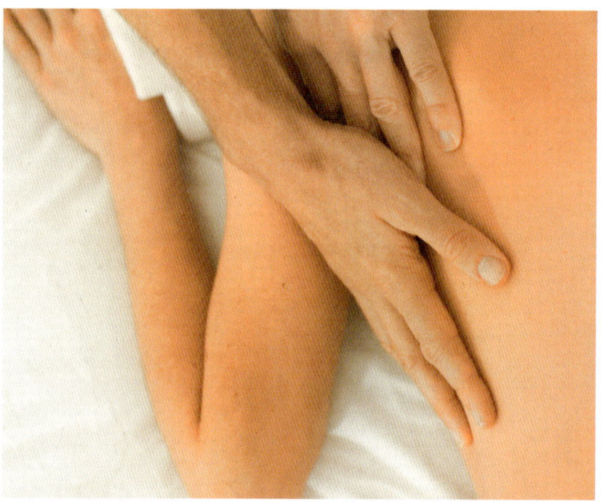

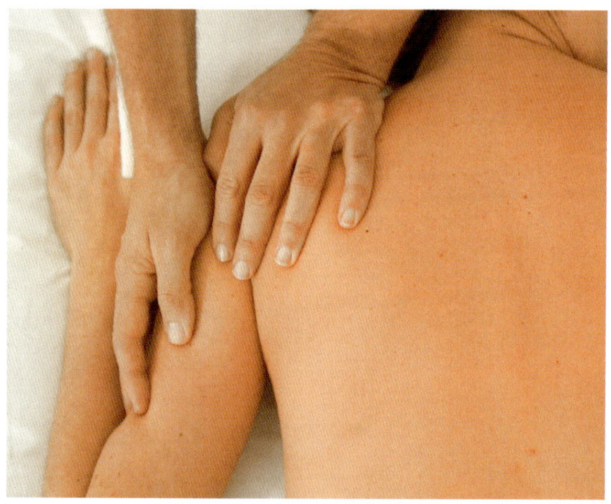

7 **Tração do ombro** Continue o movimento ao redor da extremidade inferior da escápula, depois separe as mãos e traga-as de volta, subindo pelo outro lado da escápula, mantendo-as próximas da axila. O ombro do parceiro deve mover-se conforme você traciona. Repita toda a manobra. Isso é excelente para liberar os ombros.

8 **Tração do ombro para baixo** Depois de repetir o movimento anterior, termine a sequência colocando as duas mãos sobre o ombro do parceiro e empurrando-o para baixo. O ombro irá se mover bastante, mas só empurre até onde for confortável. Seu parceiro sentirá uma boa liberação. Faça o movimento apenas uma vez.

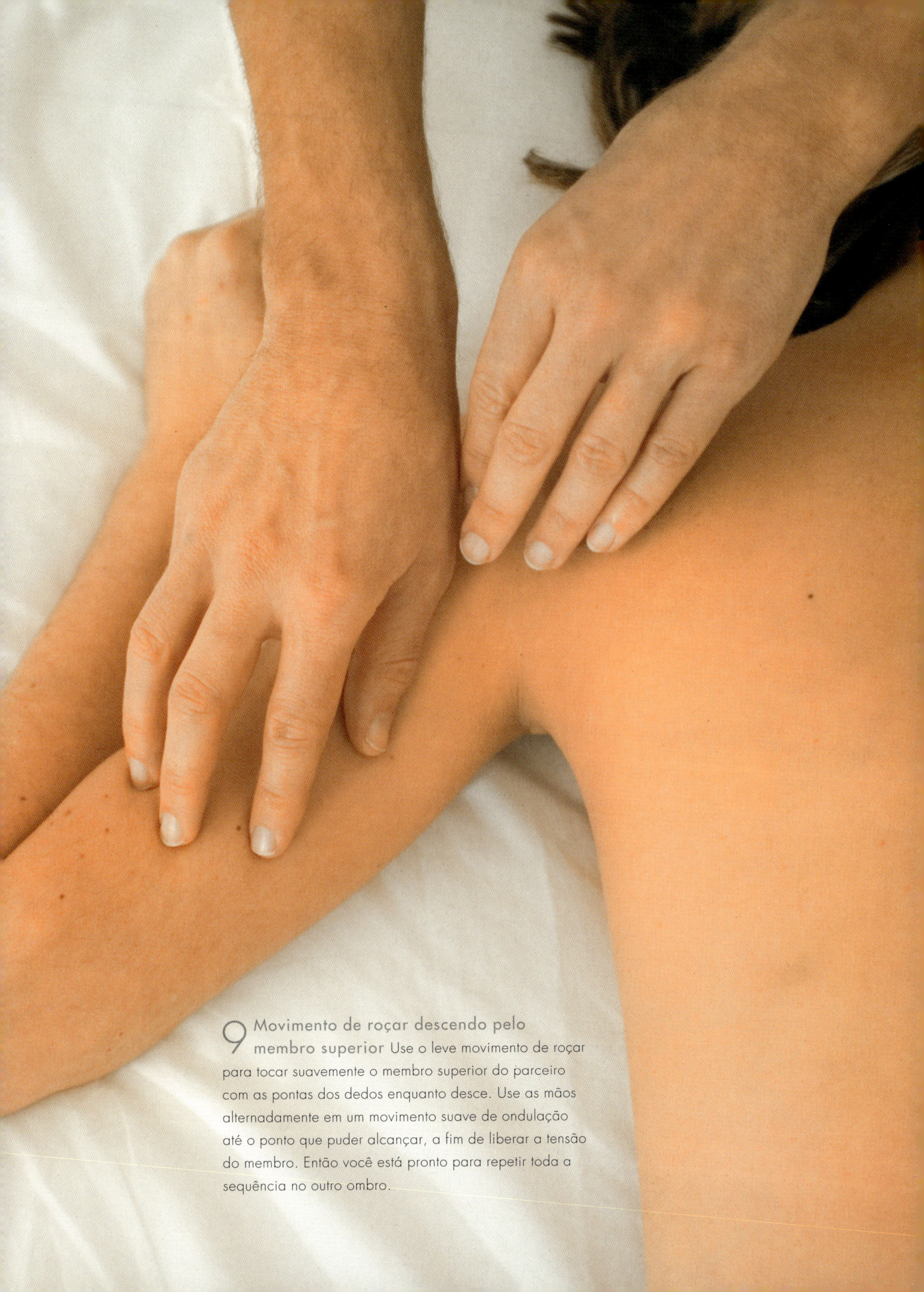

9 **Movimento de roçar descendo pelo membro superior** Use o leve movimento de roçar para tocar suavemente o membro superior do parceiro com as pontas dos dedos enquanto desce. Use as mãos alternadamente em um movimento suave de ondulação até o ponto que puder alcançar, a fim de liberar a tensão do membro. Então você está pronto para repetir toda a sequência no outro ombro.

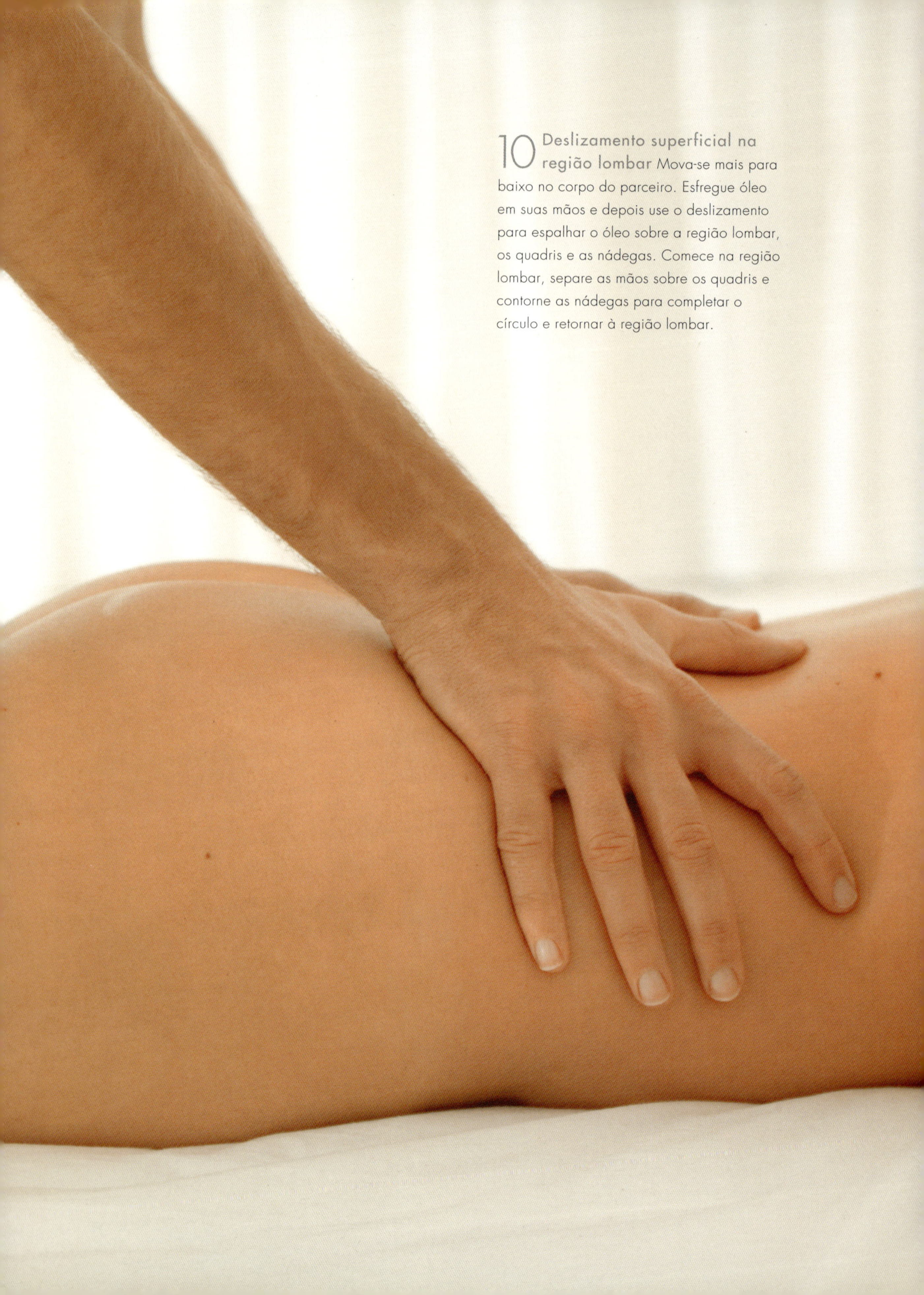

10 Deslizamento superficial na região lombar Mova-se mais para baixo no corpo do parceiro. Esfregue óleo em suas mãos e depois use o deslizamento para espalhar o óleo sobre a região lombar, os quadris e as nádegas. Comece na região lombar, separe as mãos sobre os quadris e contorne as nádegas para completar o círculo e retornar à região lombar.

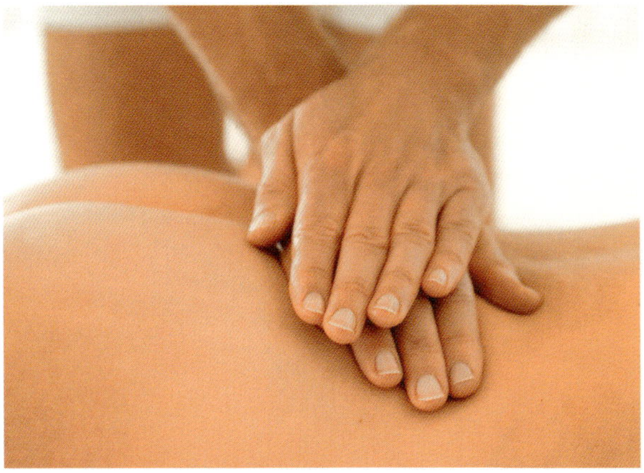

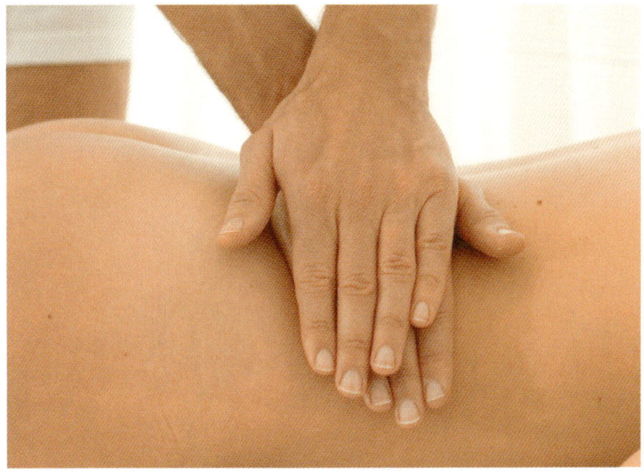

11 **Movimentos circulares no sacro** Coloque uma mão sobre a outra, com os dedos esticados, sobre o sacro de seu parceiro (o triângulo ósseo na base da coluna). Lentamente, faça círculos várias vezes em sentido anti-horário, usando a mão superior para pressionar. Essa é uma ótima liberação da tensão, mas verifique sempre se o parceiro sente-se confortável.

12 **Empurrar o quadril** Coloque as duas mãos, uma em cima da outra, na região da coluna do parceiro. Inicie a manobra no lado da coluna que está mais distante de você, logo acima do nível do quadril. Agora, leve as mãos para longe de você, deslizando-as sobre as costas, para baixo, mas mantendo a manobra acima dos quadris do parceiro.

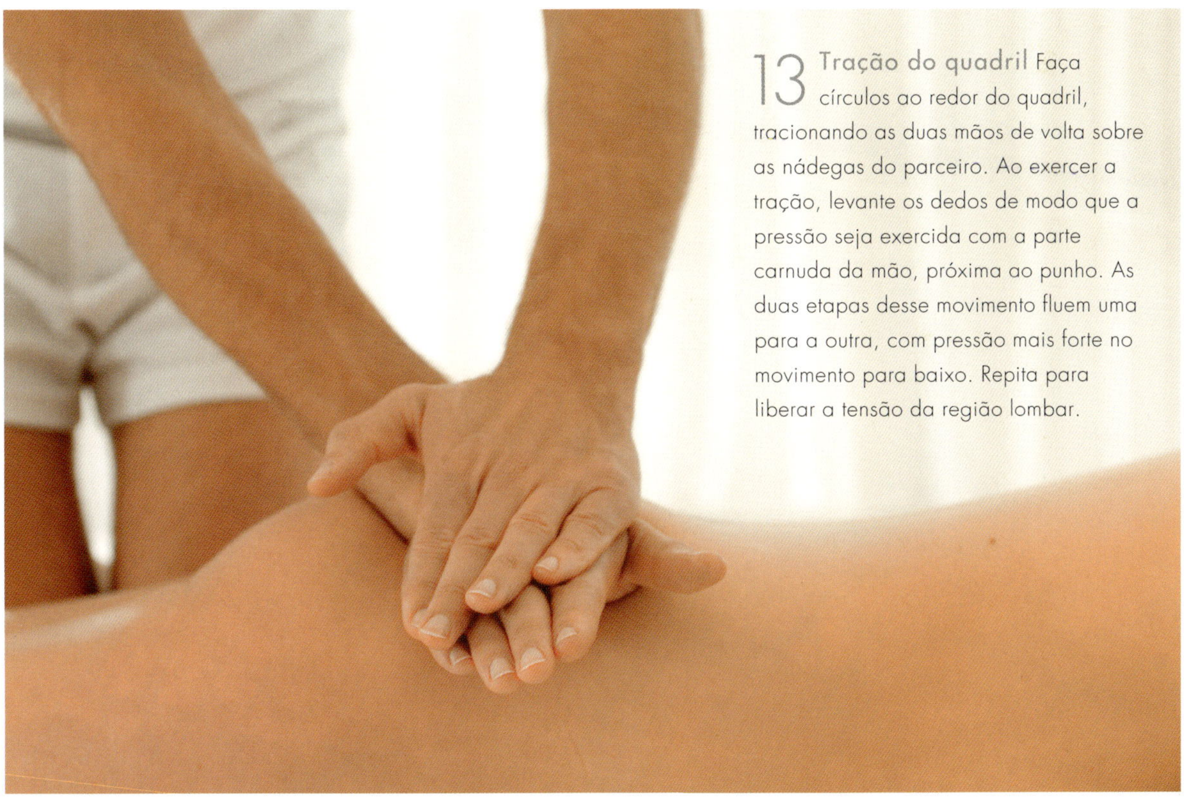

13 **Tração do quadril** Faça círculos ao redor do quadril, tracionando as duas mãos de volta sobre as nádegas do parceiro. Ao exercer a tração, levante os dedos de modo que a pressão seja exercida com a parte carnuda da mão, próxima ao punho. As duas etapas desse movimento fluem uma para a outra, com pressão mais forte no movimento para baixo. Repita para liberar a tensão da região lombar.

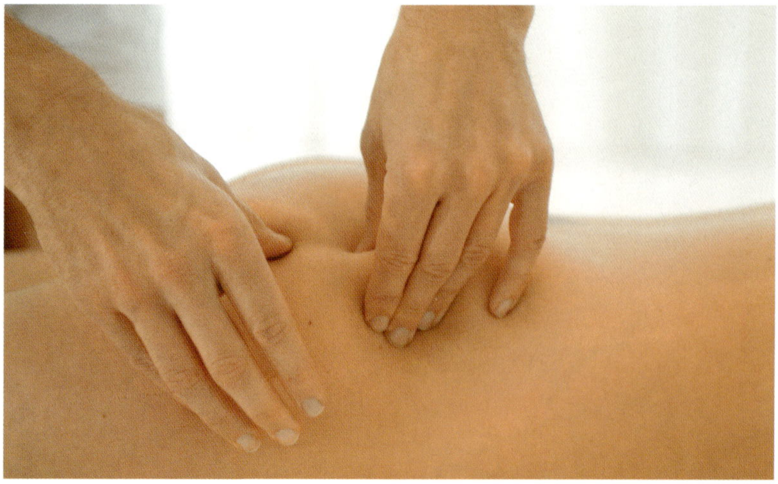

14 Amassamento profundo Incline-se sobre o parceiro e comece a aplicar o toque de amassamento profundo sobre as nádegas, pressionando os músculos com o polegar, na direção oposta a você, e depois role-os com os dedos, em sua direção. Mova as mãos em um ritmo alternado e trabalhe apenas sobre os músculos macios, evitando o osso.

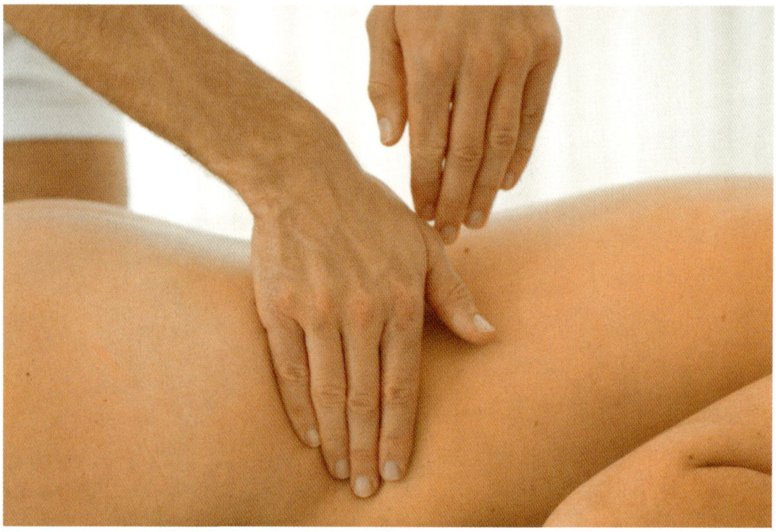

15 Tração Sem interromper o movimento, leve as mãos para a região logo acima dos quadris do parceiro. Deslize uma das mãos sob o corpo dele e depois traga-a de volta, em sua direção, tracionando para cima a lateral do corpo do parceiro. Tracione alternadamente com cada uma das mãos, movendo-se ao longo da lateral do corpo dele, subindo em direção ao tórax.

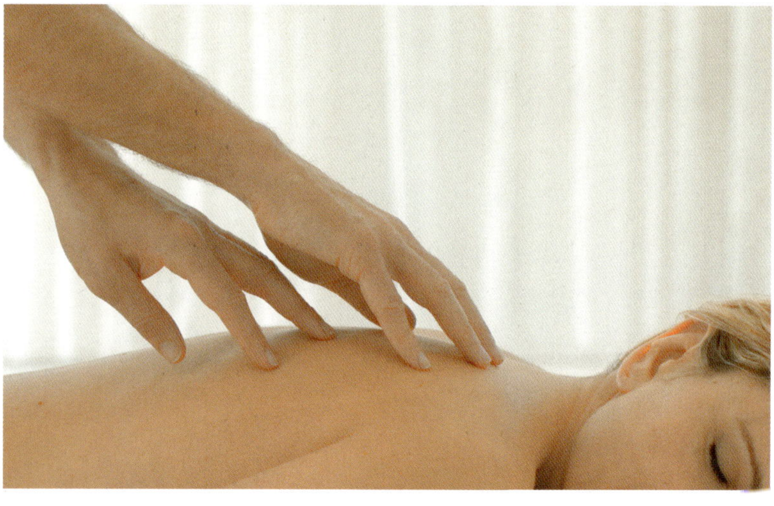

16 Movimento de roçar Quando chegar ao ombro, use as pontas dos dedos alternadamente para fazer movimentos leves de roçar sobre os músculos das costas do parceiro, em todo o seu comprimento, e continue para o lado da coluna que estiver mais distante de você. Levante as mãos levemente ao final de cada toque. Repita, descendo várias vezes por todo o comprimento da coluna, e termine na região lombar.

17 Alongamento com os antebraços Incline-se transversalmente até o lado da coluna do parceiro que está mais distante de você e apoie os dois antebraços em paralelo, com a palma das mãos voltada para cima, no meio das costas dele. Mantenha os punhos relaxados e feche as mãos. Usando o peso de seu corpo, comece a aplicar pressão para baixo com os antebraços.

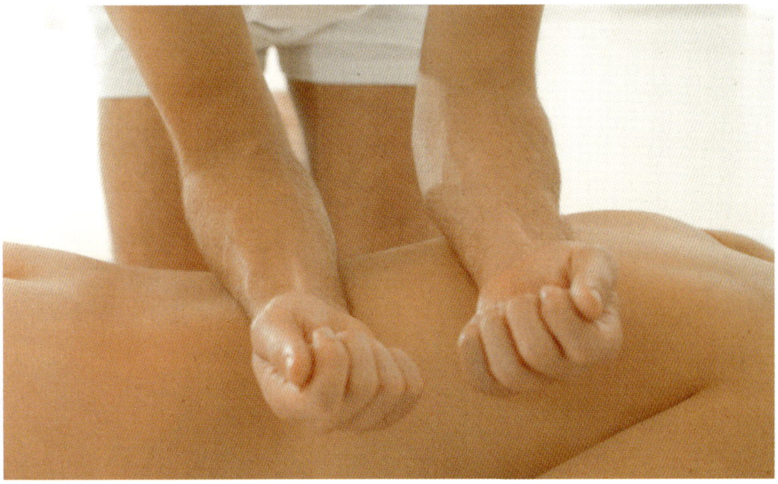

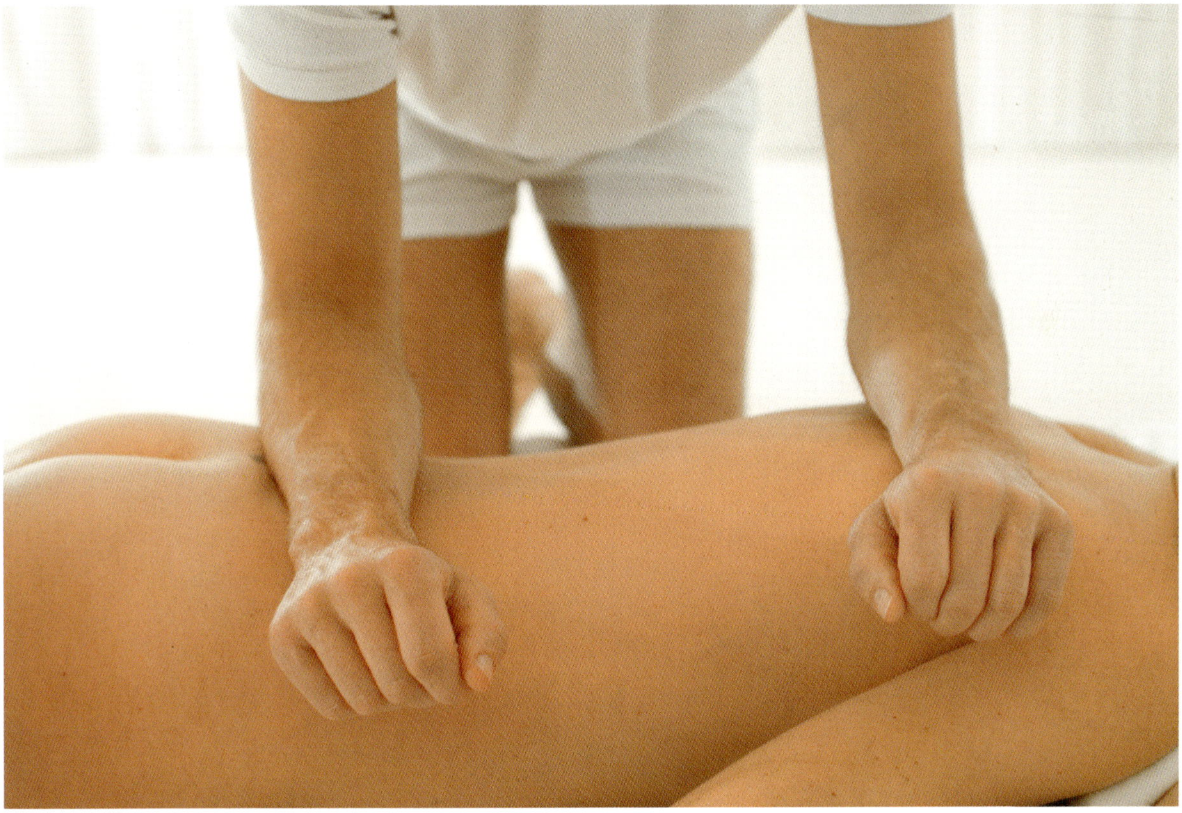

18 Alongamento com os antebraços Agora vire seus antebraços de modo que o dorso das mãos volte-se para cima e, ainda aplicando pressão para baixo, afaste-os um do outro sobre as costas do seu parceiro lentamente. Solte seu peso sobre seus membros superiores e alongue até alcançar o quadril e o ombro. Isso não só traz uma ótima sensação, mas proporciona um excelente alongamento nos músculos da coluna. Repita duas vezes, mude de posição e faça as sequências da região lombar no outro lado.

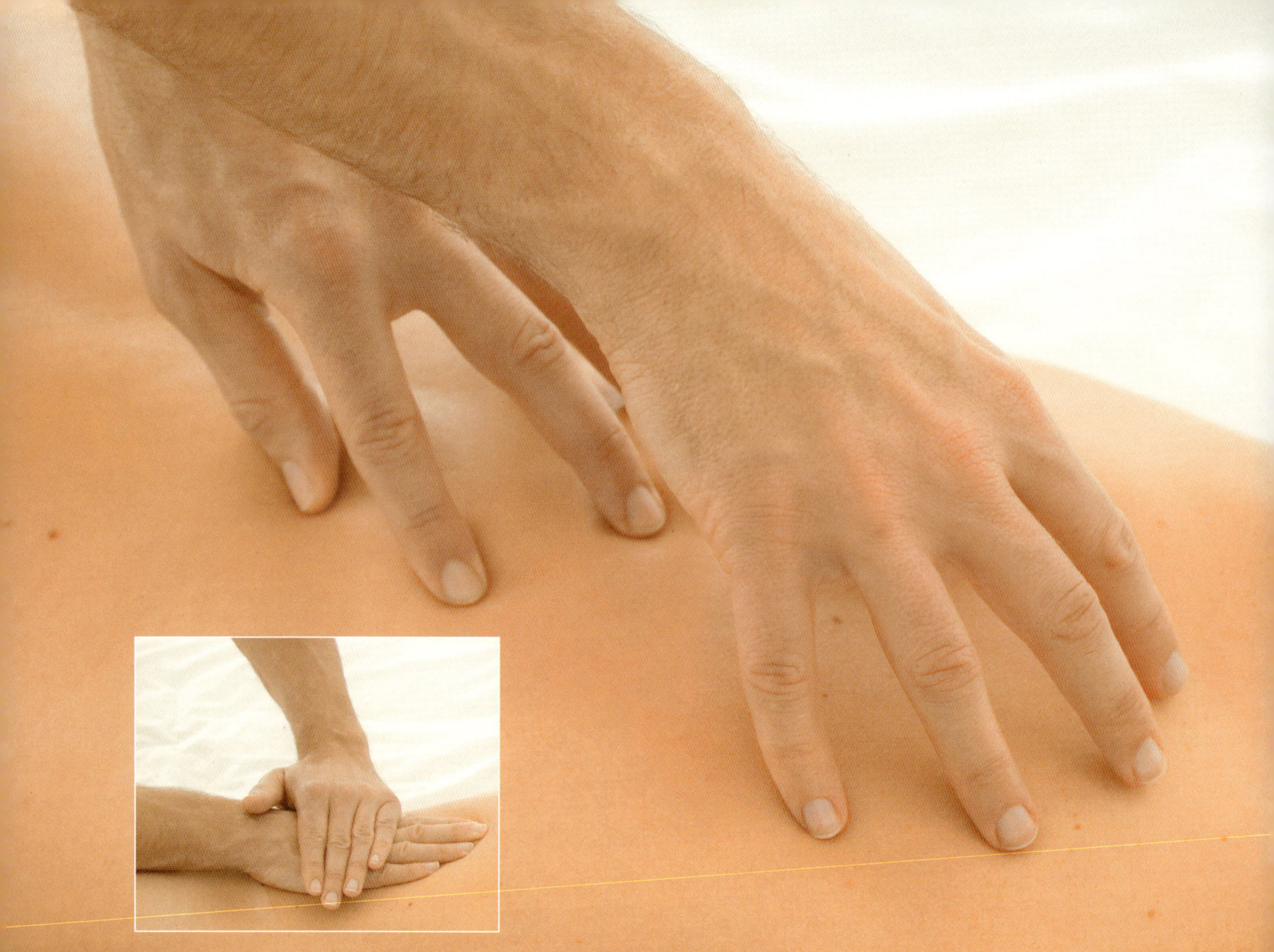

19 Movimento de "passar a ferro" sobre a coluna

Coloque uma mão em cima da outra sobre a coluna, na região lombar do parceiro. Então, mantendo a mão inferior esticada e totalmente apoiada e usando a mão superior para pressionar, deslize levemente subindo pela coluna e movendo-se em direção ao pescoço (esta é uma das poucas manobras feitas diretamente sobre a coluna).

20 Movimento de arar a coluna

Ao chegar ao pescoço, levante os punhos e os dedos e coloque uma mão atrás da outra. Usando a polpa dos dedos, faça movimentos de arar descendo pelas costas do parceiro, mantendo os dedos nos dois lados da coluna. Em combinação com o movimento de passar a ferro, isso é excelente para liberar a tensão da coluna.

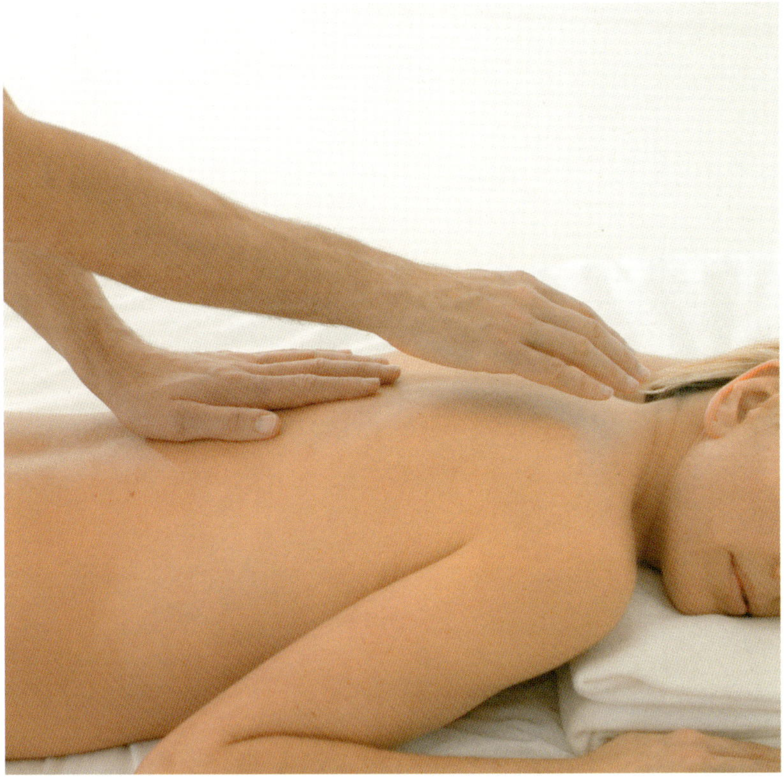

21 **Massagem sobre a coluna** Leve as mãos de volta à região superior das costas do parceiro e massageie levemente, descendo pela coluna por várias vezes. Essa é uma manobra profundamente relaxante e calmante que proporciona uma sensação de integração em toda a região das costas. Também pode ser usada no aquecimento ou para concluir a massagem nas costas.

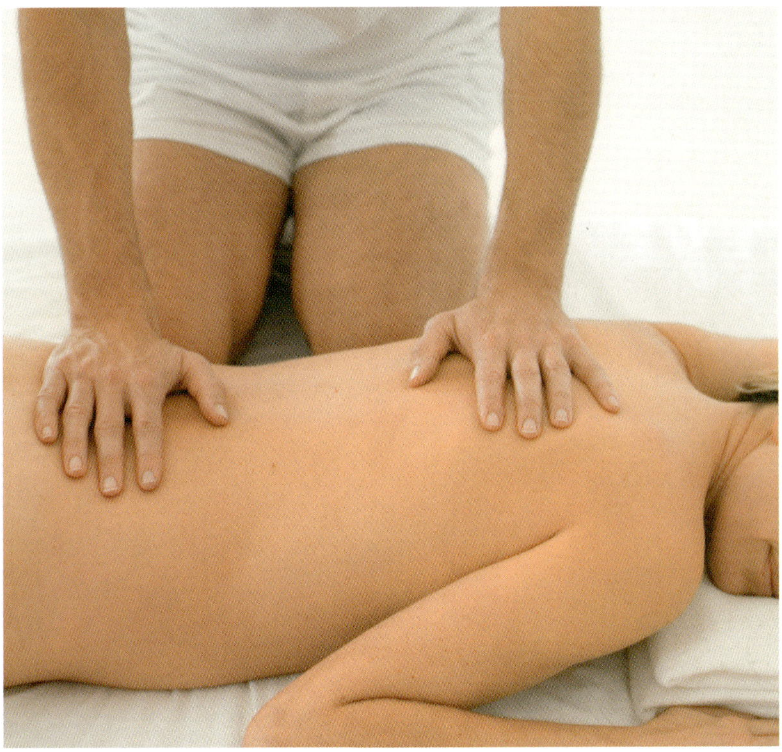

22 **Descansar** Este movimento engana, pois não é tão passivo quanto parece. Para completar a massagem nas costas, coloque as duas mãos sobre as costas do parceiro. Sinta a energia saindo pelas palmas das suas mãos e, ao mesmo tempo, sinta o equilíbrio nas costas do parceiro. Depois de todo o trabalho que você fez, é importante passar alguns momentos calmos para que tudo se restabeleça antes de continuar.

Região posterior dos membros inferiores

Quando iniciar a massagem dos membros inferiores, você começará a sentir uma sensação real de estar fazendo uma massagem que envolve todo o corpo. Os membros inferiores lhe dão a oportunidade para trabalhar alguns dos músculos mais poderosos do corpo e você pode ter real controle sobre eles com algumas das manobras básicas. Embora você deva considerar os membros inferiores um todo, na verdade seus movimentos serão divididos entre a coxa, a perna e o pé. O segredo para uma massagem fantástica nos membros inferiores é ajustar seus movimentos ao comprimento dos músculos e não parar cedo demais. O alongamento dos membros precisa ser realizado com confiança e conforto, e ficará melhor a cada vez que você praticar. Quando você estiver familiarizado com essa região, isso dará uma profundidade extra à massagem.

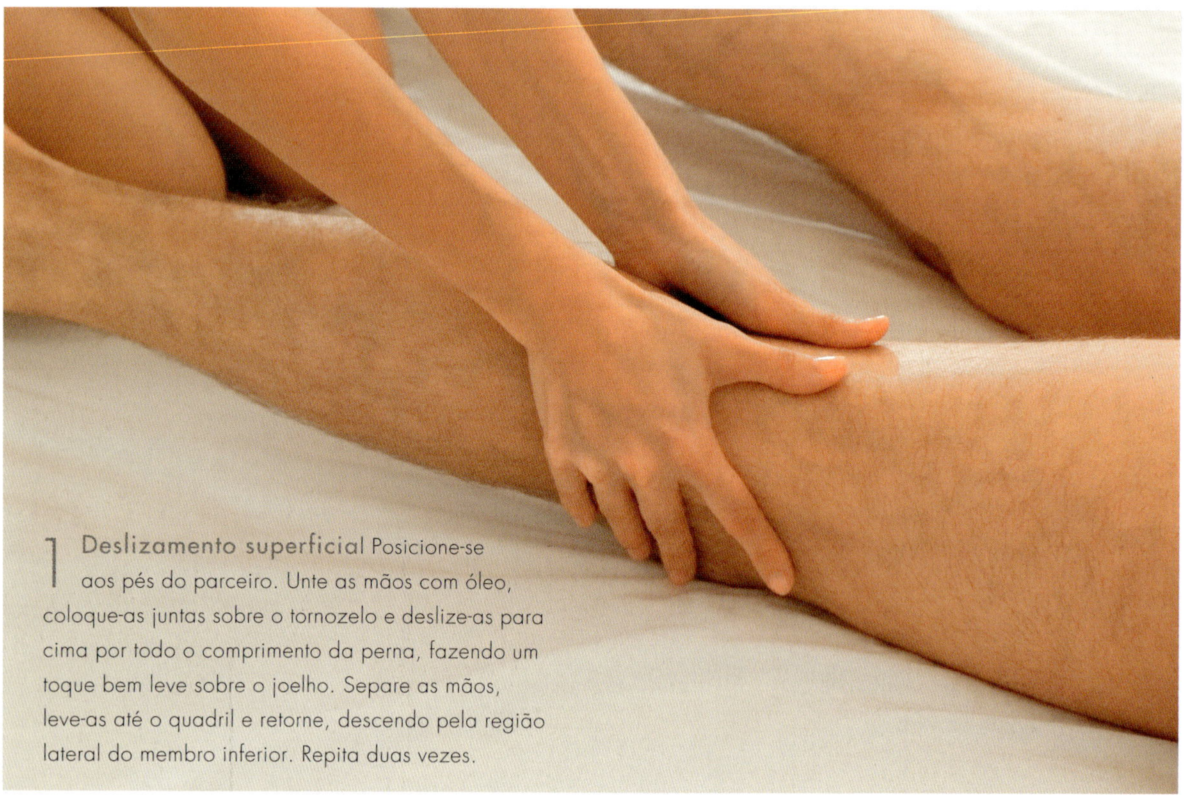

1 **Deslizamento superficial** Posicione-se aos pés do parceiro. Unte as mãos com óleo, coloque-as juntas sobre o tornozelo e deslize-as para cima por todo o comprimento da perna, fazendo um toque bem leve sobre o joelho. Separe as mãos, leve-as até o quadril e retorne, descendo pela região lateral do membro inferior. Repita duas vezes.

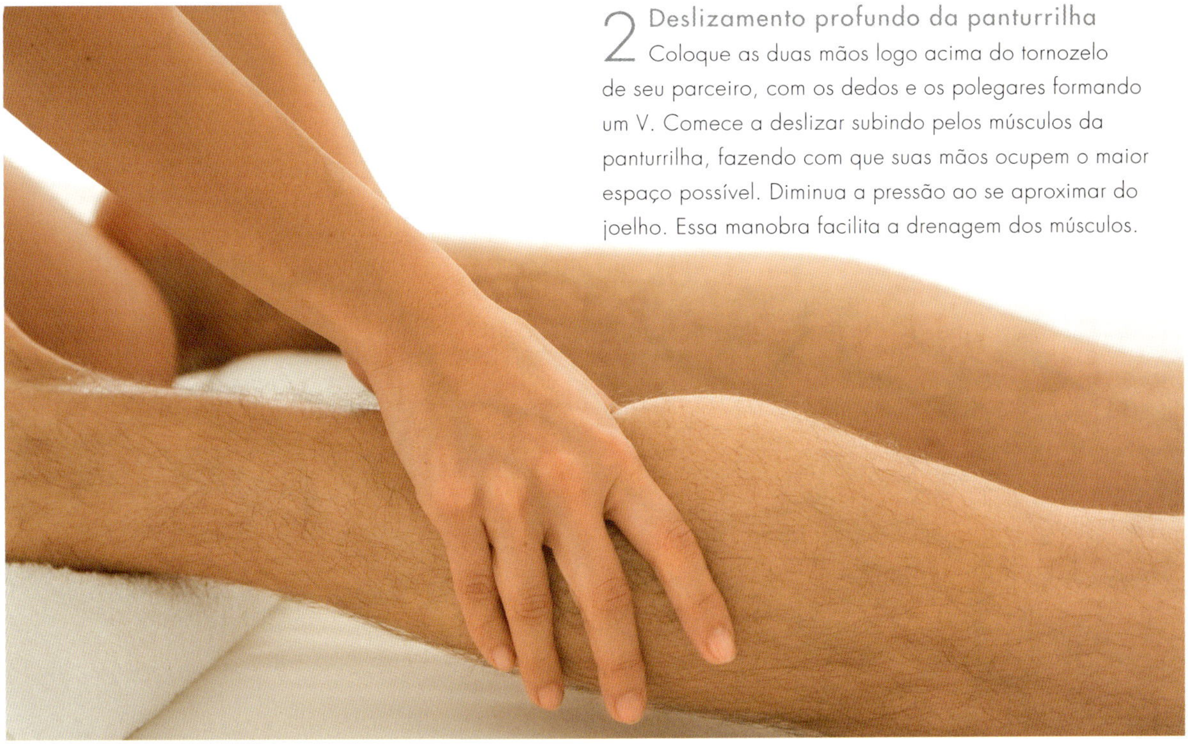

2 **Deslizamento profundo da panturrilha** Coloque as duas mãos logo acima do tornozelo de seu parceiro, com os dedos e os polegares formando um V. Comece a deslizar subindo pelos músculos da panturrilha, fazendo com que suas mãos ocupem o maior espaço possível. Diminua a pressão ao se aproximar do joelho. Essa manobra facilita a drenagem dos músculos.

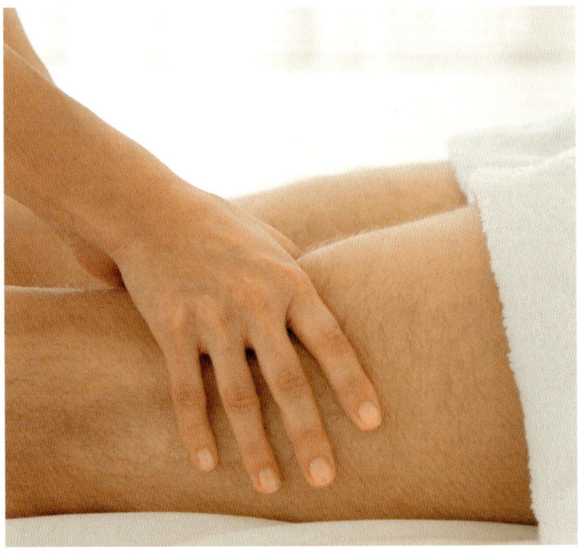

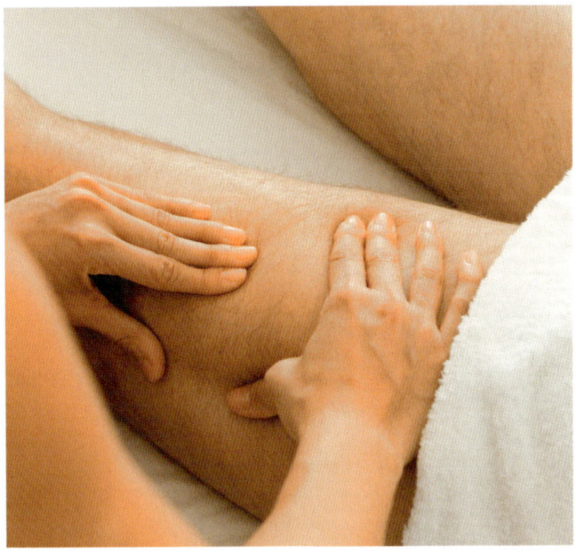

3 **Deslizamento profundo da coxa** Corra as mãos levemente sobre a região posterior do joelho e depois retome o movimento de deslizamento profundo, subindo pelas regiões posterior e lateral da coxa, tomando o cuidado de não pressionar a região medial da coxa. Continue subindo até o quadril, colocando todo o peso de seu corpo no movimento para obter uma pressão firme e adequada.

4 **Amassamento profundo da coxa** Mude sua posição, ficando de frente para a lateral do corpo de seu parceiro. Lentamente, comece a aplicar o amassamento nos músculos da região posterior da coxa. Uma pressão firme pode ser usada, mas confirme com o parceiro enquanto trabalha. Você verá que os músculos se movem com facilidade conforme você os massageia.

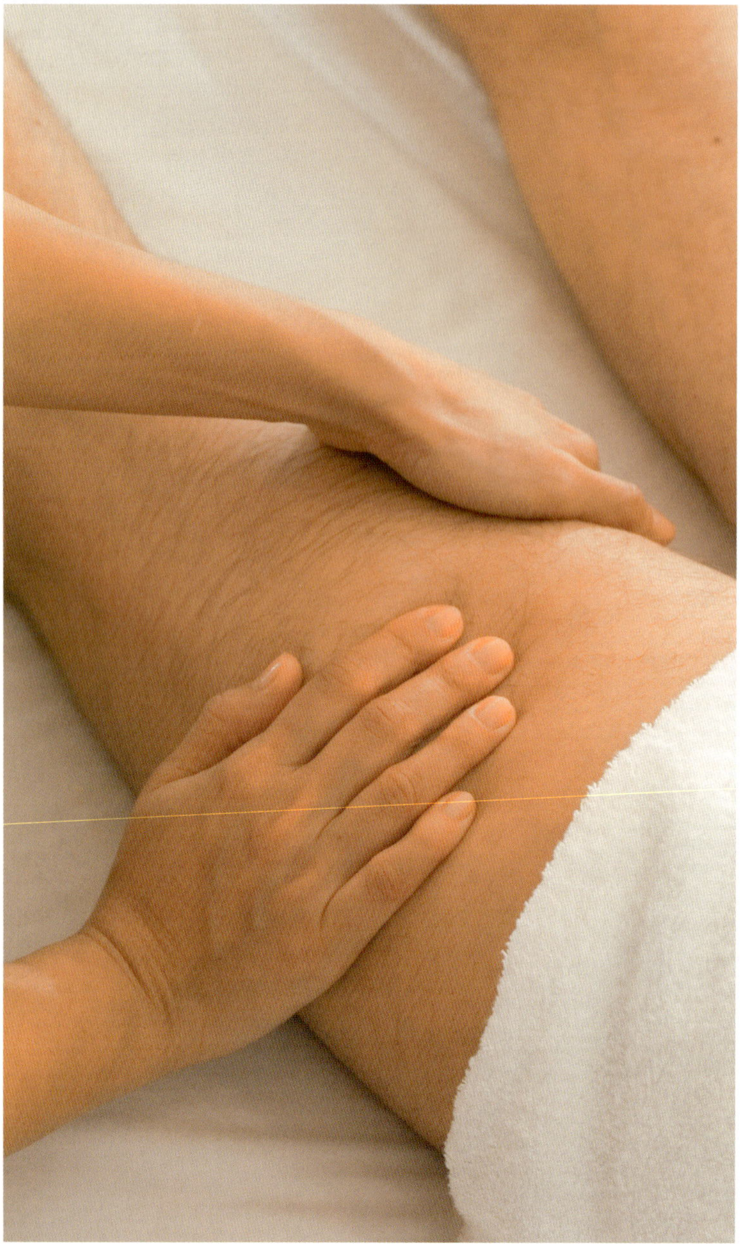

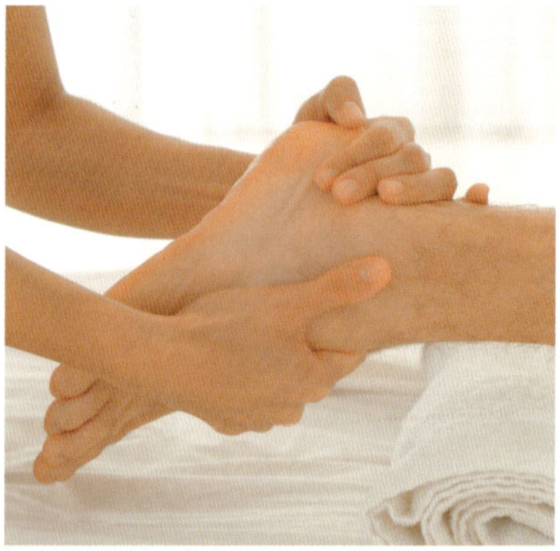

6 **Alongamento do membro inferior** Vá para os pés do seu parceiro. Coloque uma mão sob o tornozelo, para apoio, e a outra ao redor do calcanhar. Agora, use o peso de seu corpo para inclinar-se para trás e tracionar todo o membro inferior de seu parceiro. Você deve ver esse movimento no quadril dele. A direção da tração deve ser para trás, e não para cima, e isso proporcionará um ótimo alongamento ao membro.

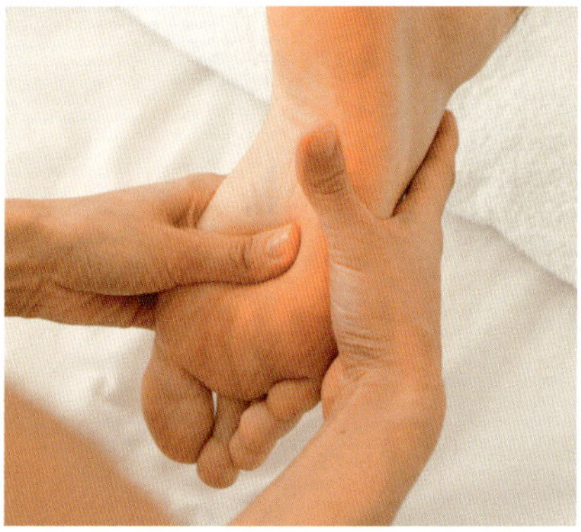

5 **Amassamento superficial da coxa** Coloque uma mão sobre a região lateral da coxa do parceiro e descanse a outra na região medial. Comece a deslizar as mãos uma em direção à outra, pressionando os músculos firmemente de modo a torcê-los quando suas mãos se cruzarem. Leve as mãos para a posição inicial, mas agora em lados opostos (a que estava na região medial da coxa deve ficar na região lateral e vice-versa). Repita a manobra no outro sentido, descendo em direção ao joelho.

7 **Digitopressão do pé** Abaixe suavemente o membro inferior e coloque as mãos em concha ao redor do pé de seu parceiro. Com a polpa dos polegares, pressione a sola do pé, cobrindo toda a sua extensão, por várias vezes. Você pode usar uma pressão firme, especialmente se seu parceiro sentir cócegas, mas evite pressionar o arco do pé.

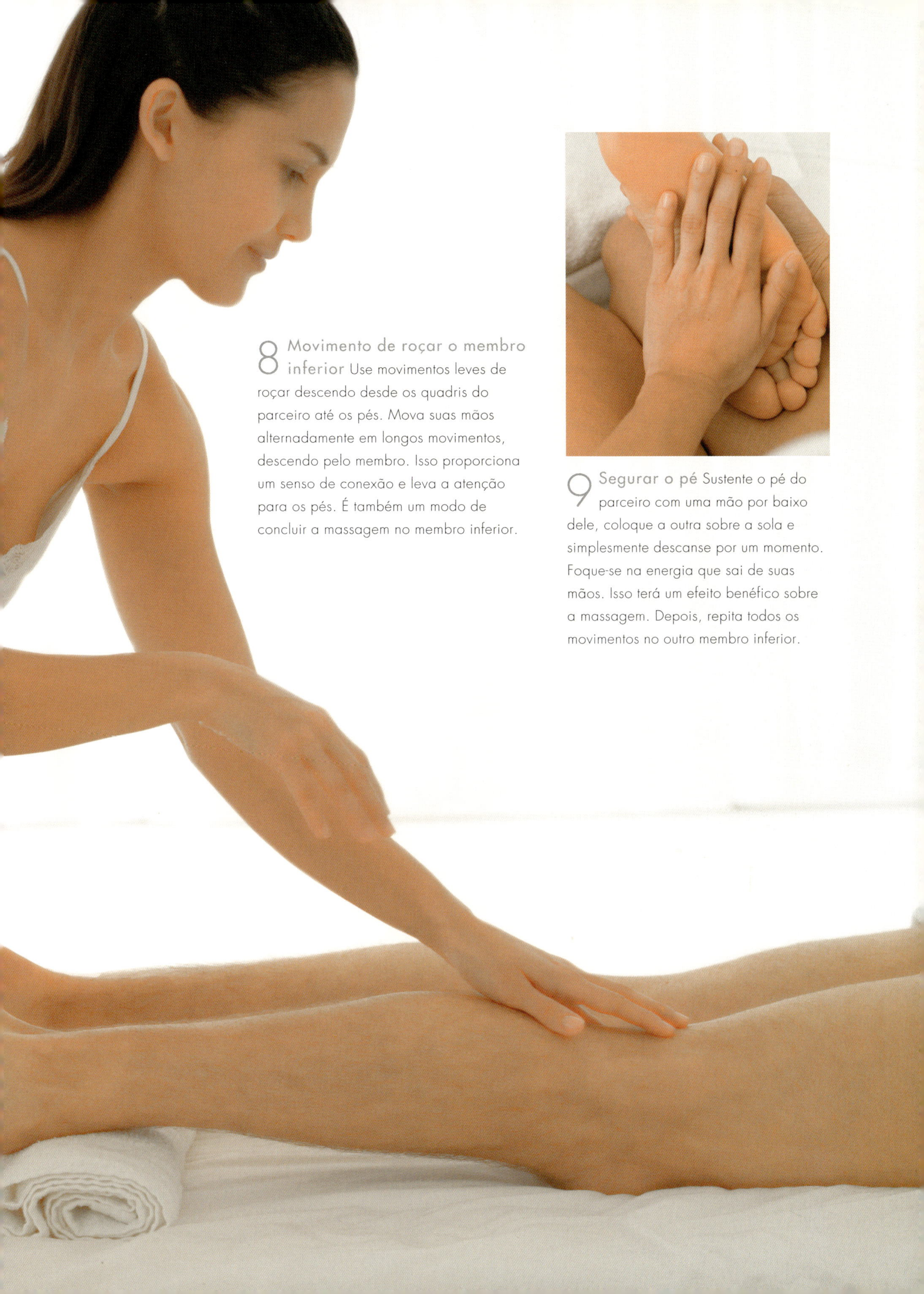

8 Movimento de roçar o membro inferior Use movimentos leves de roçar descendo desde os quadris do parceiro até os pés. Mova suas mãos alternadamente em longos movimentos, descendo pelo membro. Isso proporciona um senso de conexão e leva a atenção para os pés. É também um modo de concluir a massagem no membro inferior.

9 Segurar o pé Sustente o pé do parceiro com uma mão por baixo dele, coloque a outra sobre a sola e simplesmente descanse por um momento. Foque-se na energia que sai de suas mãos. Isso terá um efeito benéfico sobre a massagem. Depois, repita todos os movimentos no outro membro inferior.

Pescoço

A massagem na frente do corpo começa no pescoço do parceiro e é, efetivamente, uma continuação da massagem nas costas. Na verdade, as duas áreas devem ser vistas como um todo, mas é mais fácil e mais eficaz massagear o pescoço nessa posição. Como o pescoço pode ser especialmente sensível ao toque, você precisa abordá-lo com cuidado. Aqui estão alguns movimentos simples, mas eficazes. O alongamento do pescoço traz uma sensação ótima e fará com que seu parceiro se sinta ao menos 5 cm mais alto. Ele deve ser incentivado a relaxar e simplesmente deixar que você realize os movimentos de massagem, sem tensionar ou tentar ajudar de algum modo. Tente manter seus movimentos fluentes e confiantes para que o parceiro se solte e tenha plena confiança em suas mãos.

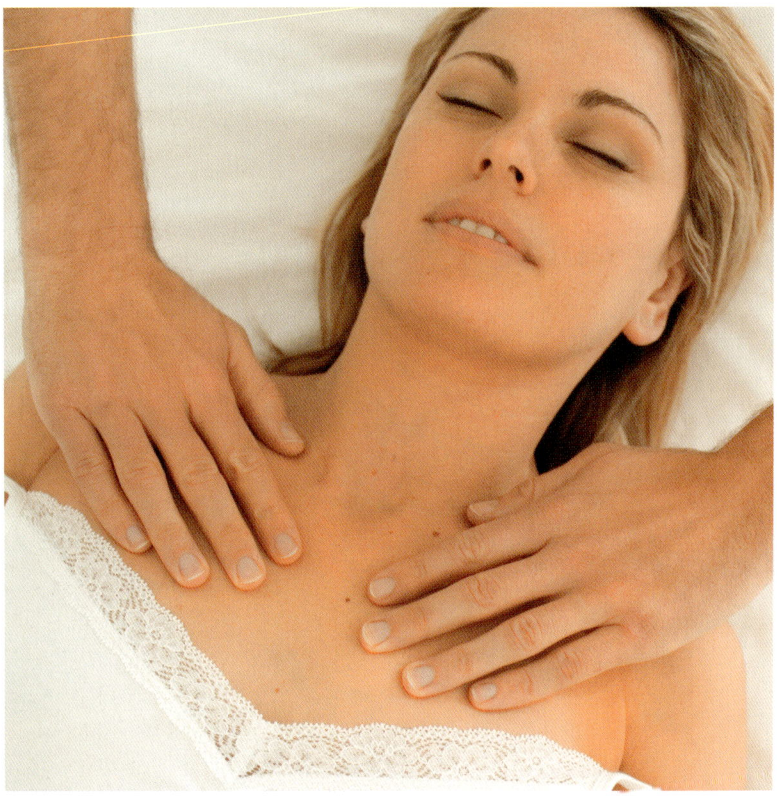

1 **Alongamento do pescoço** Sente-se diante da cabeça de seu parceiro e esfregue um pouco de óleo em suas mãos. Coloque-as, com os dedos voltados para baixo, na porção mais superior do tórax do parceiro. Mantendo as mãos em pleno contato com o corpo do parceiro, leve-as para fora, sobre os ombros, e deslize-as por baixo do corpo, ao redor do pescoço.

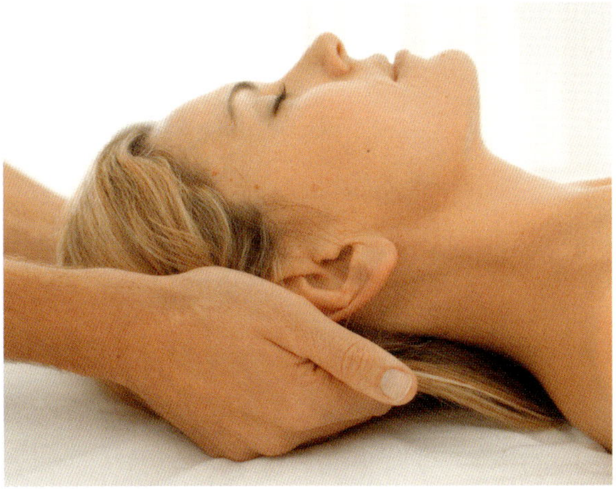

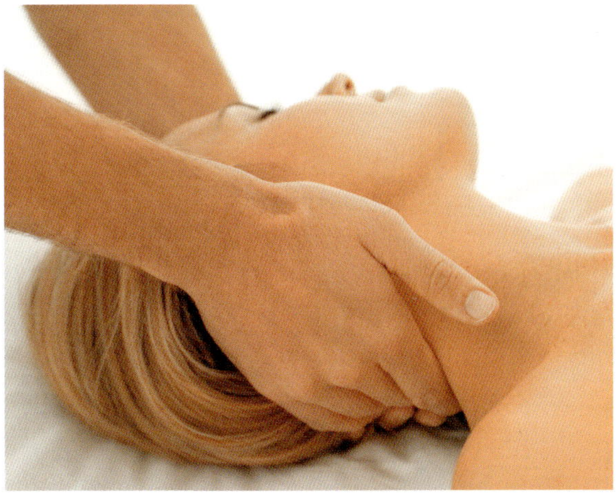

2 **Alongamento do pescoço** Coloque os dedos voltados para cima sob o pescoço e traga as mãos em sua direção, até que elas estejam em concha ao redor da base do crânio do parceiro. Tracione suavemente. O alongamento deve ser feito em sua direção, e não para cima. Faça isso apenas uma vez. As duas etapas devem parecer um único movimento.

3 **Rolar o pescoço** Agora coloque as duas mãos embaixo do pescoço do parceiro. Comece a trazer uma mão para cima, nos músculos do lado do pescoço, rolando a cabeça na direção oposta. Depois, role o pescoço para o outro lado com a outra mão, de modo que a cabeça gire de volta. Role o pescoço de um lado para o outro entre suas mãos várias vezes. Incentive o parceiro a relaxar durante a manobra a fim de sentir o pleno benefício dos movimentos.

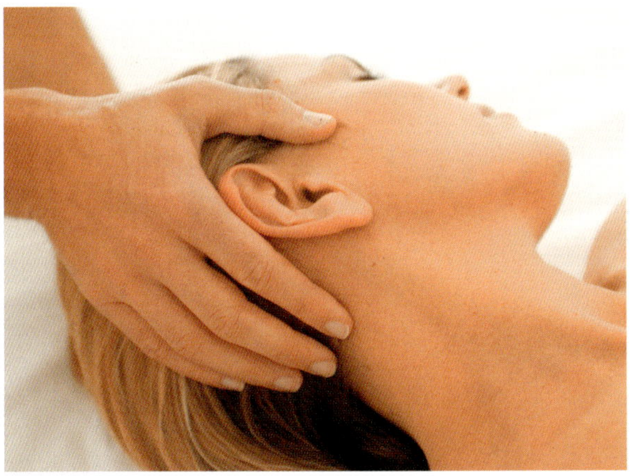

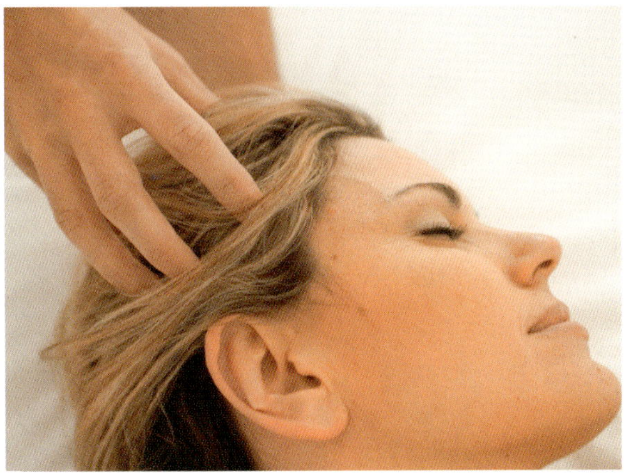

4 **Virar a cabeça** Para realizar o próximo movimento, você precisará virar a cabeça do parceiro. Para fazer isso com suavidade, coloque as duas mãos na lateral da cabeça, com os polegares à frente das orelhas e as mãos em concha sobre o crânio. Vire a cabeça de modo que ela descanse sobre uma mão, deixando a mão superior livre para massagear.

5 **"Lavar" o couro cabeludo** Com a cabeça apoiada sobre sua mão inferior, use a mão livre para fazer movimentos como se estivesse lavando o couro cabeludo do parceiro. Você pode usar uma pressão bem firme, pois geralmente traz uma sensação fantástica. Realize os movimentos de lavar na metade do couro cabeludo que você puder alcançar, usando a polpa dos dedos e, depois, vire a cabeça para repeti-los do outro lado do couro cabeludo do parceiro.

Face

A massagem na face é deliciosa. Uma massagem suave na face tem um efeito positivo sobre todo o corpo e pode realmente atuar como um auxílio para o relaxamento profundo. Homens e mulheres apreciam igualmente a sensação de relaxamento dos músculos do rosto, especialmente na testa e na mandíbula. Mantenha seus movimentos os mais delicados e precisos possíveis, certificando-se de não colocar nenhum peso sobre o parceiro, e tome cuidado para não esfregar por acidente os olhos, os cílios ou as narinas. Sempre seja muito sensível. Você pode usar bem pouco ou nenhum óleo, mas tome cuidado para não esticar ou puxar a pele enquanto trabalha. Assegure-se de que seus movimentos sempre terminem para cima, a fim de que seu parceiro tenha uma sensação positiva.

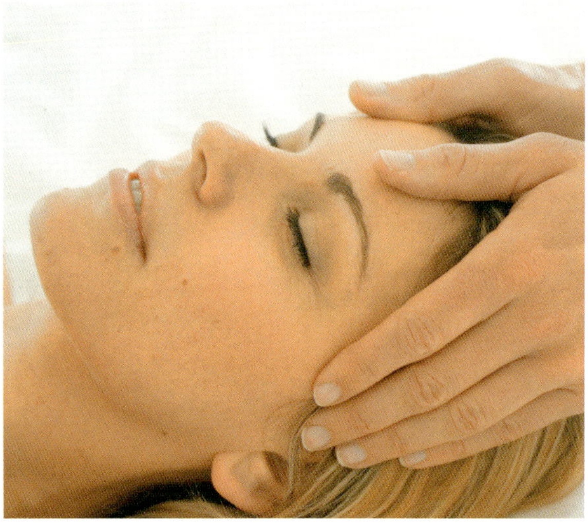

1 Afastar os polegares sobre a testa Coloque suavemente suas mãos em concha nas laterais da cabeça do parceiro, sem aplicar nenhuma pressão. Agora coloque seus polegares estendidos e juntos sobre a linha mediana da testa, logo acima das sobrancelhas. Mantendo os polegares apoiados, separe-os lentamente até alcançar a raiz dos cabelos. Tenha em mente a ideia de dispersar qualquer tensão. Repita esse movimento várias vezes.

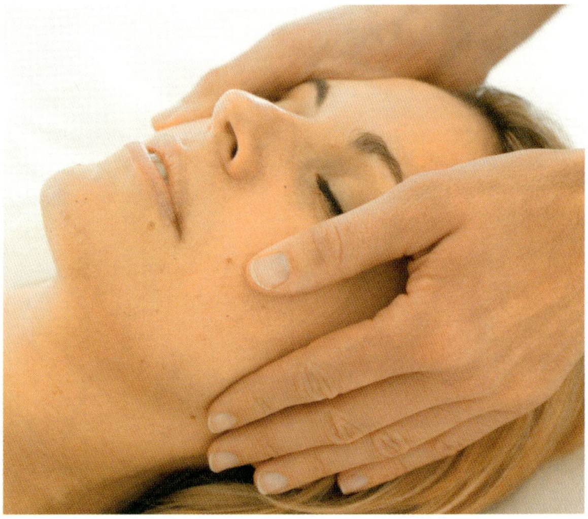

2 Afastar os polegares embaixo das bochechas Descansando os dedos nas laterais da face do parceiro, coloque as polpas dos polegares ao lado das narinas, logo abaixo dos ossos malares. Mais uma vez, separe os polegares, seguindo a linha desses ossos. Continue o movimento em direção às orelhas e termine com um movimento para cima. Faça isso uma vez.

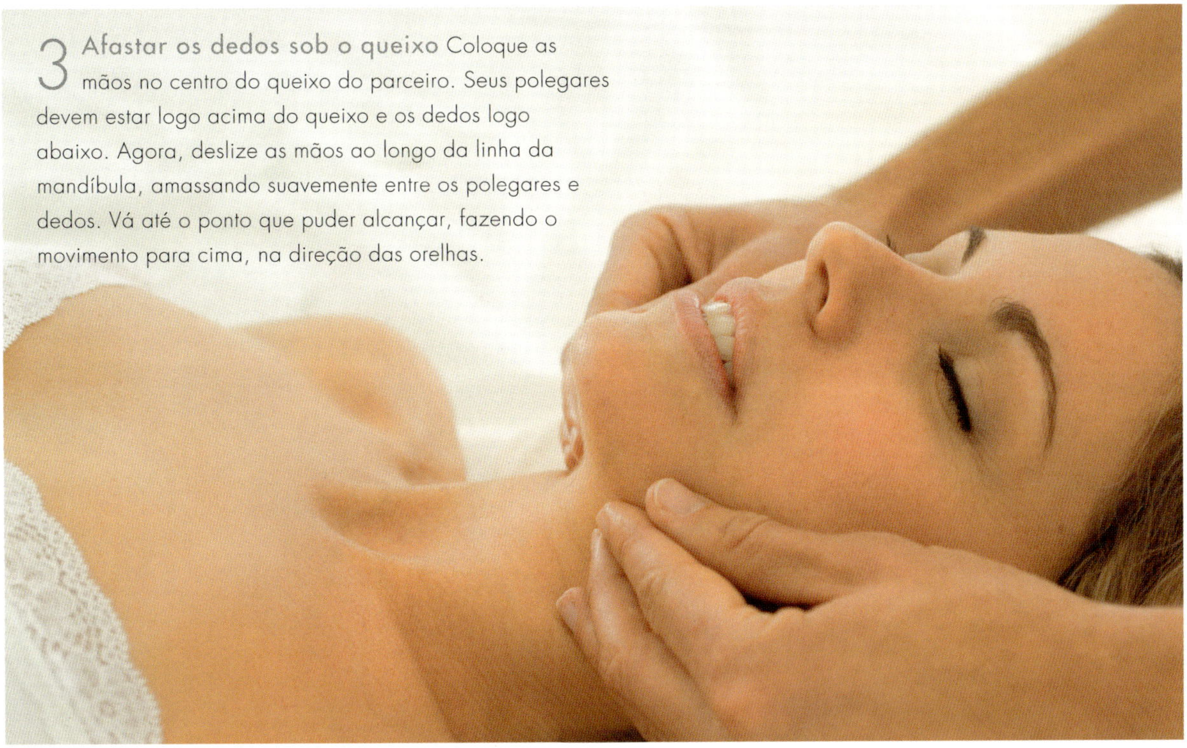

3 **Afastar os dedos sob o queixo** Coloque as mãos no centro do queixo do parceiro. Seus polegares devem estar logo acima do queixo e os dedos logo abaixo. Agora, deslize as mãos ao longo da linha da mandíbula, amassando suavemente entre os polegares e dedos. Vá até o ponto que puder alcançar, fazendo o movimento para cima, na direção das orelhas.

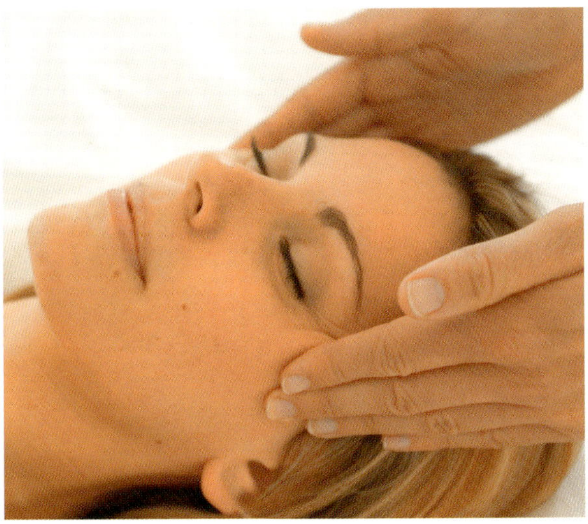

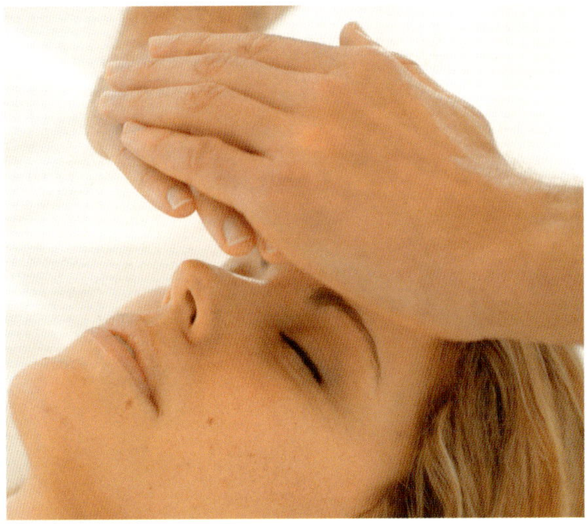

4 **Movimento circular na mandíbula** Coloque as polpas dos dedos nas laterais da mandíbula do parceiro, logo abaixo dos ossos malares (se você abrir e fechar a sua própria boca, sentirá os lugares em que os músculos trabalham). Comece a fazer movimentos circulares sobre os músculos muito lentamente para uma liberação efetiva da tensão. Faça círculos bem amplos, mantendo os dedos unidos.

5 **Descansar** Para concluir a massagem no rosto, coloque as mãos suavemente acima dos olhos do parceiro, mas sem tocá-los. Mais uma vez, pense na energia que sai de suas mãos. Mantenha-as nessa posição durante alguns momentos. Além de ser relaxante, esse movimento descansa e revitaliza os olhos do parceiro.

Membros superiores

A massagem dos membros superiores é similar à massagem dos inferiores. Embora os membros superiores devam ser considerados um todo, você verá que as manobras de massagem dividem-se naturalmente entre os braços, os antebraços e as mãos do parceiro. O alongamento dos membros superiores é uma oportunidade para trabalhar os ombros e as costas. Como no membro inferior, o principal para uma boa massagem no membro superior é seguir todos os músculos do início ao fim. O parceiro deve ser incentivado a relaxar totalmente sem segurar ou tentar ajudar. Como é mais difícil alcançar os músculos quando o membro superior está totalmente apoiado em uma superfície, sustente-o durante a maioria dos movimentos. Os músculos podem parecer delicados, mas você descobrirá que pode manter uma pressão bem firme.

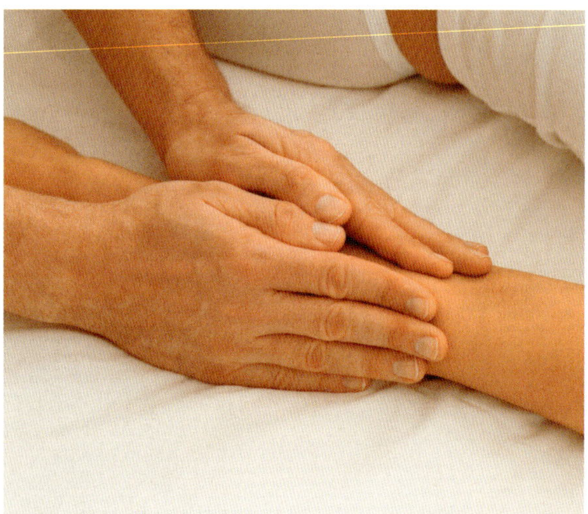

1 **Deslizamento superficial** Vá para o lado do parceiro. Unte suas mãos com um pouco de óleo e, depois, começando no punho, use toques leves para espalhar o óleo por todo o membro superior do parceiro. Use mais pressão na massagem de baixo para cima, faça um movimento de varredura sobre o ombro e volte para o punho. Repita essa manobra por mais duas vezes.

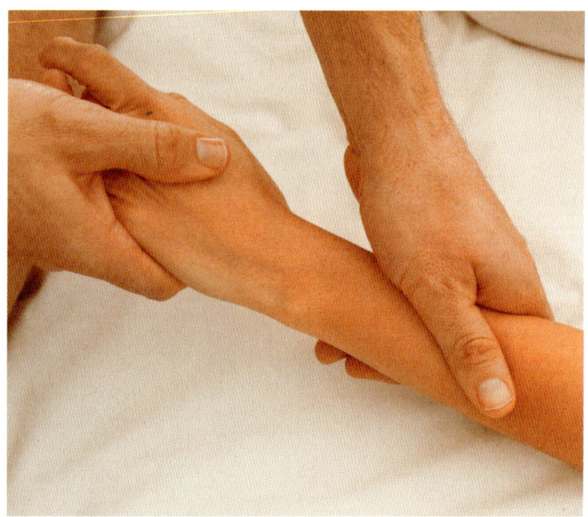

2 **Deslizamento profundo no antebraço** Sustentando o membro superior do parceiro com uma das mãos, coloque a outra sobre o antebraço, com o polegar em cima e os dedos embaixo. Começando no punho, deslize subindo ao longo dos músculos diminuindo a pressão ao se aproximar do cotovelo. Isso estimula os músculos e libera a tensão. Repita esse movimento várias vezes.

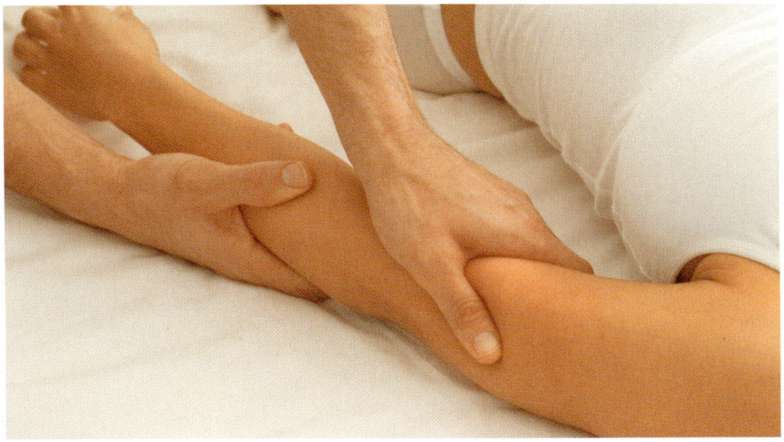

3 Deslizamento profundo no braço Sustentando o braço do parceiro com uma das mãos, continue os movimentos de deslizamento profundo entre o polegar e os dedos da outra mão. Comece logo acima do cotovelo e deslize subindo pelos músculos até a parte superior do braço, até o ponto que puder alcançar. Aplique a pressão mais forte na região anterior do braço e repita várias vezes.

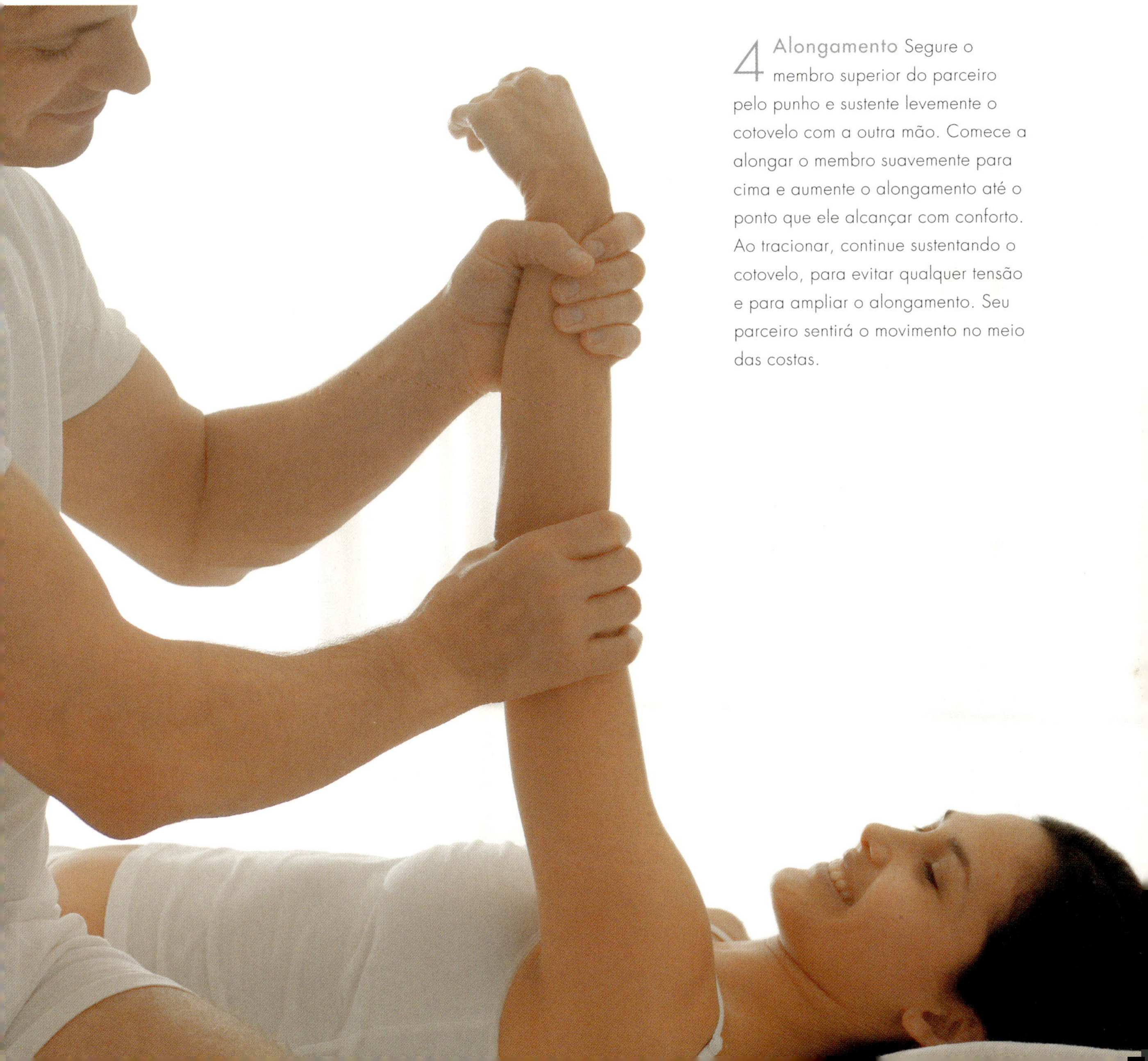

4 Alongamento Segure o membro superior do parceiro pelo punho e sustente levemente o cotovelo com a outra mão. Comece a alongar o membro suavemente para cima e aumente o alongamento até o ponto que ele alcançar com conforto. Ao tracionar, continue sustentando o cotovelo, para evitar qualquer tensão e para ampliar o alongamento. Seu parceiro sentirá o movimento no meio das costas.

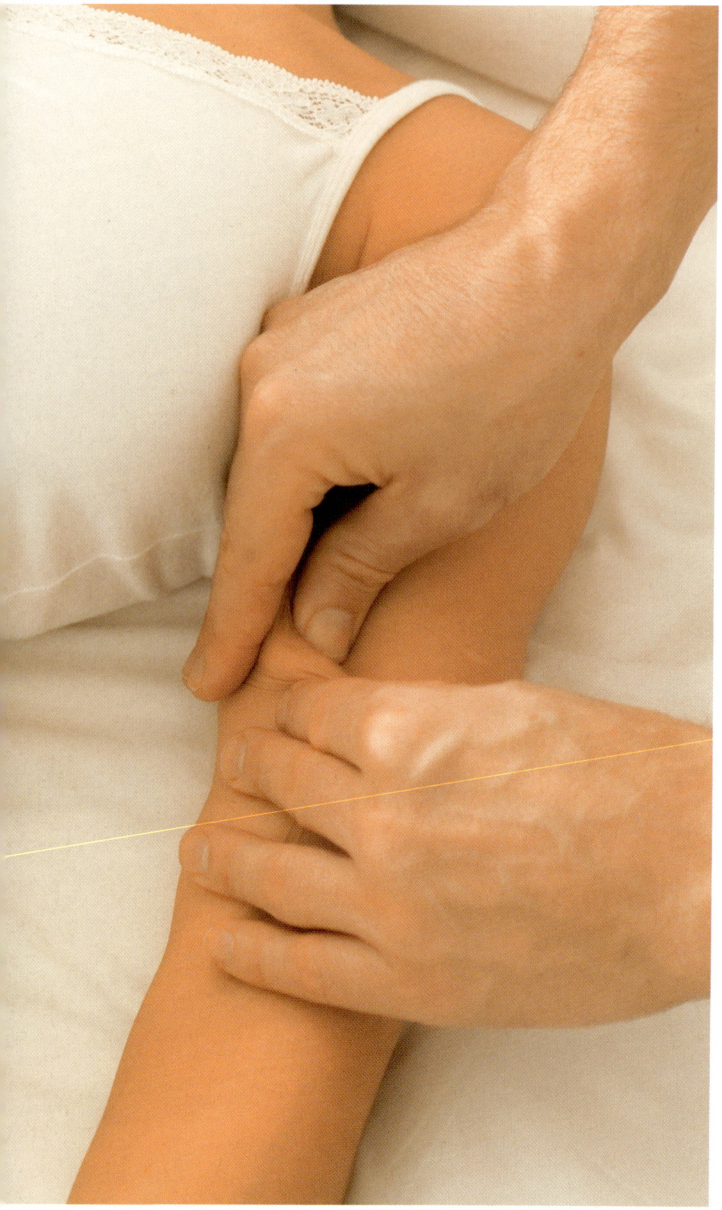

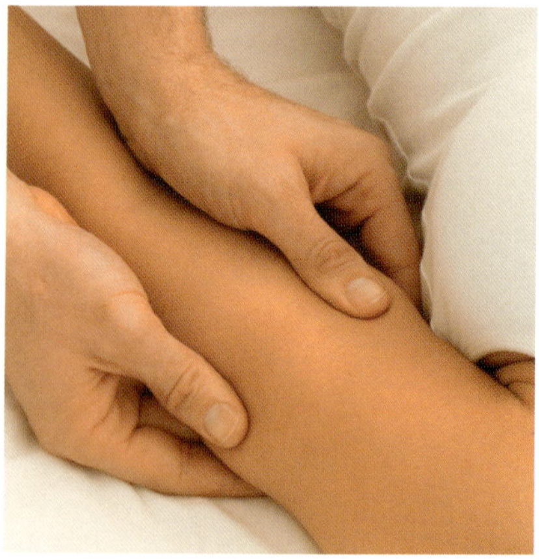

6 Abertura do membro superior Coloque as duas mãos ao redor do braço do parceiro, com os polegares juntos na frente e os dedos em concha atrás. Lentamente, afaste os dois polegares um do outro, aplicando pressão extra com a base. Repita o movimento ligeiramente mais abaixo, no braço, e continue descendo pelo antebraço até o punho.

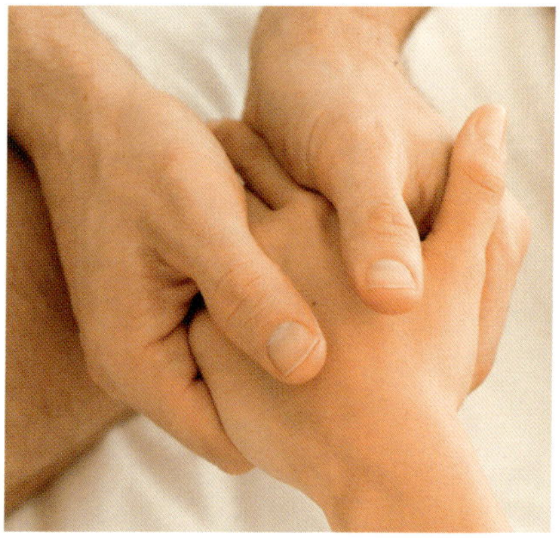

5 Amassamento profundo do braço Deixe o membro superior do parceiro apoiado e estendido, e amasse os músculos ao longo da região anterior do braço. Empurre com os polegares e role de volta com os dedos. Seus movimentos serão bem pequenos. Aplique este amassamento, subindo e descendo várias vezes pela região anterior do braço.

7 Abertura da mão Coloque as mãos na mesma posição sobre a mão do parceiro e, mais uma vez, afaste os polegares um do outro. Faça o movimento sobre o dorso da mão, mantendo a pressão bem acima dos dedos do parceiro. A mão irá se arquear enquanto você faz essa manobra, o que tem um excelente efeito de liberação.

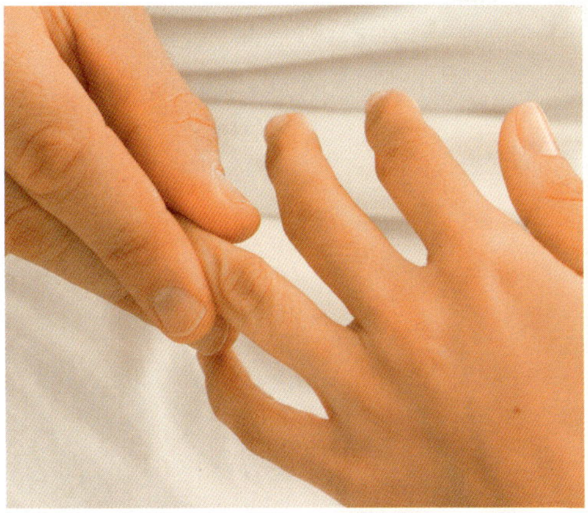

8 **Amassamento superficial dos dedos** Coloque o polegar e o indicador ao redor da base dos dedos do parceiro e aplique o amassamento, descendo pelas laterais do dedo até a ponta. Você pode fazer essa manobra com firmeza. Realize o amassamento, descendo em cada dedo da mão por vez, inclusive o polegar, soltando os dedos quando chegar à sua extremidade.

9 **Tração dos dedos** Segure um dos dedos do parceiro entre os seus, mantendo o indicador sobre a base do dedo e o polegar por baixo. Tracione lentamente por todo o comprimento do dedo, retirando seus dedos ao chegar à ponta. Amasse suavemente enquanto traciona para retirar qualquer tensão. Repita o movimento em um dedo por vez e, depois, mude sua posição para realizar toda a sequência na outra mão.

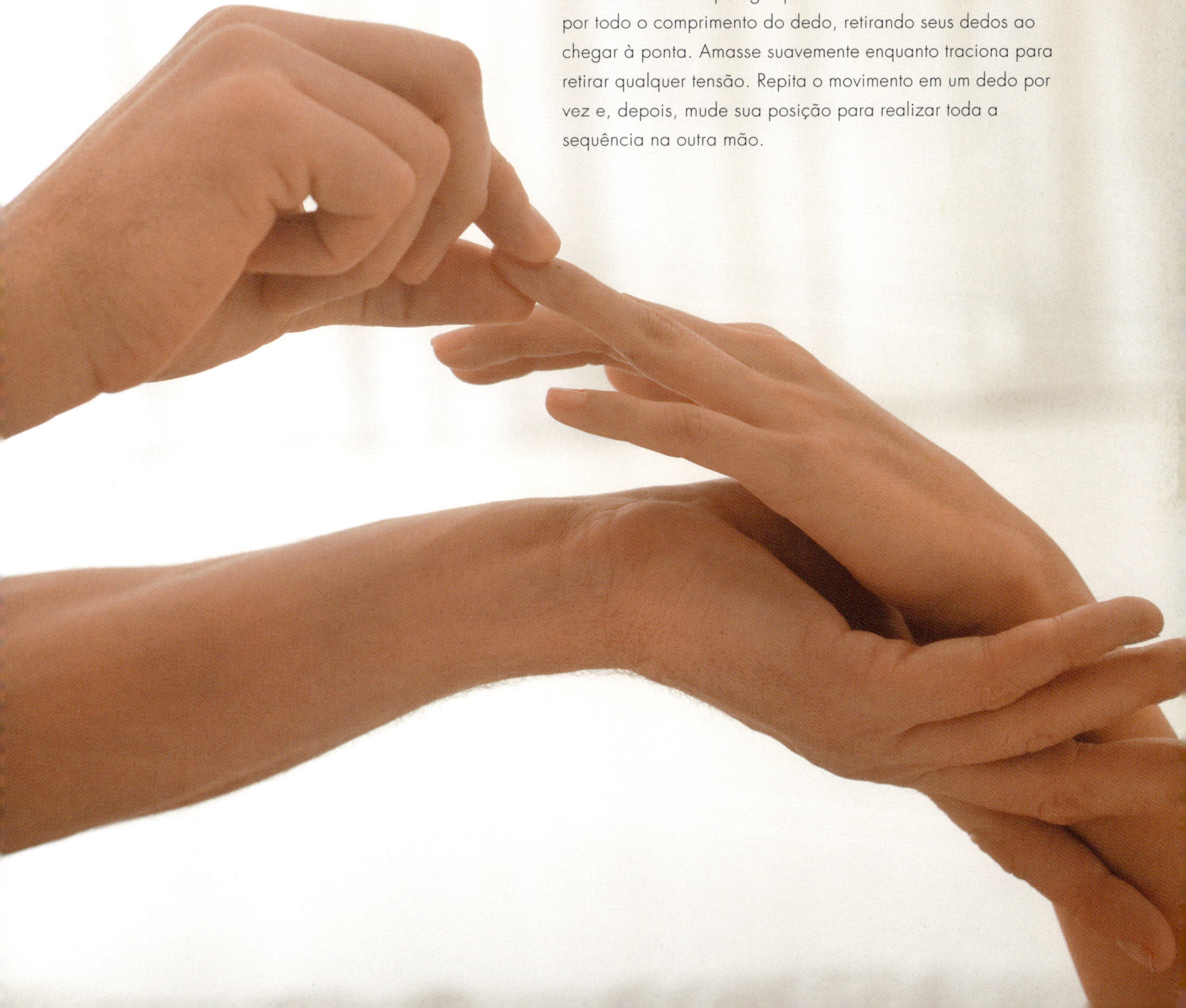

Tórax

Esta massagem lhe dá a oportunidade de eliminar a tensão da região superior do tórax, cuja causa está especialmente ligada aos efeitos do estresse. Se estiver massageando uma mulher, mantenha sua manobra na região mediana do tórax, entre os seios, ou na região das costelas, ao redor deles, mas nunca massageie os seios diretamente. Se estiver inseguro em relação a isso, faça movimentos precisos e confiantes, assegure-se do propósito de seus movimentos e, assim, sua parceira também conseguirá relaxar. A forma das costelas é ótima para movimentos que usam toda a mão e para moldar seus movimentos ao redor do corpo. Pressionar os ombros reforça a sensação de alongamento e promove o relaxamento total.

1 **Deslizamento superficial** Posicione-se diante da cabeça do parceiro. Esfregue um pouco de óleo entre suas mãos e coloque-as juntas na região superior do tórax do parceiro. Com os dedos apontando para baixo, deslize as mãos descendo pela região mediana do tórax até a base da caixa torácica, usando as pontas e todo o comprimento dos dedos.

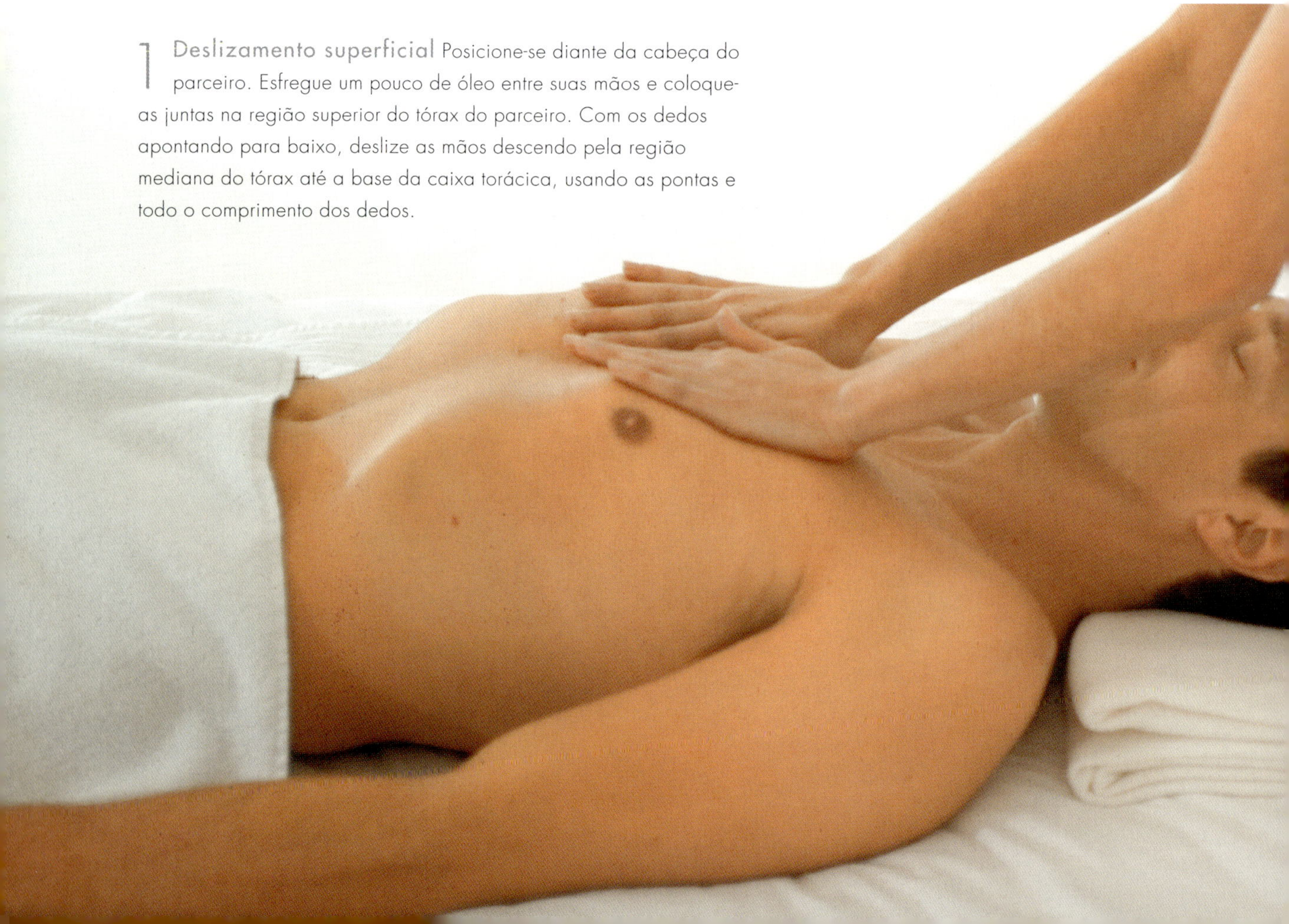

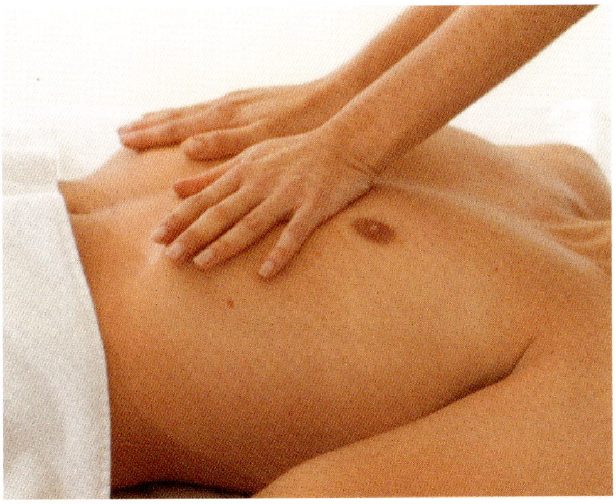

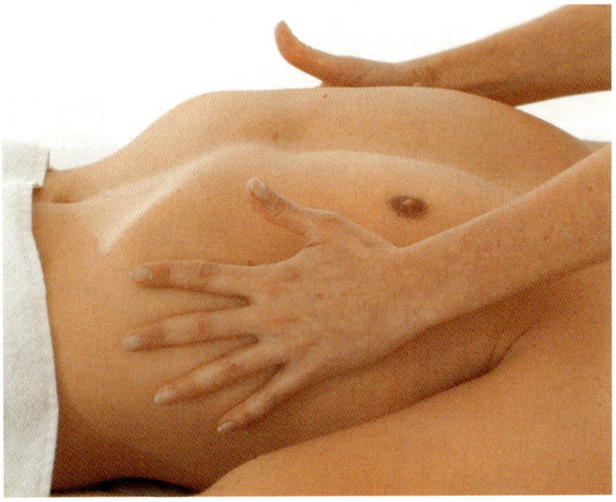

2 **Tração para cima** Coloque as mãos abertas sobre a porção mais inferior das costelas, com os dedos apontando para fora, e depois aproxime-as e suba pela região mediana do tórax até atingir a posição inicial do toque. Use pressão mais leve no movimento de retorno e termine usando as pontas dos dedos.

3 **Tração para cima** Repita o movimento de deslizamento superficial, descendo pela região mediana do tórax do parceiro, mas desta vez, no movimento de volta, estenda as mãos bem ao redor das costelas e tracione para cima as laterais do corpo do parceiro. Mantenha suas mãos apoiadas nas costelas, com os dedos abertos, e tracione com suavidade ao retornar à região superior do tórax.

4 **Pressionar os ombros para baixo** Ao retornar da manobra para cima, coloque as mãos na parte superior dos ombros do parceiro. Colocando-as firmemente sobre os ombros, pressione para baixo usando as palmas das mãos. Pressione-os com suavidade, até o ponto em que seja confortável para o parceiro – você ficará surpreso com a amplitude do movimento. Isso dará a ele uma ótima sensação de alongamento.

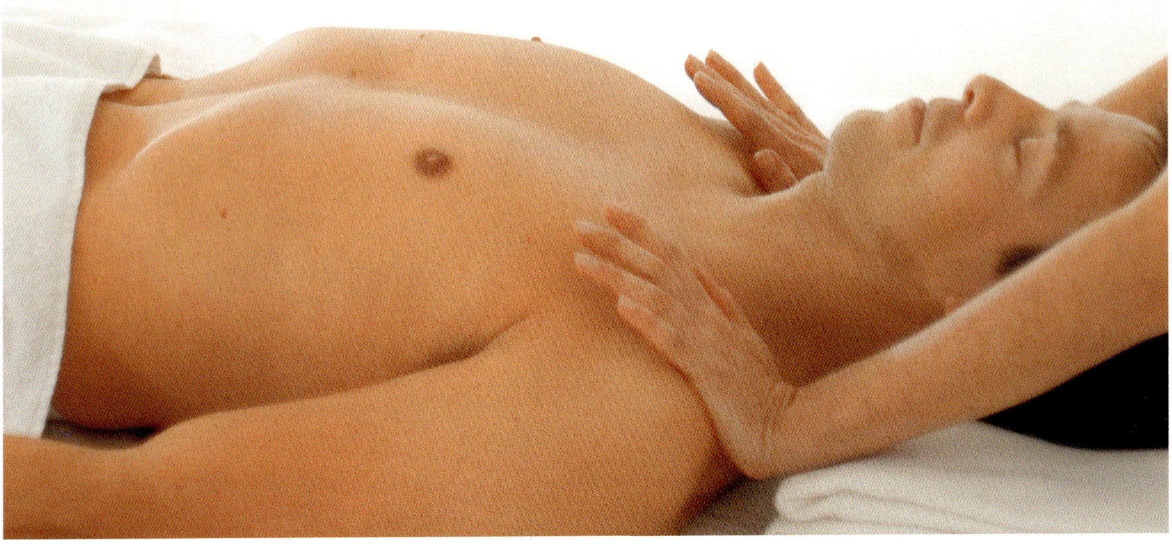

Abdome

A massagem do abdome é uma parte especial de qualquer massagem corporal. Essa é uma área vulnerável e macia para todos nós; por isso, qualquer toque aplicado poderá ter efeitos profundos. O principal é ser gentil e sensível e, mais do que em qualquer área manipulada na massagem corporal, pensar de modo positivo. Inclua o abdome em todas as massagens, pois o relaxamento dessa área tem um efeito direto sobre os músculos. Os movimentos sobre o abdome devem ser suaves e circulares e ser feitos com a palma das mãos. Mova-se no sentido horário de modo a seguir a direção do intestino grosso. O abdome estressa-se facilmente; assim, todas as manobras calmantes serão úteis. Seja sensível ao ciclo menstrual da parceira; não há problema algum em fazer massagem durante a menstruação, mas verifique se a área não está sensível demais para ser tocada.

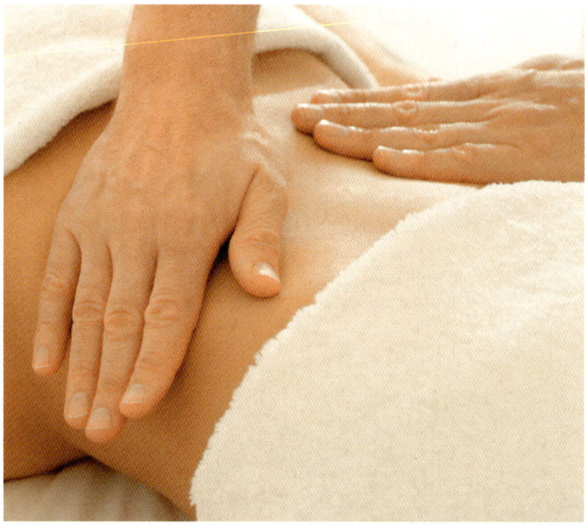

1 **Deslizamento superficial** Sente-se ao lado do parceiro. Esfregue um pouco de óleo em suas mãos e espalhe-o sobre o abdome dele com movimentos leves e lentos de deslizamento. Assegure-se de que suas mãos sempre se movimentem em sentido horário. Use toda a área de suas mãos, mantendo-as estendidas, e assegure-se de que os movimentos sejam sensíveis e delicados, a fim de ajudar o parceiro a relaxar.

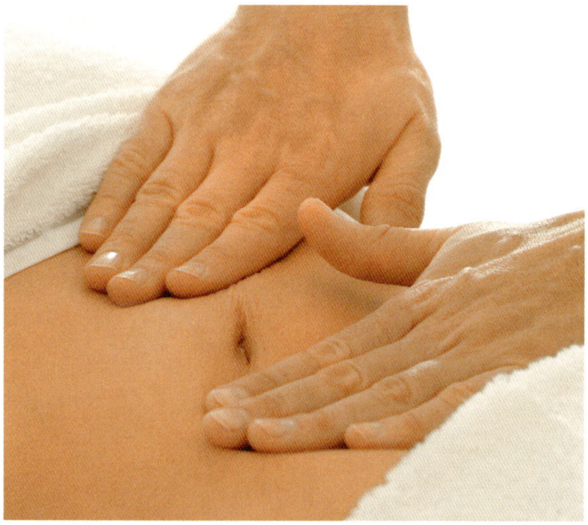

2 **Movimentos circulares** Com uma das mãos, comece a fazer movimentos circulares um pouco mais firmes sobre o abdome, ainda movendo-se em sentido horário. Faça um círculo amplo, incluindo o máximo de área possível dentro dos limites do quadril e da caixa torácica. Enquanto uma das mãos se movimenta, comece a fazer círculos suavemente com a outra mão

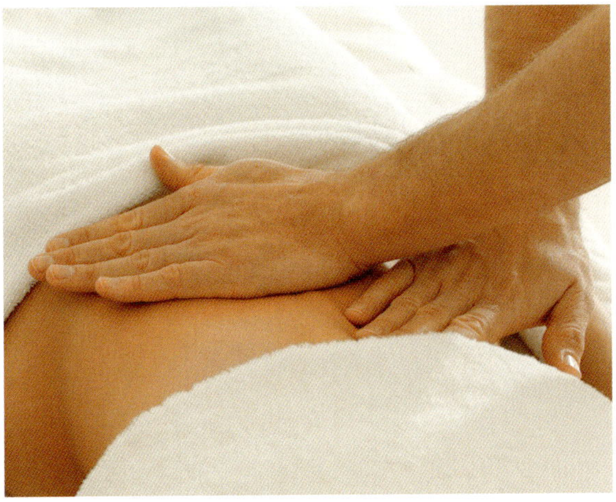

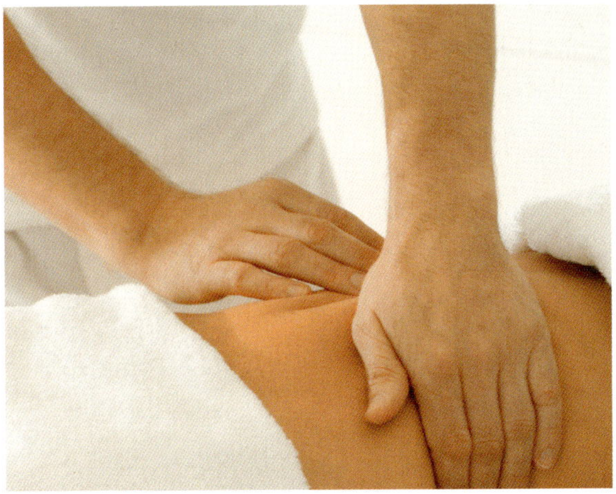

3 **Movimentos circulares** Conforme suas mãos continuam a fazer círculos, elas irão se cruzar naturalmente. Sempre mantenha uma delas em contato contínuo com o abdome e levante a outra quando ambas se cruzarem. Isso dá ao parceiro um senso de continuidade. Faça movimentos circulares várias vezes com as mãos suaves e estendidas.

4 **Tração** Incline-se e coloque uma das mãos sob o corpo do parceiro, logo acima do quadril. Puxe-a de volta, levantando o lado do parceiro em sua direção. Tracione alternadamente com cada uma das mãos, usando uma pressão razoável para que o corpo se movimente quando você fizer isso. Repita várias vezes dos dois lados, mudando de posição, se for preciso.

5 **Descansar** Coloque as duas mãos estendidas sobre o abdome do parceiro e simplesmente descanse. Ao fazer isso, sinta a energia que sai por suas mãos e mantenha pensamentos positivos, certificando-se de não colocar nenhum peso sobre o abdome. Esse movimento é muito poderoso e irá equilibrar a energia do parceiro.

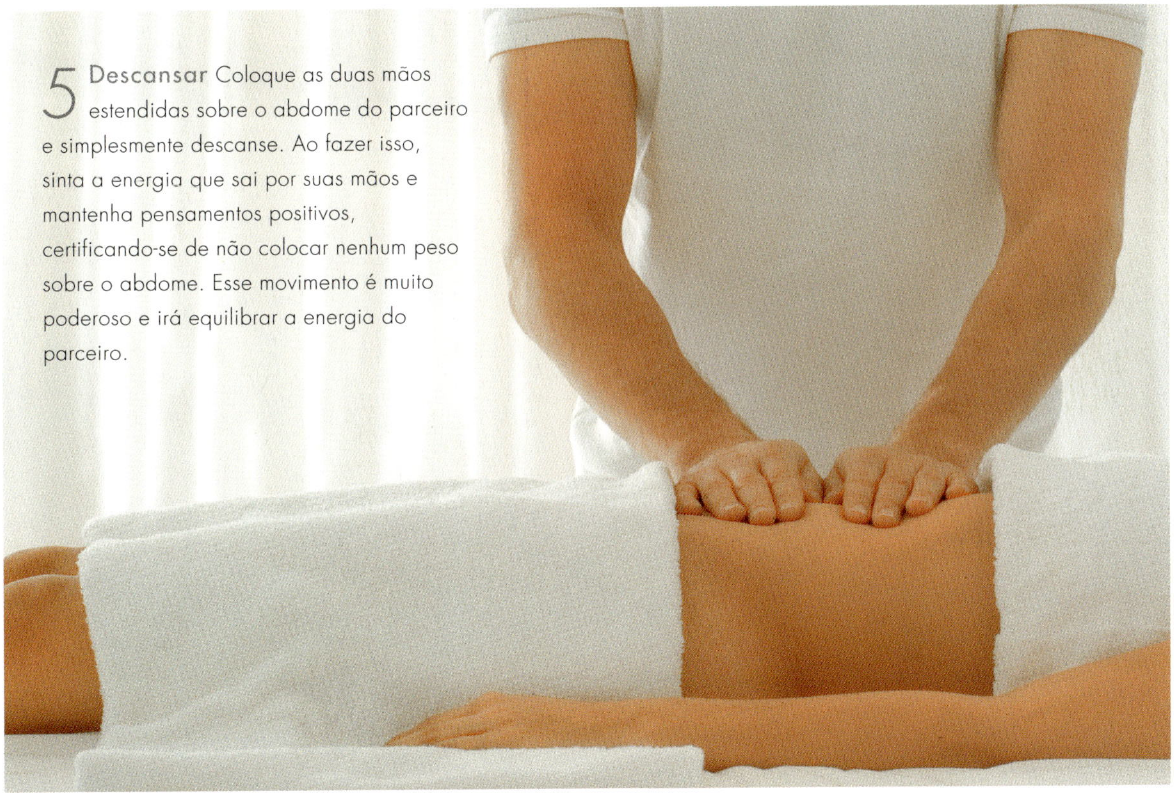

Região anterior dos membros inferiores

Esta parte final da massagem simples lhe dá a oportunidade de trabalhar novamente os membros inferiores. Nesse ponto você já cobriu todas as partes acessíveis do corpo do parceiro, da cabeça aos pés. A região anterior da coxa tem músculos fortes; por isso, mesmo que a massagem esteja chegando ao fim, o parceiro sentirá falta de algo se você se apressar. É importante ter certeza de que suas manobras se estendam por todo o comprimento dos membros inferiores e, em especial, incluam o quadril. Cada segundo que você gastar no trabalho dos músculos será profundamente apreciado, embora, ao mesmo tempo, haja muitas vezes tristeza por a massagem estar terminando. Certifique-se de dar tempo suficiente para a conclusão. Ela é tão importante como o início.

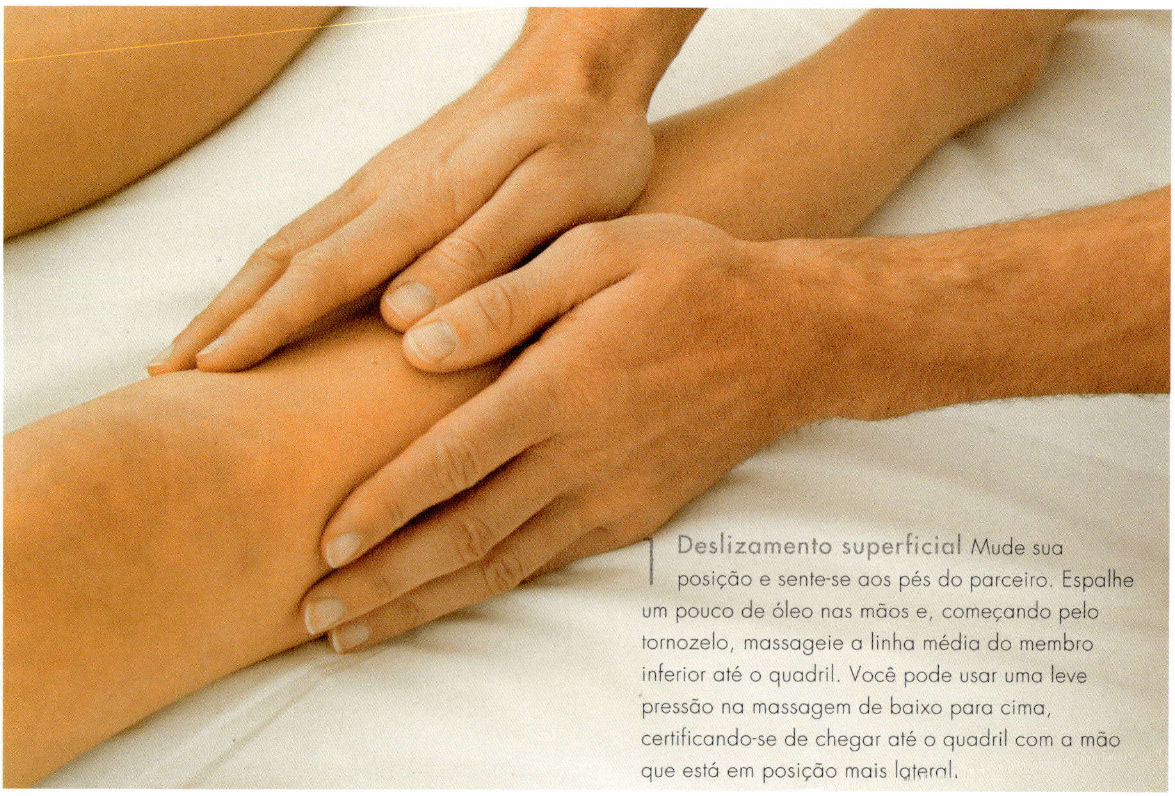

1 **Deslizamento superficial** Mude sua posição e sente-se aos pés do parceiro. Espalhe um pouco de óleo nas mãos e, começando pelo tornozelo, massageie a linha média do membro inferior até o quadril. Você pode usar uma leve pressão na massagem de baixo para cima, certificando-se de chegar até o quadril com a mão que está em posição mais lateral.

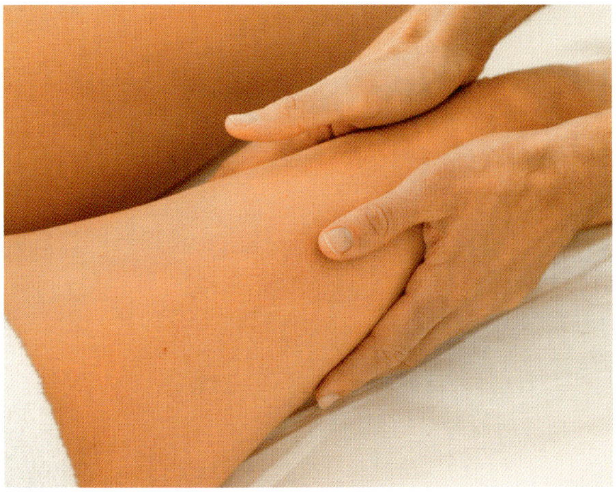

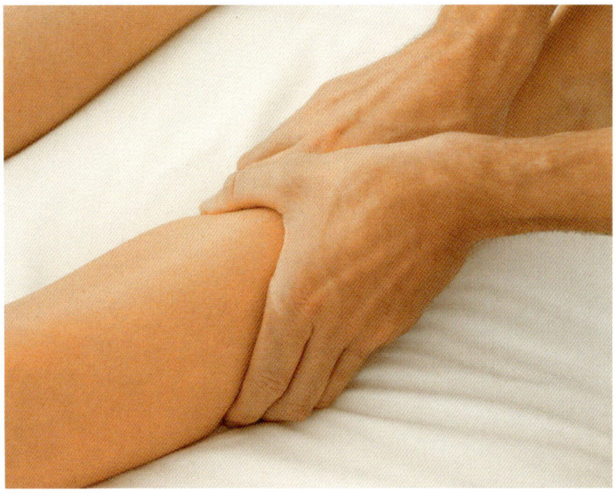

2 Deslizamento superficial Agora, traga suas mãos para baixo, pela lateral do membro inferior do parceiro, para completar a manobra de deslizamento superficial. Mantenha uma pressão leve e desça pelo membro, levantando os punhos de modo a usar as pontas dos dedos para massagear. Quando chegar ao pé, repita a manobra mais duas vezes.

3 Deslizamento profundo da panturrilha Coloque as mãos sobre a região anterior da perna do parceiro, logo acima do tornozelo, com os polegares de um lado e os dedos do outro. Comece a deslizar com uma pressão moderada, subindo pelos músculos da panturrilha, pressionando com os dedos e os polegares. Não aplique pressão direta na canela e diminua a pressão ao se aproximar do joelho.

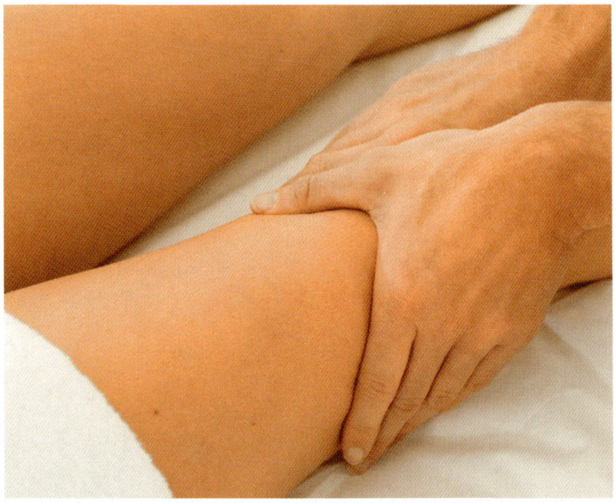

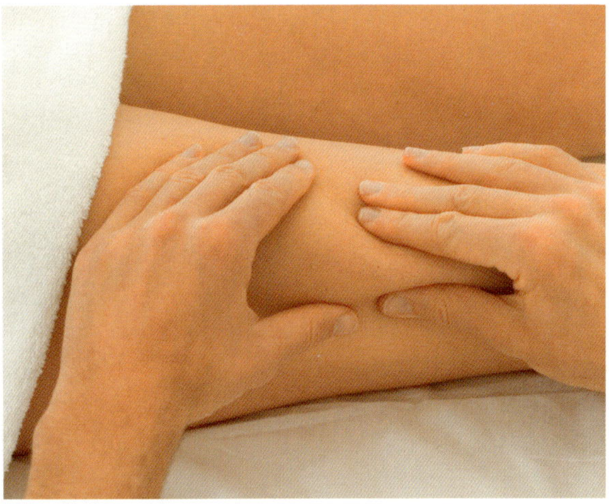

4 Deslizamento profundo da coxa Mude de posição para alcançar a coxa do parceiro e continue os movimentos de deslizamento profundo acima do joelho, com os polegares e dedos em lados opostos do membro inferior. Deslize subindo ao máximo pela coxa e, depois, finalize o movimento sobre o quadril. Repita a manobra quantas vezes for preciso.

5 Amassamento profundo da coxa Comece aplicando o amassamento na coxa de seu parceiro, atento a qualquer tensão nos músculos e desça novamente até chegar logo acima do joelho. Trabalhe sobre as regiões anterior e lateral da coxa, tomando o cuidado de não pressionar a região medial. Sente-se de frente para a lateral do corpo do parceiro e role os músculos com os dedos e os polegares, pressionando-os e depois rolando-os de volta em sua direção.

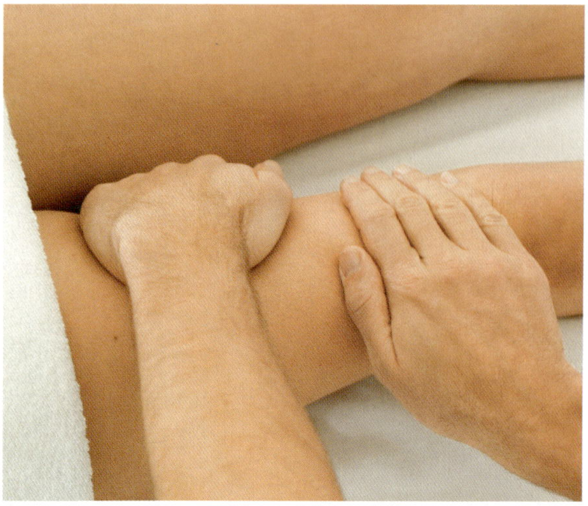

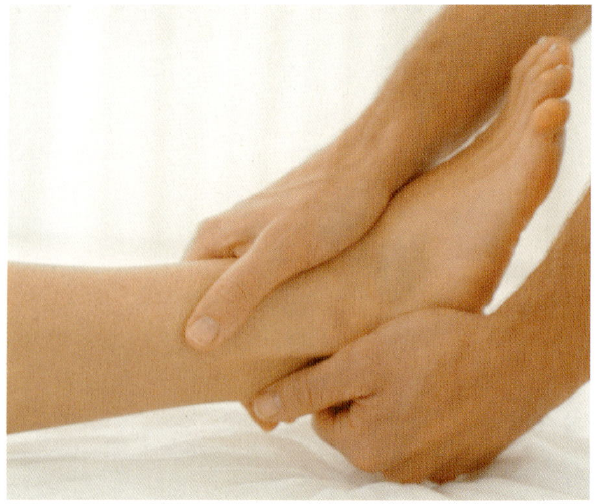

6 **Amassamento superficial da coxa** A seguir, comece a aplicar o amassamento superficial na parte mais superior da coxa e vá descendo pelo membro inferior do parceiro. Coloque as mãos em lados opostos da coxa e use uma pressão bem firme a fim de trazer a mão mais distante, que está sobre a parte superior da coxa, para sua direção, enquanto a mão mais próxima é levada para longe de você. Isso produz uma torção nos músculos.

7 **Alongamento do membro inferior** Mova-se para os pés do parceiro. Coloque uma mão por baixo do calcanhar e a outra sobre o dorso do pé. Levante o membro inferior levemente e tracione-o devagar em sua direção. Este deve ser um alongamento confortável para o parceiro. A mão inferior é que traciona enquanto a mão superior apenas apoia.

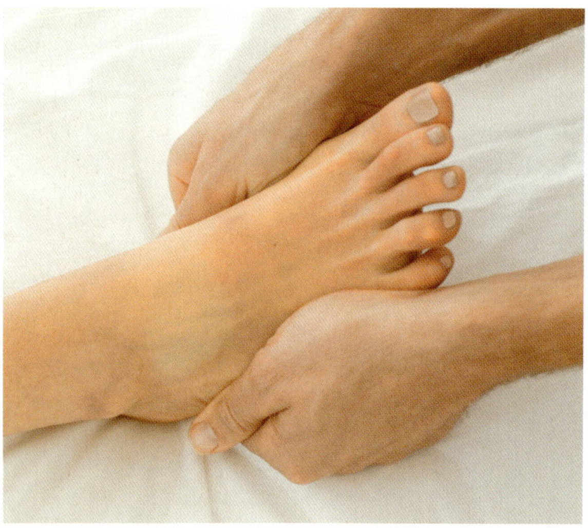

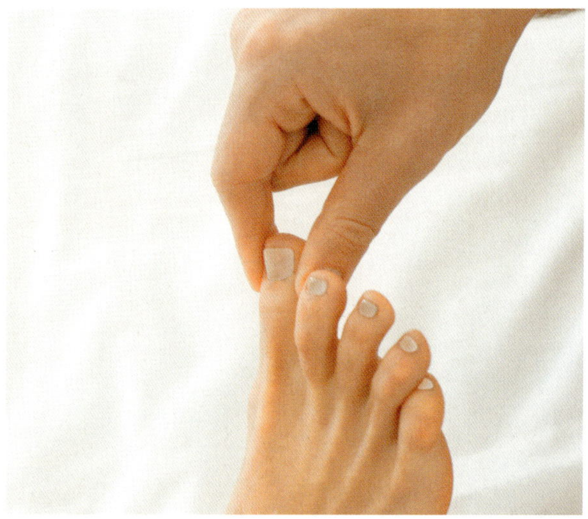

8 **Abertura do pé** Coloque os dedos em concha por baixo do pé do parceiro e ponha os polegares estendidos sobre o dorso do pé. Afaste suas mãos para as laterais do pé, pressionando principalmente com a base dos polegares. Você pode fazer esse movimento várias vezes, mantendo a pressão acima dos dedos do pé.

9 **Tração dos dedos do pé** Segure o dedo do pé do parceiro entre o seu polegar e o indicador. Torça suavemente a lateral do dedo em sua direção, tracionando-o conforme continua o movimento, até alcançar o final do dedo. Tracione lentamente um dedo por vez, mantendo uma pressão firme se o parceiro sentir cócegas. Esse movimento traz uma sensação deliciosa.

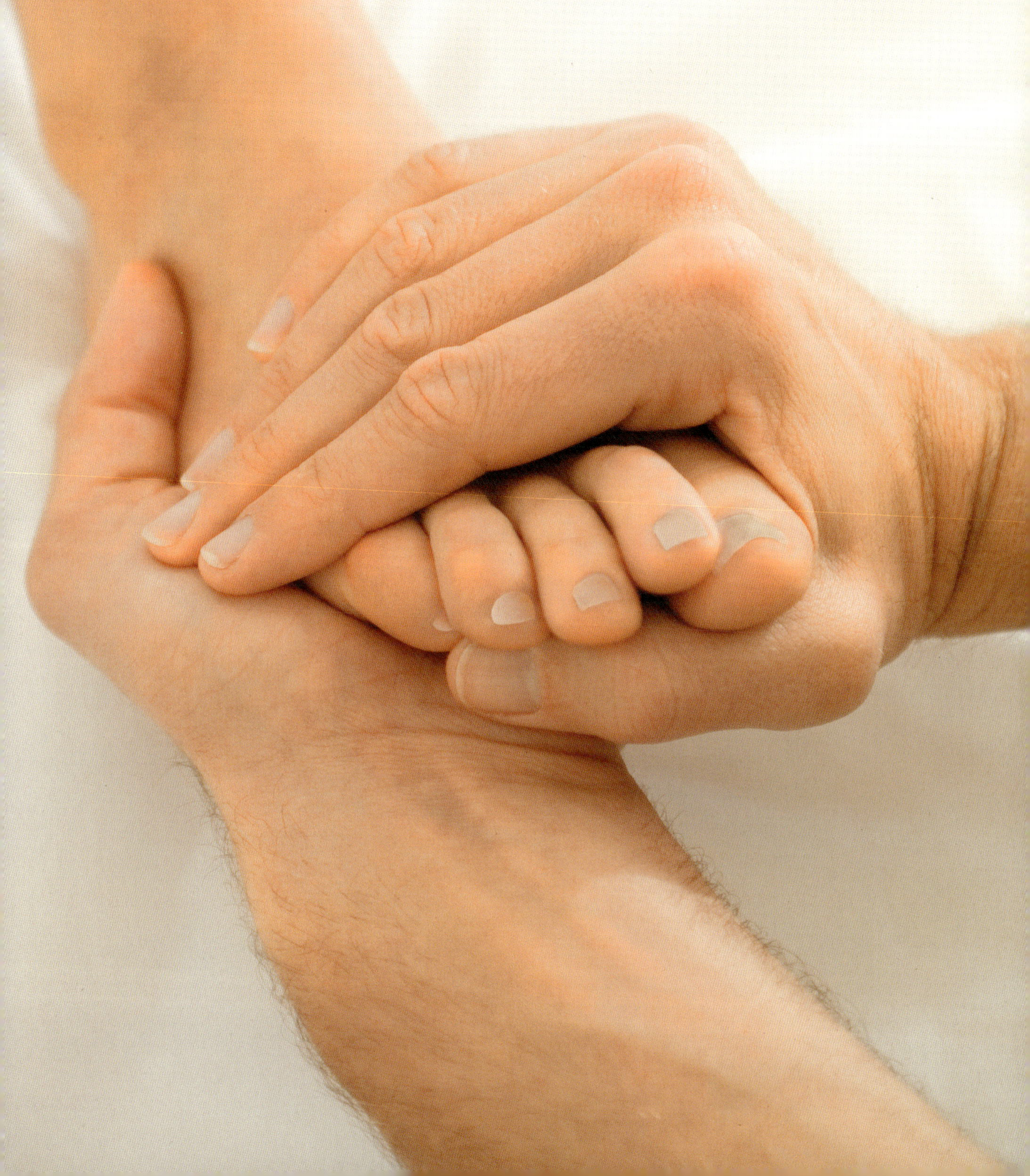

10 **Descansar** Envolva suavemente o pé do parceiro com suas mãos e segure-o por um momento. Sinta a energia saindo de suas mãos. Realize uma conclusão suave, mas precisa, antes de repetir a mesma sequência no outro membro.

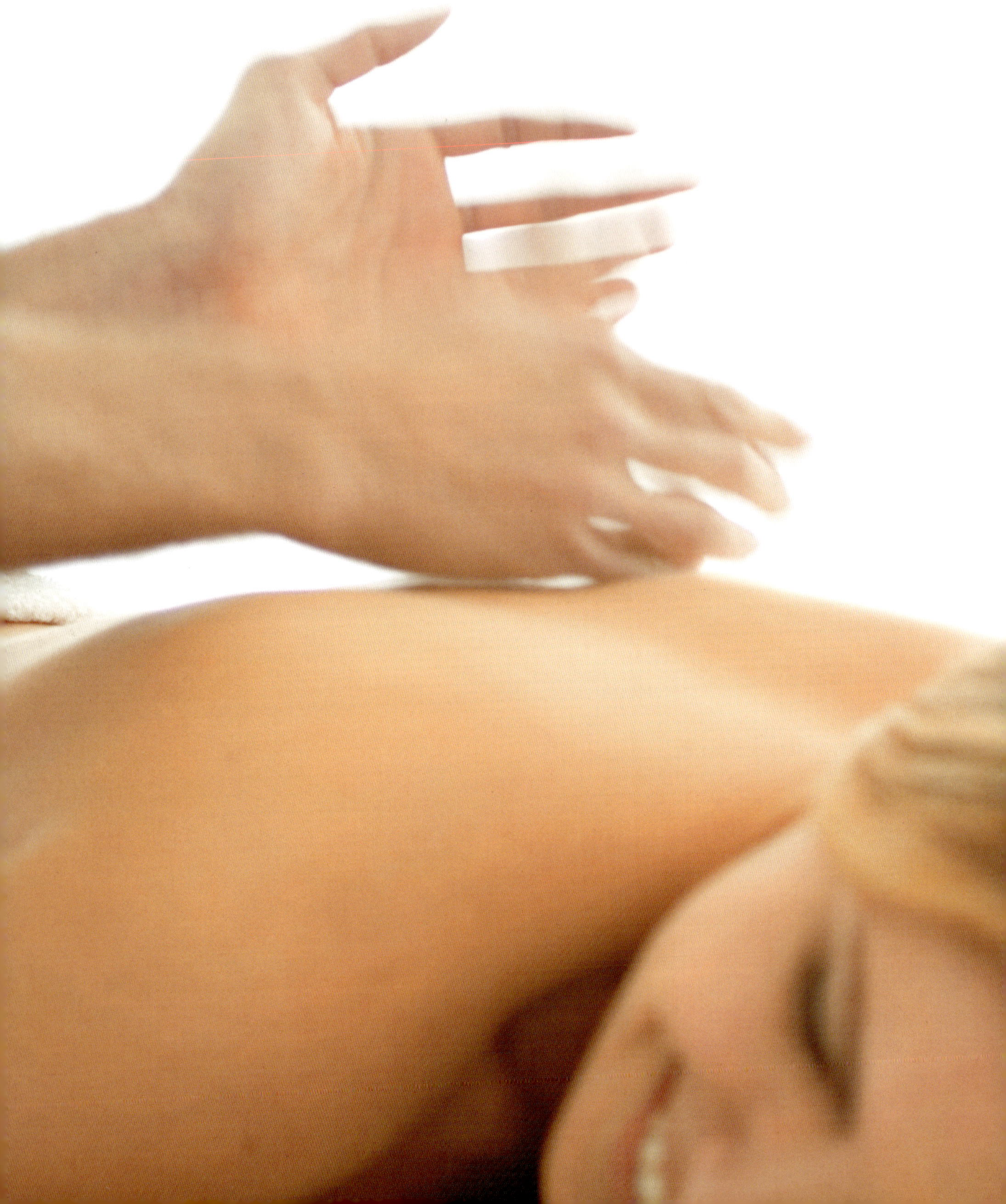

Técnicas adicionais

As técnicas incluídas na seção a seguir ampliam seu alcance e complementam aquelas que você já aprendeu. Elas requerem maior familiaridade com o corpo, com a prática da massagem e maior precisão. Também exigem mais sensibilidade. Mais uma vez, a melhor forma de aprender os toques é experimentá-los em diversas partes do corpo e obter muito *feedback*. Peça também a seu parceiro que os aplique em você, pois esse é um ótimo modo de aprender. As técnicas podem ser acrescentadas às massagens que você já conhece e usadas para trabalhar áreas ou problemas específicos.

Como sempre, preste atenção em seu próprio corpo ao massagear, em especial à posição das suas costas.

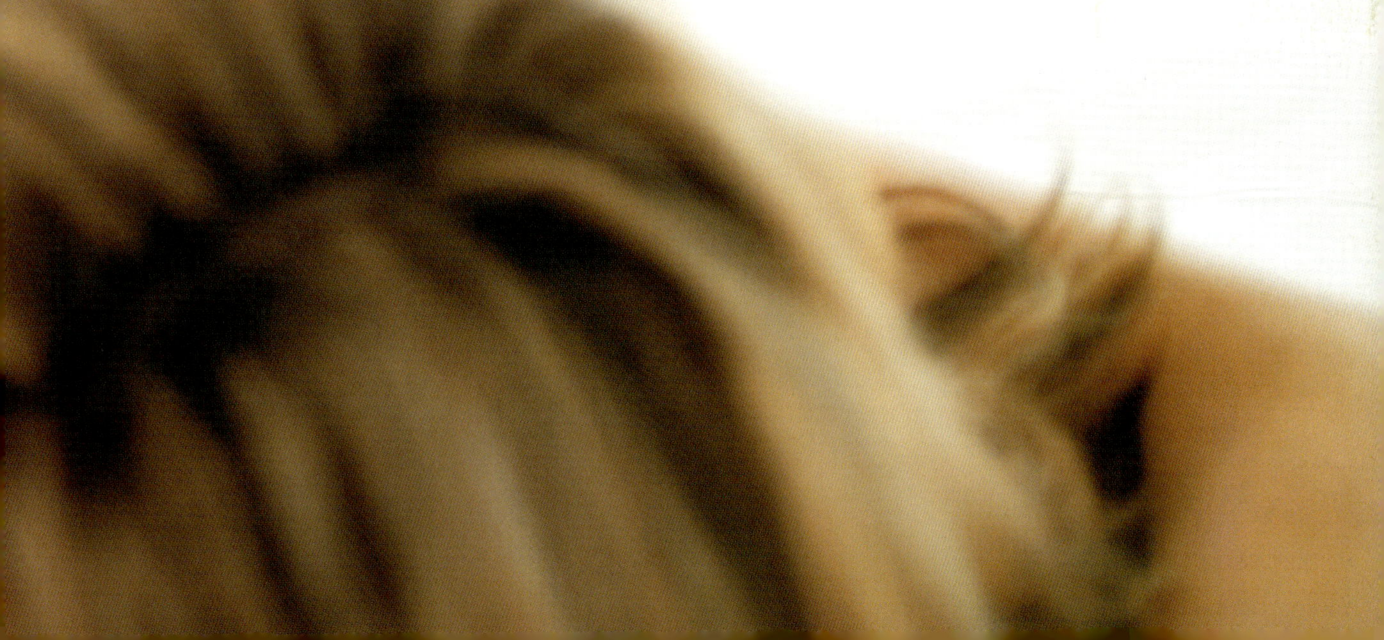

Rolar com o polegar

O movimento de rolar com o polegar usa os polegares em sua extensão, pressionando-os com a polpa e as laterais. Descanse os dedos de modo suave sobre o corpo ou mantenha as mãos um pouco afastadas e role os polegares alternadamente de modo que os movimentos sejam feitos um após o outro, criando uma onda de movimento. O movimento de rolar é feito para cobrir uma área específica, como os pés, ou para seguir o comprimento de uma faixa muscular, como ao longo dos eretores da coluna. Esse toque é usado depois de movimentos firmes e relaxantes, para soltar e dispersar a tensão, ou para conectar uma área do corpo a outra, como nas regiões superior e inferior das costas. Em geral é feito longe do centro do corpo ou para rolar da base à ponta, por exemplo, sobre o nariz. É seguido por movimentos suaves e calmantes.

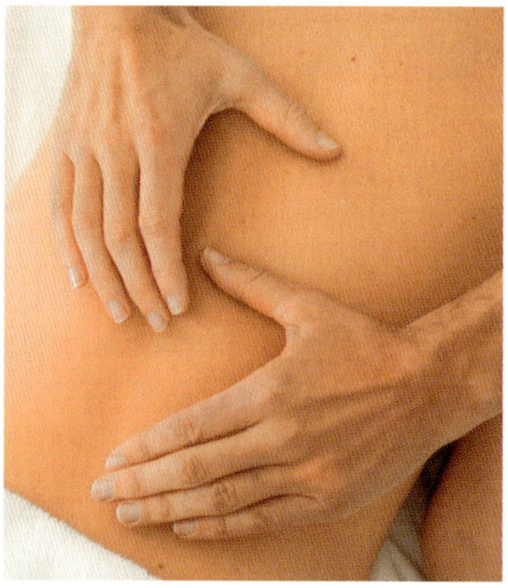

Coluna Comece na região superior das costas, colocando um dos polegares esticado sobre a faixa muscular lateral à coluna. Agora, role para baixo, empurrando os músculos para longe de você. Levante o polegar levemente e continue rolando com o outro, iniciando os movimentos cada vez um pouco mais abaixo. Continue descendo pelas costas.

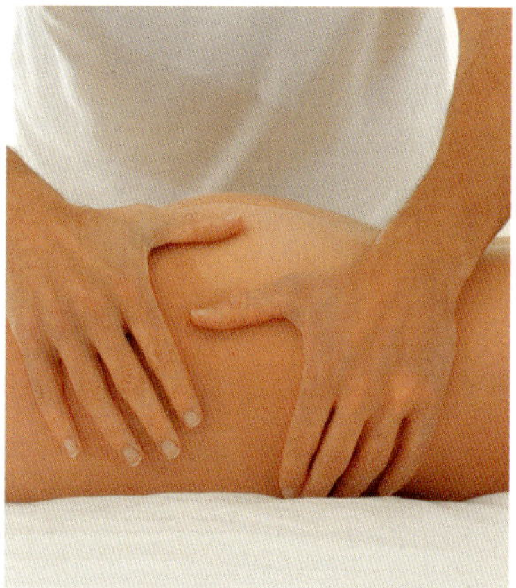

Nádegas Posicione-se ao lado do parceiro. Incline-se sobre ele e role com um polegar na diagonal, transversalmente às nádegas. Comece do lado do sacro (o triângulo ósseo na base da coluna) e trabalhe na direção do quadril. Role alternadamente com os polegares, fazendo movimentos curtos. Repita o toque desde o início por várias vezes.

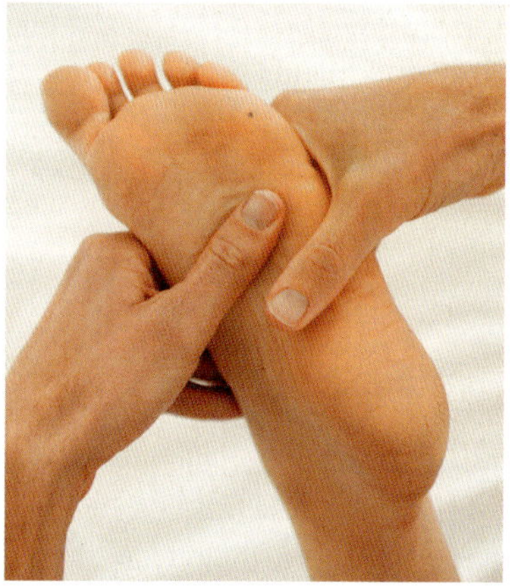

Solas dos pés Posicione-se aos pés do seu parceiro. Sustente o pé dele por baixo com seus dedos e coloque os polegares sobre a sola do pé. Role um dos polegares esticado desde o calcanhar até os dedos e depois role na mesma direção com o outro polegar. Cubra o máximo da sola do pé que puder. Seja suave na região do arco do pé e continue o toque até os dedos.

Movimentos circulares com o polegar

Para fazer movimentos circulares, use a polpa dos polegares. O movimento circular pode ser feito em um lugar determinado, com os polegares fazendo círculos alternadamente, ou o movimento pode se deslocar, com os dois fazendo círculos em uma área ou ao redor dela. Em ambos os casos, pressione e faça círculos lentos com a polpa do polegar. O movimento circular é feito sobre áreas macias — em vez de áreas mais musculosas — nas quais você pressiona sobre o osso (como mãos e pés), ao longo da coluna ou ao redor das articulações (como os punhos). Ele pode ser usado para liberar a tensão de áreas pequenas e específicas de músculo ou, de um modo mais geral, para dispersar a tensão depois de realizar o trabalho de liberação. Os movimentos circulares também podem ser usados para liberar a tensão sobre as articulações e ao redor delas.

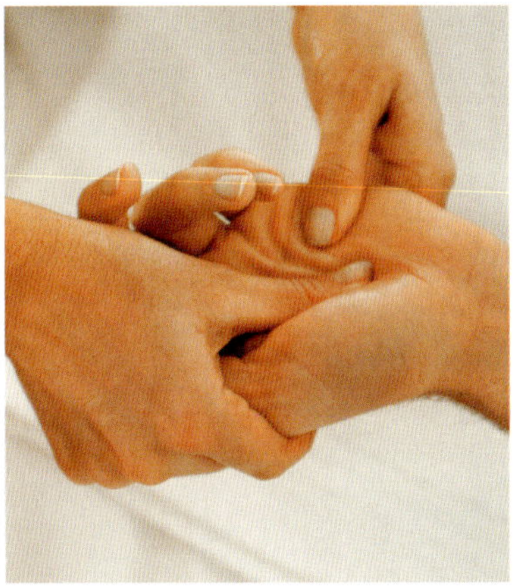

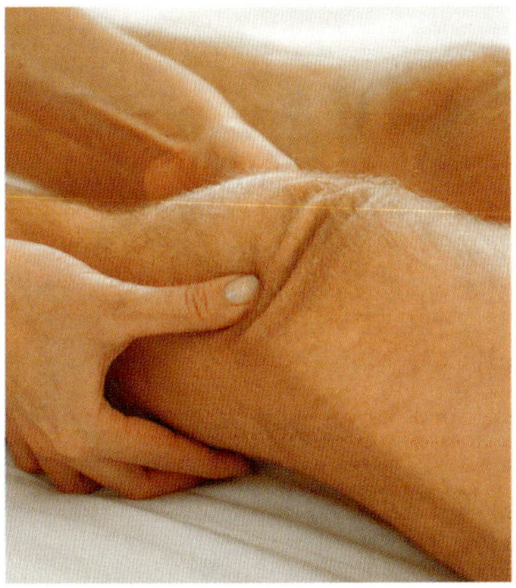

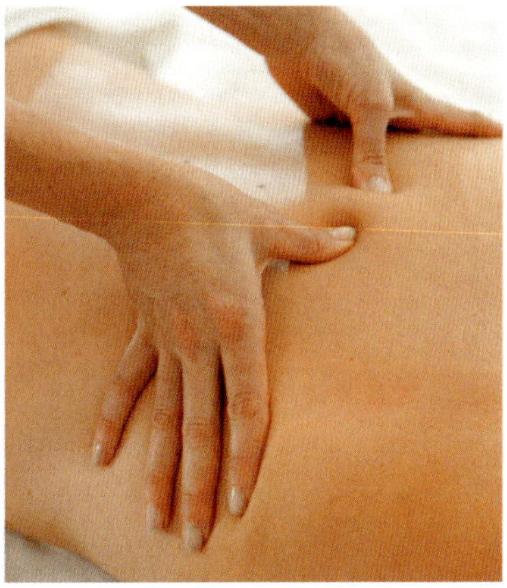

Palmas das mãos Sustente a mão do parceiro com seus dedos. Coloque a polpa do seu polegar sobre a palma da mão dele, pressione para baixo e faça círculos para fora. Então, faça círculos também para fora com o outro polegar. Trabalhe sobre toda a palma da mão usando os polegares alternadamente, fazendo círculos amplos. Inclua a base dos dedos e a base da mão, próxima ao punho.

Joelhos Posicione-se aos pés do parceiro. Sustente o joelho por baixo, com seus dedos. Coloque os polegares no ápice da patela e, ao mesmo tempo, faça círculos para fora. Ao fazer os círculos, desloque os polegares mais ao redor da patela, continuando o movimento circular até que eles se encontrem na base. Mantenha os polegares bem perto dela enquanto faz os círculos, pressionando na direção do joelho.

Coluna Posicione-se de modo a alcançar todo o comprimento da coluna de seu parceiro. Comece na região lombar, colocando os polegares sobre as faixas musculares ao lado da coluna, conhecidas como músculos eretores da coluna. Faça círculos para fora com os polegares e desloque-se subindo sobre as faixas. Continue fazendo círculos até chegar à parte superior da coluna, massageando os músculos para cima e para fora. Concentre-se nos pontos tensos que perceber.

Fricção

A fricção é outro tipo de movimento circular, desta vez feito com as polpas e as pontas dos dedos. A fricção é um toque de pressão profunda. O movimento em círculos pequenos é realizado enquanto se pressiona um ponto específico, sem deslocamento sobre a pele, como um modo de aplicar mais pressão. O movimento é muito preciso e é aplicado sobre uma área muscular especialmente tensa, como a dos eretores da coluna, ou sobre uma articulação ou ao redor dela. A pressão precisa ser ajustada à área em que você estiver trabalhando e pode ser muito suave, se necessário. A fricção é um modo efetivo de liberação, mas só é aplicada moderadamente em áreas nas quais a liberação profunda será benéfica. Além do movimento circular, pode-se usar uma vibração suave.

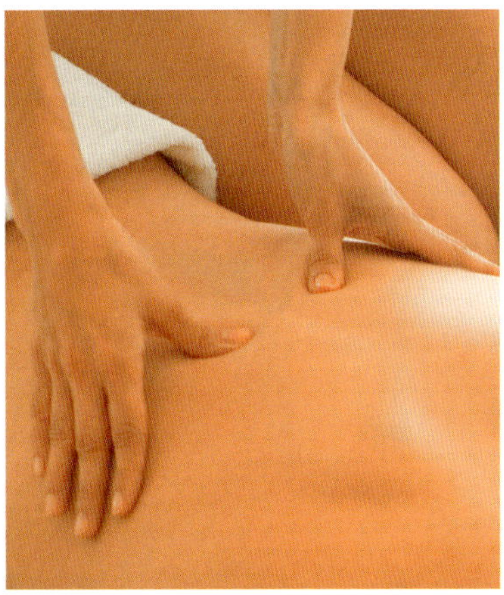

Coluna Coloque os dois polegares sobre os músculos eretores da coluna onde você sentir uma tensão específica. Aplique pressão sobre os músculos e, ao mesmo tempo, faça um leve movimento circular no local, mantendo-a. Continue por alguns momentos, verificando com o parceiro se a pressão está confortável, e depois solte. Isso irá ajudar a relaxar os músculos diretamente sob seus polegares.

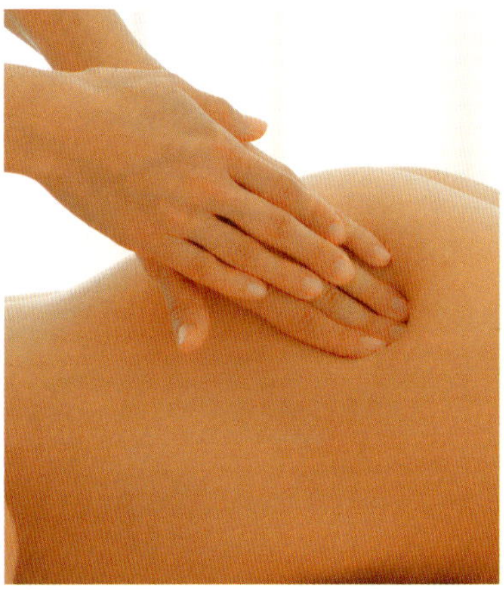

Quadril Coloque as pontas dos dedos sobre a articulação do quadril e depois pressione em diagonal na direção dela. Para uma penetração mais profunda, faça círculos no local com os dedos, enquanto pressiona (como o quadril é bem profundo, você não conseguirá atingir a articulação). Esse movimento ajuda a diminuir qualquer tensão que possa estar retida no tecido mole circundante.

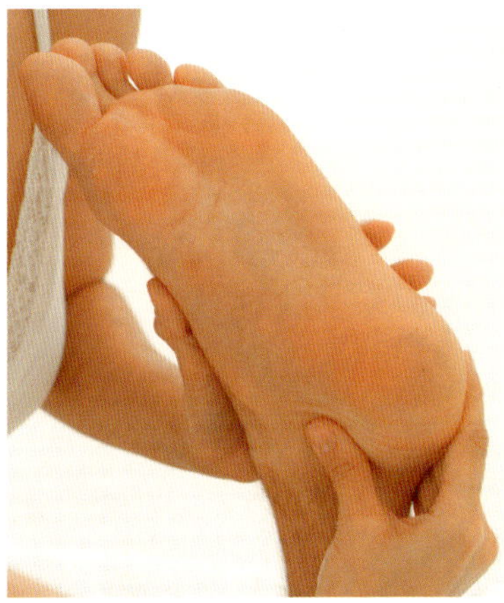

Tornozelo Posicione-se aos pés do parceiro. Com uma das mãos sustentando o pé, use o polegar da outra mão para pressionar ao redor da articulação do tornozelo. Use a polpa do polegar para pressionar em diagonal na direção da articulação, levemente realizando círculos ao fazer isso. Verifique com o parceiro se a pressão está confortável. Trabalhe em toda a superfície medial e lateral do tornozelo, mantendo a pressão próxima da articulação.

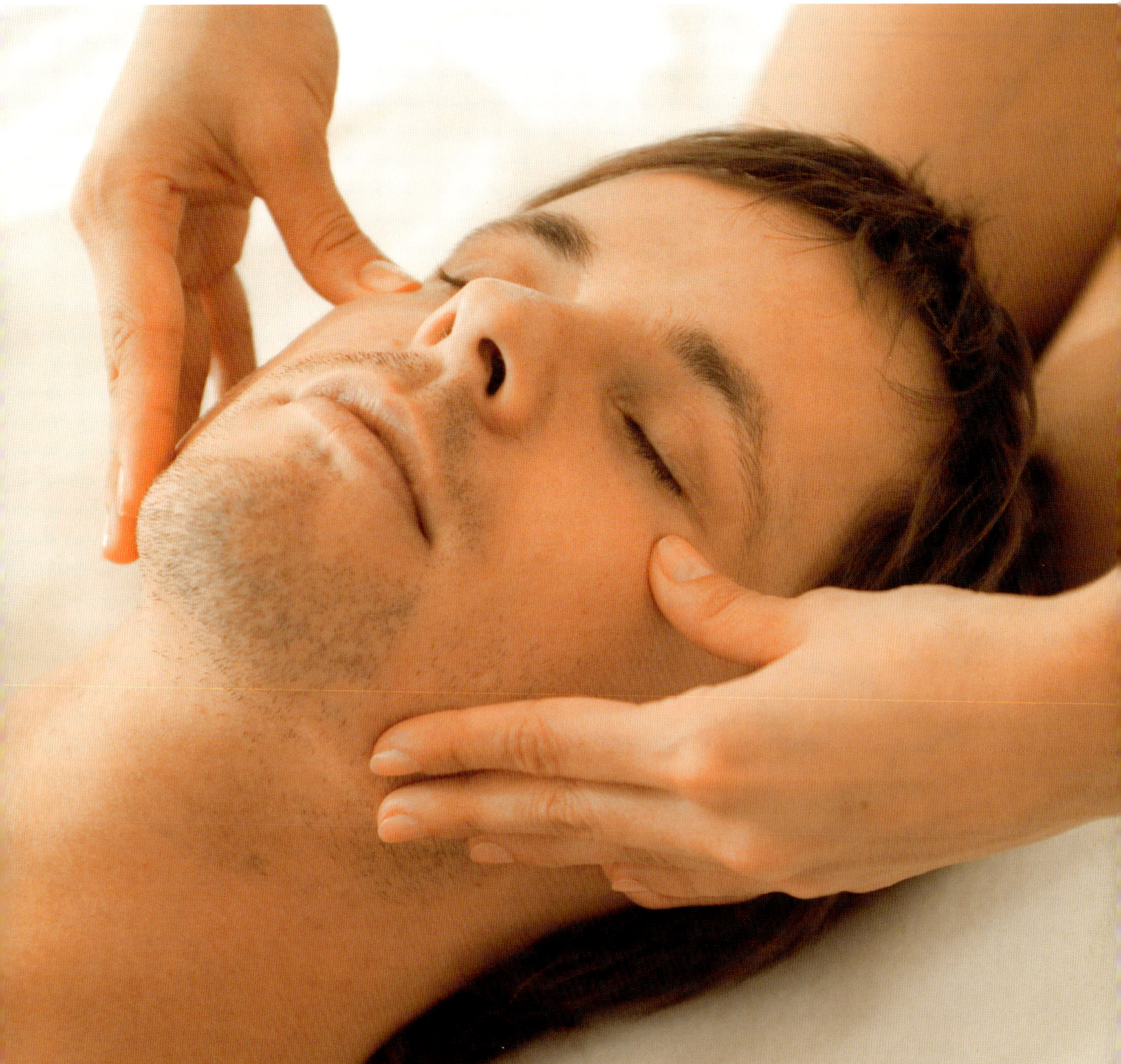

Órbitas oculares Coloque as polpas dos polegares sobre o tecido mole embaixo das órbitas oculares. Usando uma pressão leve, faça movimentos circulares bem pequenos, pressionando para dentro. Você pode aplicar uma leve vibração ao mesmo tempo. Trabalhe sob a órbita ocular em direção ao nariz, mantendo os movimentos pequenos e precisos. Evite pressionar o tecido delicado sob os olhos.

Pressão com a base da mão

Usar a porção mais muscular da mão (próxima ao punho) é um modo de aumentar a pressão sobre áreas musculares extensas ou tensas. Em vez de usar os dedos, os punhos são inclinados para trás a fim de aplicar a pressão com essa porção das mãos, o que torna possível utilizar mais seu peso corporal. A base das mãos pode ampliar os movimentos de deslizamento profundo ou ser usada para pressionar mais uma área específica, por exemplo, as nádegas. O uso dessa parte das mãos permite um maior aprofundamento, especialmente se o toque for aplicado em movimento constante sobre os músculos. Nos membros, esse toque sempre é feito ao se mover para o centro do corpo e nunca durante a descida. Ao aplicar pressão, realize movimentos de intensidade moderada sobre os músculos, lembrando de aplicar toques mais leves ao se aproximar das articulações.

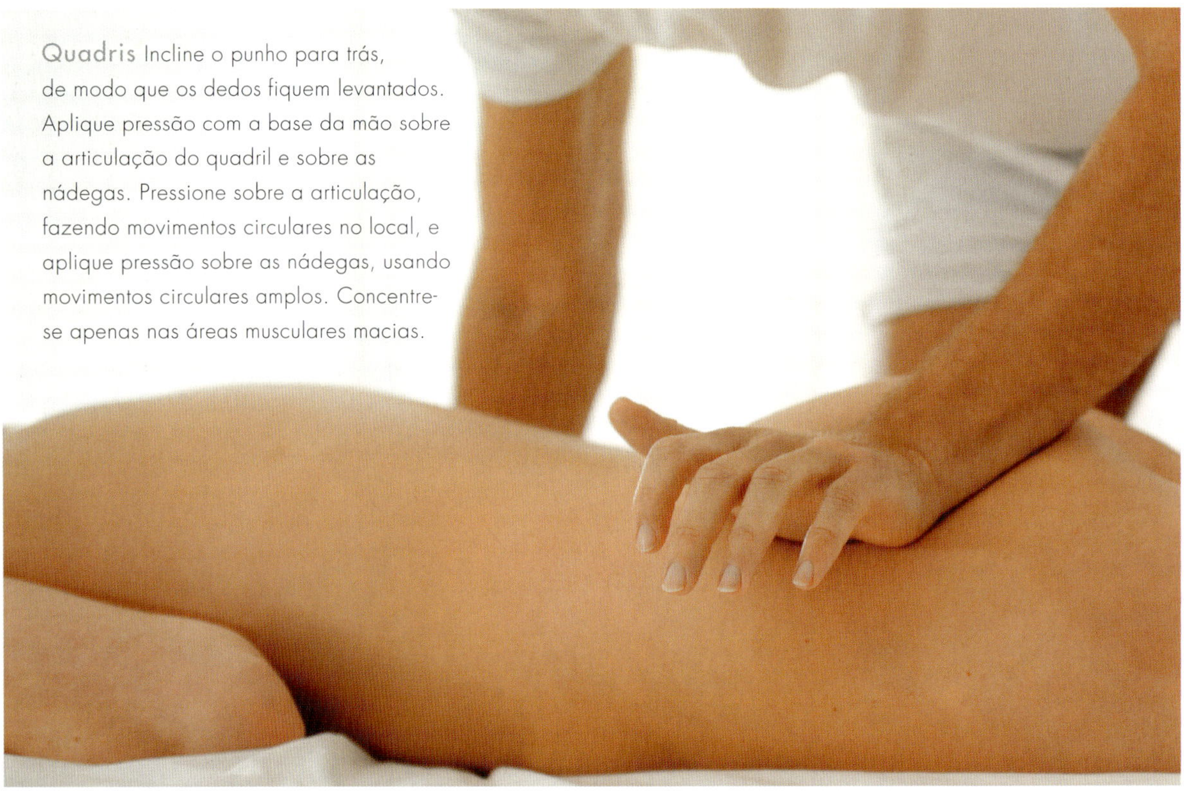

Quadris Incline o punho para trás, de modo que os dedos fiquem levantados. Aplique pressão com a base da mão sobre a articulação do quadril e sobre as nádegas. Pressione sobre a articulação, fazendo movimentos circulares no local, e aplique pressão sobre as nádegas, usando movimentos circulares amplos. Concentre-se apenas nas áreas musculares macias.

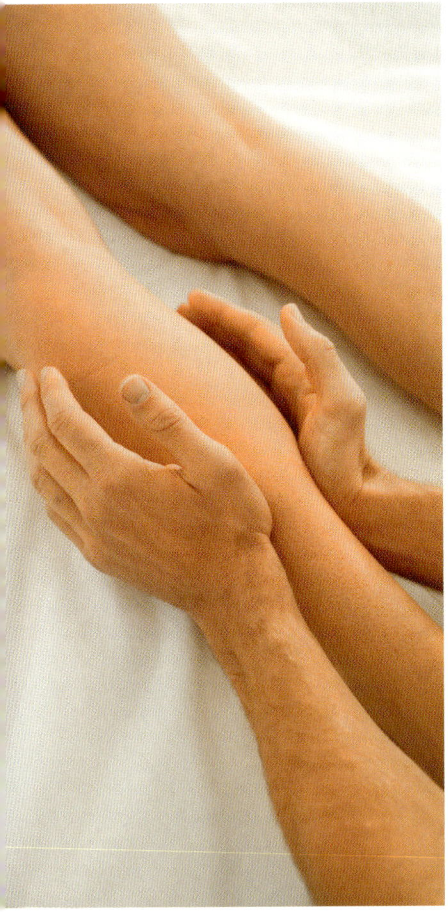

Panturrilhas Coloque as mãos uma de cada lado da perna, logo abaixo da panturrilha. Incline os punhos, para que as bases das mãos pressionem para dentro, uma em direção à outra, e deslizem com intensidade moderada, subindo pelos músculos da panturrilha. Aplique pressão em direção ao centro. Trabalhe em faixas sobre a panturrilha, sempre diminuindo a pressão ao se aproximar do joelho.

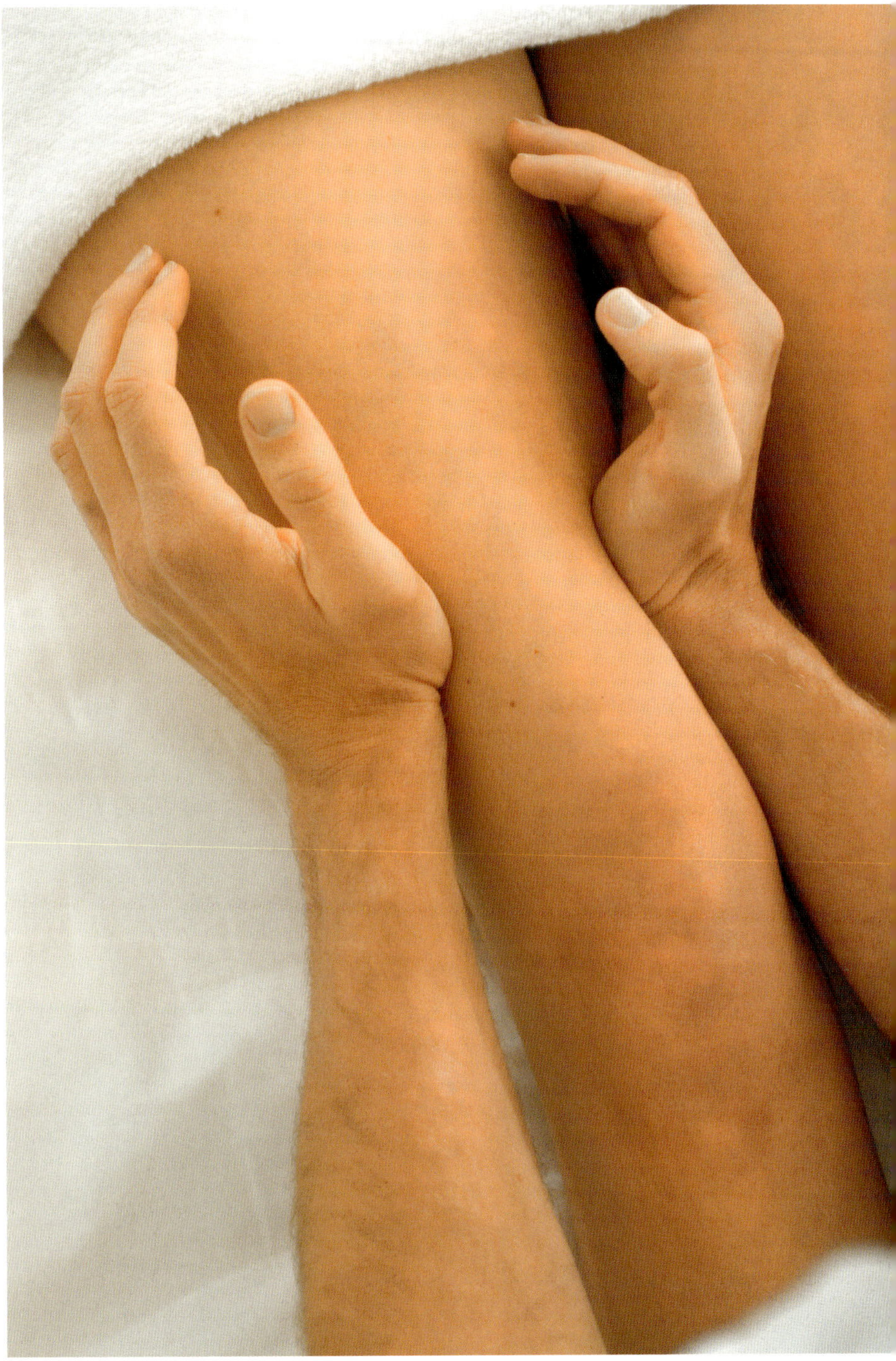

Coxas Posicione as mãos sobre os músculos da coxa, logo acima do joelho. Usando o peso de seu corpo, empurre para cima, sobre os músculos, com a base das mãos pressionando para dentro, em direção à região mediana do membro inferior. Evite pressionar as regiões superior e medial da coxa , e arredonde seus movimentos sobre o quadril. Mais uma vez, trabalhe em faixas sobre os músculos.

Balanço

O balanço é um movimento suave que pode ser feito depois de você terminar de trabalhar uma área específica do corpo, para completar uma massagem ou, em alguns casos, para deixar uma área mais "solta" antes de outras manobras, se o parceiro estiver especialmente tenso. Colocando as mãos uma de cada lado do corpo, empurre-as alternadamente em direção ao centro, de modo que o corpo do parceiro balance com o toque. Além de ser divertido, o balanço adiciona uma sensação de liberdade e de movimento, ao mesmo tempo em que relaxa os músculos e solta as articulações. Você pode balançar um membro por vez, colocar as mãos em níveis diferentes do corpo, e balançar ambos enquanto sobe e desce. O parceiro deve se entregar totalmente ao movimento de balanço, que é calmante e não vigoroso. Sempre termine o balanço descendo pelo corpo.

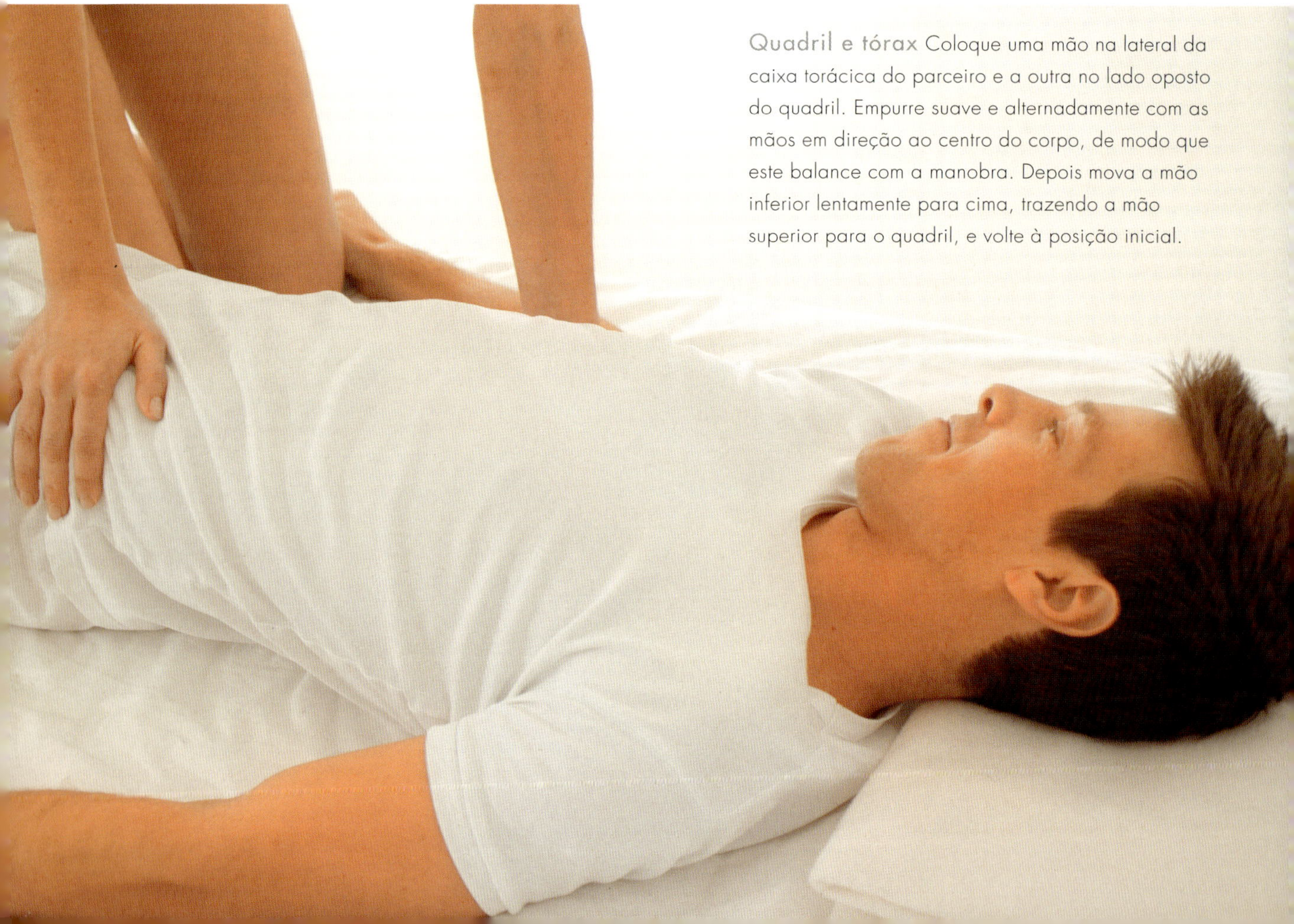

Quadril e tórax Coloque uma mão na lateral da caixa torácica do parceiro e a outra no lado oposto do quadril. Empurre suave e alternadamente com as mãos em direção ao centro do corpo, de modo que este balance com a manobra. Depois mova a mão inferior lentamente para cima, trazendo a mão superior para o quadril, e volte à posição inicial.

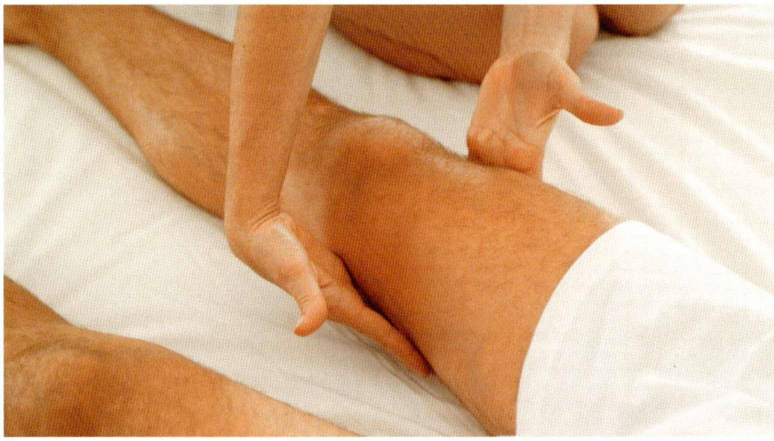

Membros inferiores Posicione as duas mãos na parte superior do membro inferior, cada uma de um lado da coxa. Empurre suavemente as mãos uma em direção à outra, movendo-as simultaneamente pela lateral do membro até chegar ao pé. Os movimentos das mãos devem ser muito pequenos nesse ponto. Volte à parte superior da coxa e depois repita o movimento de balançar mais uma vez.

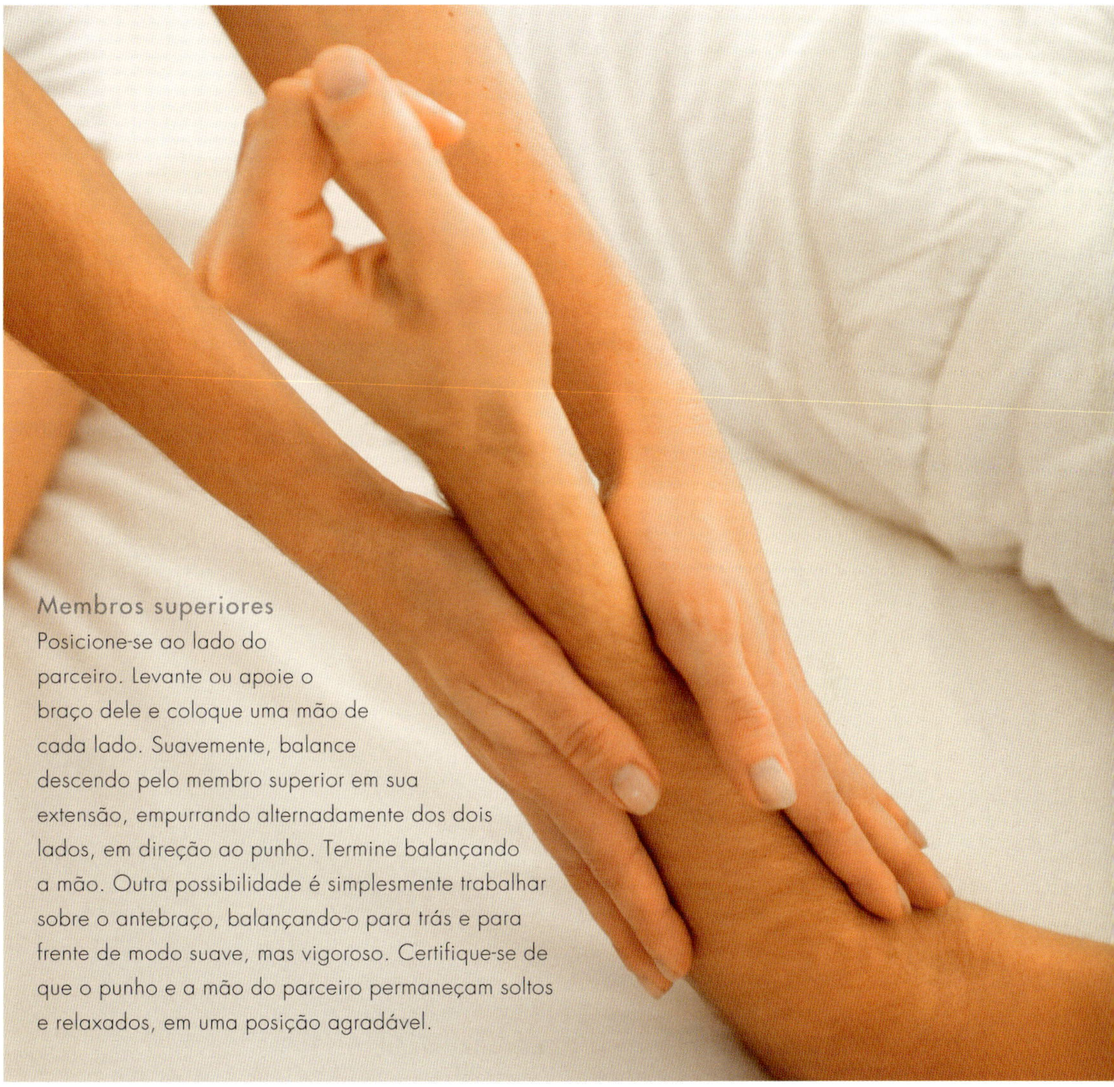

Membros superiores
Posicione-se ao lado do parceiro. Levante ou apoie o braço dele e coloque uma mão de cada lado. Suavemente, balance descendo pelo membro superior em sua extensão, empurrando alternadamente dos dois lados, em direção ao punho. Termine balançando a mão. Outra possibilidade é simplesmente trabalhar sobre o antebraço, balançando-o para trás e para frente de modo suave, mas vigoroso. Certifique-se de que o punho e a mão do parceiro permaneçam soltos e relaxados, em uma posição agradável.

Percussão

Percussão designa um conjunto específico de movimentos, dentre os quais os mais comuns são os executados com as mãos em punho, os realizados com as mãos estendidas e a tapotagem. Os movimentos devem ser feitos rapidamente e todos eles terão um efeito estimulante, aumentando a circulação na área ao redor. Pessoalmente, não os uso com muita frequência, mas eles podem ser bem divertidos para estimular o corpo após você ter trabalhado em uma área específica, para mudar ou acelerar o ritmo de uma massagem ou, como em um caso que me contaram, para despertar o parceiro a fim de que ele não fique dormindo depois da massagem. Os movimentos de percussão devem ser realizados de modo leve e preciso e, quando feitos corretamente, emitem um som agradável à medida que as mãos vão se movendo sobre os músculos. Use essas manobras sobre as costas, membros superiores e inferiores e, com cuidado, nas solas dos pés.

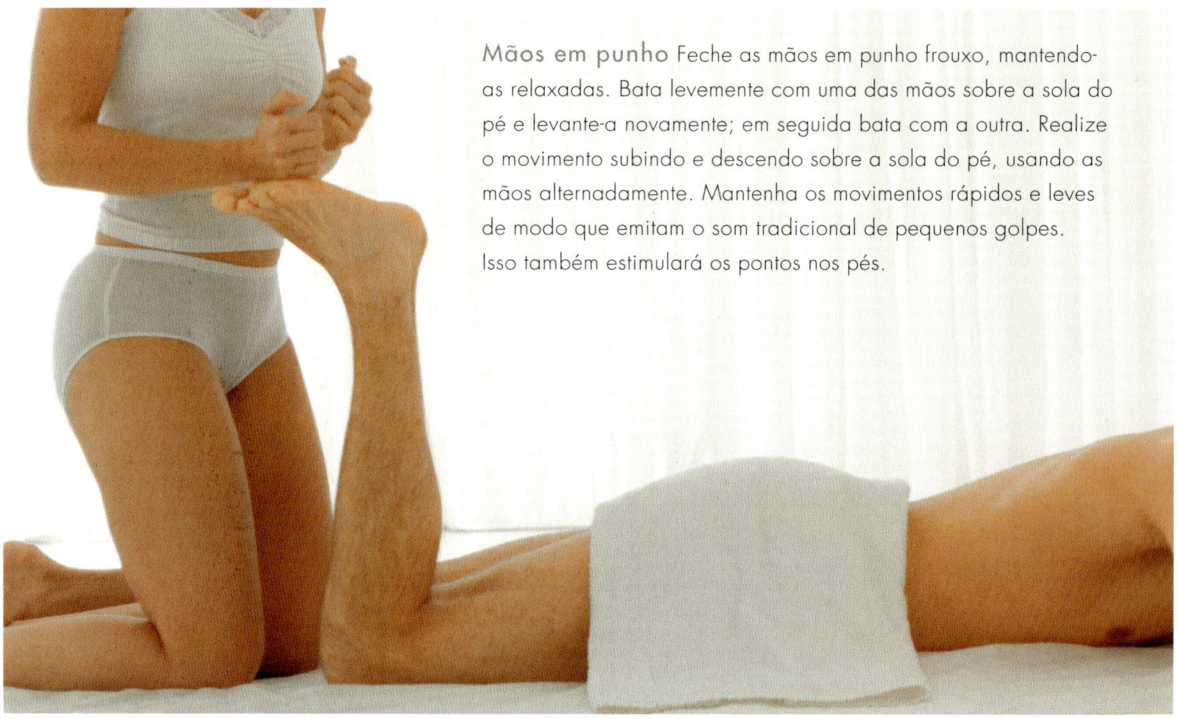

Mãos em punho Feche as mãos em punho frouxo, mantendo-as relaxadas. Bata levemente com uma das mãos sobre a sola do pé e levante-a novamente; em seguida bata com a outra. Realize o movimento subindo e descendo sobre a sola do pé, usando as mãos alternadamente. Mantenha os movimentos rápidos e leves de modo que emitam o som tradicional de pequenos golpes. Isso também estimulará os pontos nos pés.

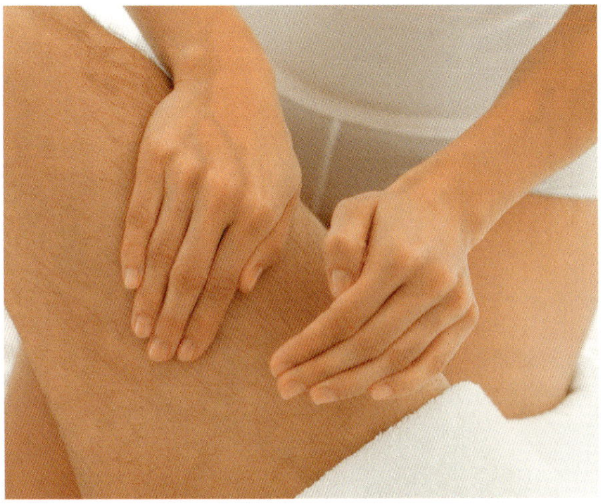

Tapotagem Posicione suas mãos em concha, desça uma delas rapidamente sobre os músculos da coxa e suba-a novamente; em seguida desça a outra mão. Suba e desça em uma série de movimentos rápidos. Mantenha a palma da mão arqueada, prendendo ar embaixo dela ao fazer contato com o corpo do parceiro. Isso produz um som abafado.

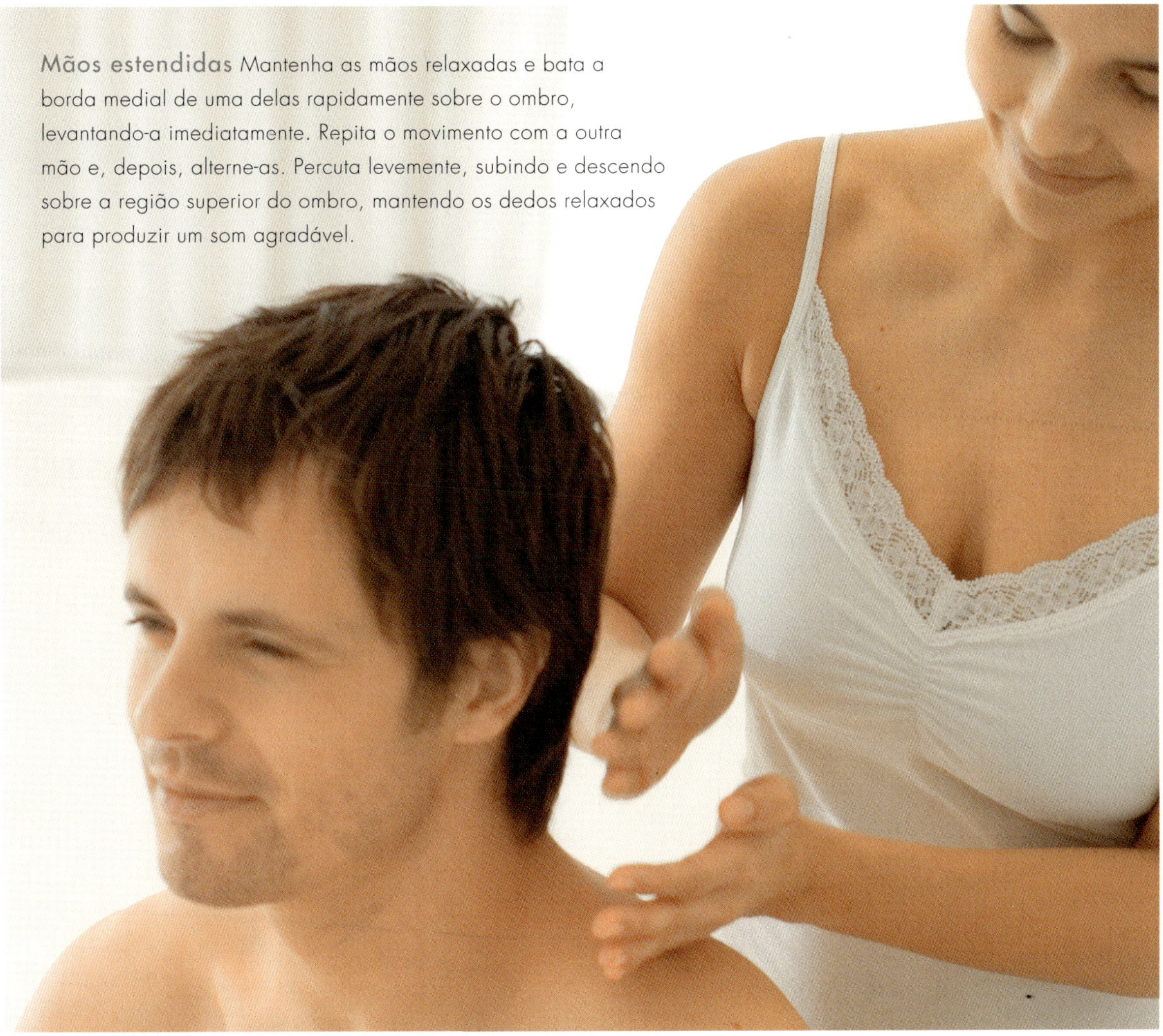

Mãos estendidas Mantenha as mãos relaxadas e bata a borda medial de uma delas rapidamente sobre o ombro, levantando-a imediatamente. Repita o movimento com a outra mão e, depois, alterne-as. Percuta levemente, subindo e descendo sobre a região superior do ombro, mantendo os dedos relaxados para produzir um som agradável.

Pontos de pressão

Embora a acupressão seja uma forma de massagem altamente qualificada por si só, alguns pontos simples podem ser incorporados a uma massagem geral. O princípio se baseia em uma série de linhas de energia, ou meridianos, que passam pelo corpo e se relacionam a todos os seus aspectos. Numerosos pontos de pressão situam-se ao longo dessas linhas. Se a energia do meridiano for excessiva ou deficiente, a pressão nos pontos irá ajudar a restaurar o equilíbrio, criar harmonia no corpo e prevenir doenças. Recomendo que primeiro você experimente os pontos em seu próprio corpo. Eles podem ser localizados ao procurar uma depressão ou uma concavidade e podem estar sensíveis ao toque. Pressione com os polegares ou indicadores e, depois, solte a pressão gradativamente. É possível que você sinta uma liberação de energia.

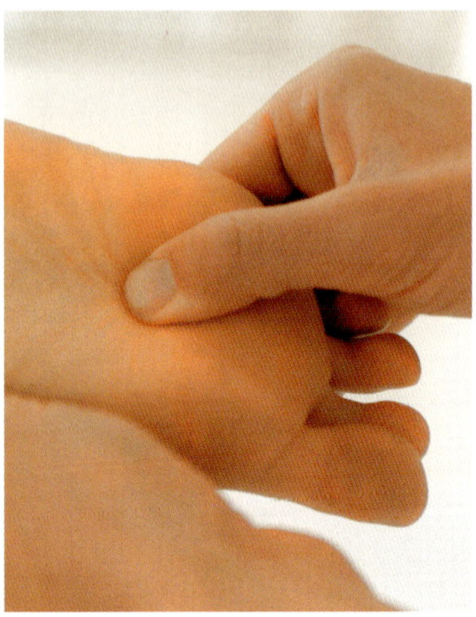

Região das cabeças dos metatarsos Localize essa região na sola do pé e coloque o polegar junto dela, em uma linha descendente sob o segundo dedo. Pressione com o polegar, segure por três segundos e solte gradativamente. Isso estimula a energia do Rim e pode ser usado para um aumento imediato da energia. Tem um efeito relaxante e calmante.

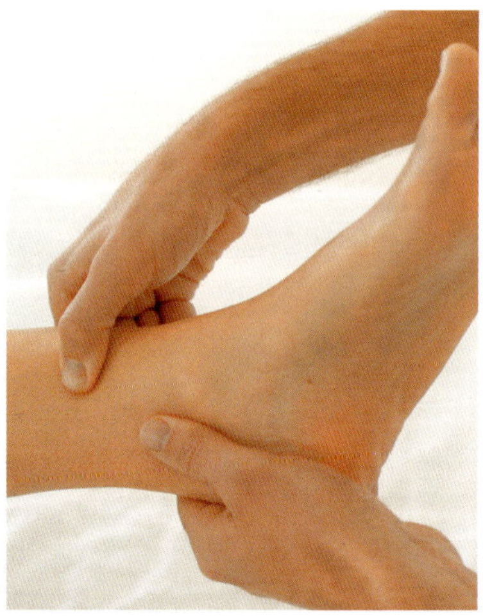

Lado medial do tornozelo Coloque o polegar três dedos acima da extremidade superior do tornozelo, bem entre os ossos. Pressione, segure por três segundos e depois solte. Esse ponto pode estar sensível. Essa pressão estimula a energia do Baço. Esse ponto tem um efeito calmante, ajuda a aliviar cólicas menstruais e pode estimular o trabalho de parto. *Observação: não use durante a gravidez.*

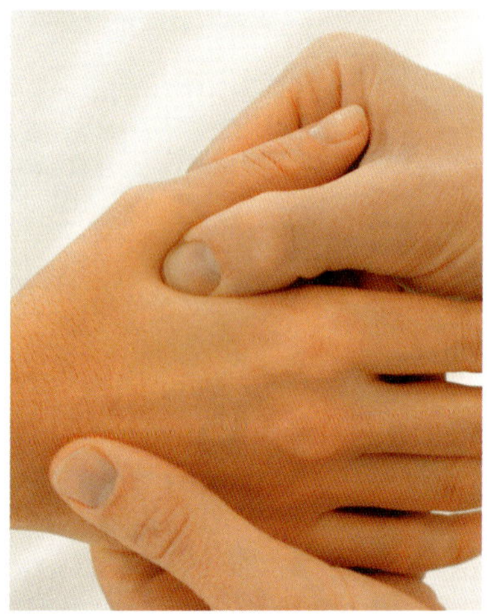

Porção muscular entre o polegar e o indicador Coloque o polegar de uma das mãos na porção muscular entre o polegar e o indicador da outra mão, mantendo o indicador da primeira mão sob a segunda. Aperte suavemente de três a cinco segundos e depois solte. Esse ponto é conhecido como o "grande eliminador" e situa-se no meridiano do Intestino Grosso. Ajuda a eliminar cefaleias, resfriados, dor de dente e prisão de ventre. *Observação: não use durante a gravidez.*

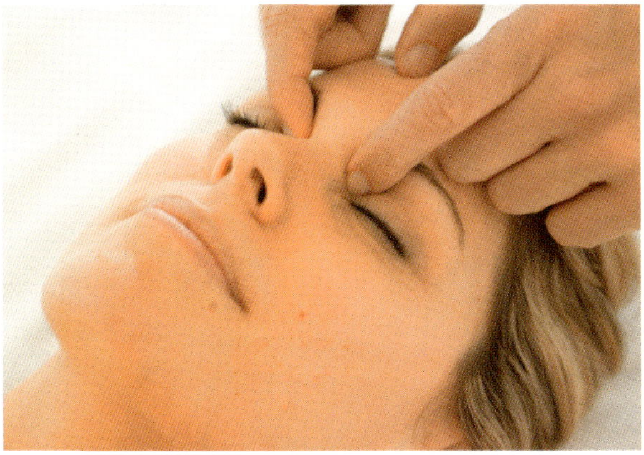

Canto medial do olho Coloque seus dedos logo acima do canto medial dos olhos. Procure uma pequena depressão abaixo das sobrancelhas em uma linha que sobe a partir dos olhos. Pressione cuidadosamente com os indicadores, segure por três segundos e solte. Esse ponto fica no meridiano da Bexiga e ajuda a aliviar dores de cabeça. Ele é muito potente, então não pressione forte demais.

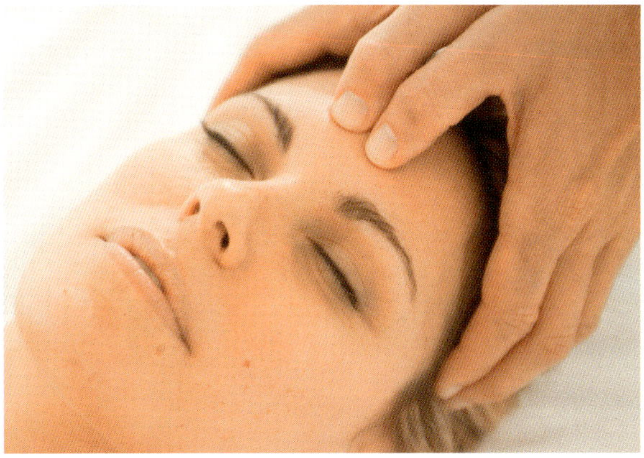

Centro da testa Coloque seus polegares no centro da testa, começando logo acima das sobrancelhas. Agora pressione levemente e solte, pressionando a intervalos regulares enquanto sobe em direção à linha da raiz dos cabelos. Esses pontos situam-se ao longo do Vaso Governador, que passa pelo centro do corpo, e irão aliviar a tensão e elevar o estado de espírito.

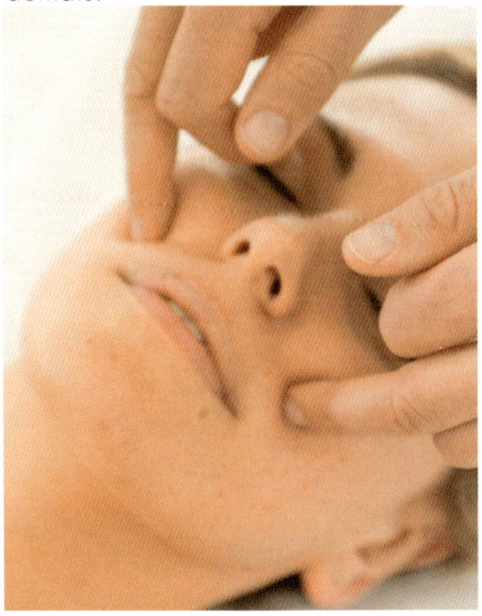

Maçãs do rosto Coloque os dedos sob os ossos malares, ao lado do nariz. Percorra as maçãs do rosto até sentir uma depressão aproximadamente em um terço de sua extensão. Pressione para cima sob o osso e solte. Esses pontos estão no meridiano do Estômago e ajudam a aliviar a congestão dos seios da face e a congestão em geral.

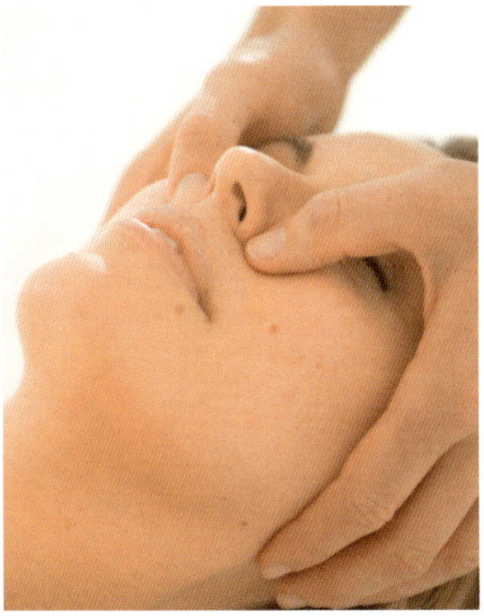

Narinas Coloque os polegares em cada um dos lados do nariz, no sulco logo abaixo da borda das narinas. Pressione para baixo e ligeiramente para dentro, em direção ao nariz, por três segundos e depois solte. Esses pontos situam-se no meridiano do Intestino Grosso e são bons para liberar seios da face obstruídos e congestão nasal.

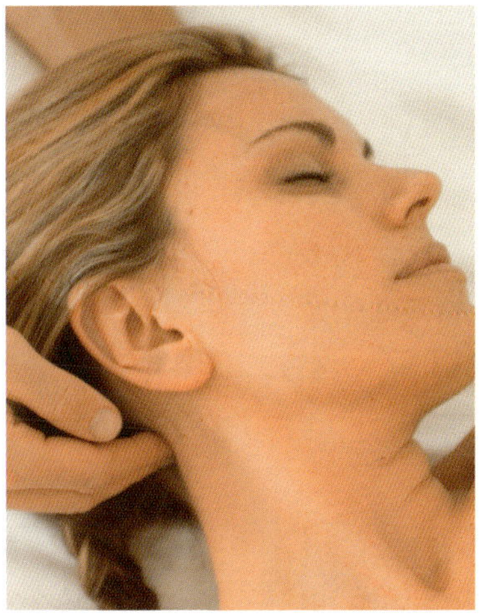

Região posterior do pescoço Descanse a cabeça sobre uma das mãos e com os dedos da outra pressione para dentro e para cima sob o crânio. Comece sobre os eretores da coluna e pressione em três intervalos regulares, terminando bem atrás da orelha. Esses pontos estão nos meridianos da Bexiga e da Vesícula Biliar, e aliviam dores de cabeça, tensão e resfriados.

Articulações

Todas as manobras sobre as articulações envolvem movimentos passivos, com o parceiro totalmente relaxado enquanto você manipula os membros. Isso provoca uma sensação agradável, alongando e soltando os tecidos moles circundantes, que podem ficar tensos quando os músculos estão tensionados. Essa é também, na minha opinião, uma ótima característica de qualquer massagem. O ponto crucial é ter certeza de que o parceiro solte sobre suas mãos todo o peso corporal dele, enquanto você fornece sustentação total e realiza os movimentos com suavidade. Não ultrapasse o corpo do seu parceiro. Se sentir resistência, solte a pressão, e se o parceiro tensionar, diminua ou pare o movimento até que os membros estejam novamente relaxados. Caso contrário, o parceiro fará o movimento por você ou se sentirá desconfortável.

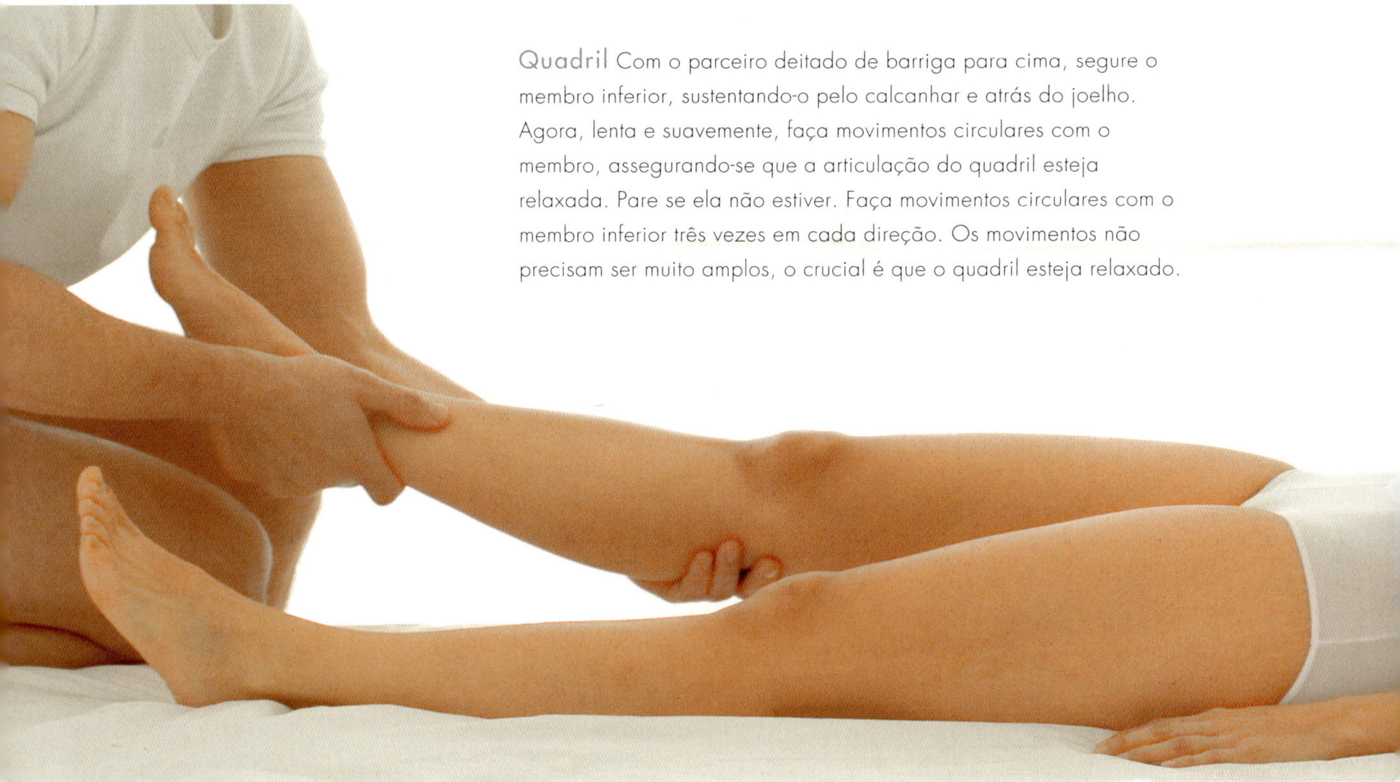

Quadril Com o parceiro deitado de barriga para cima, segure o membro inferior, sustentando-o pelo calcanhar e atrás do joelho. Agora, lenta e suavemente, faça movimentos circulares com o membro, assegurando-se que a articulação do quadril esteja relaxada. Pare se ela não estiver. Faça movimentos circulares com o membro inferior três vezes em cada direção. Os movimentos não precisam ser muito amplos, o crucial é que o quadril esteja relaxado.

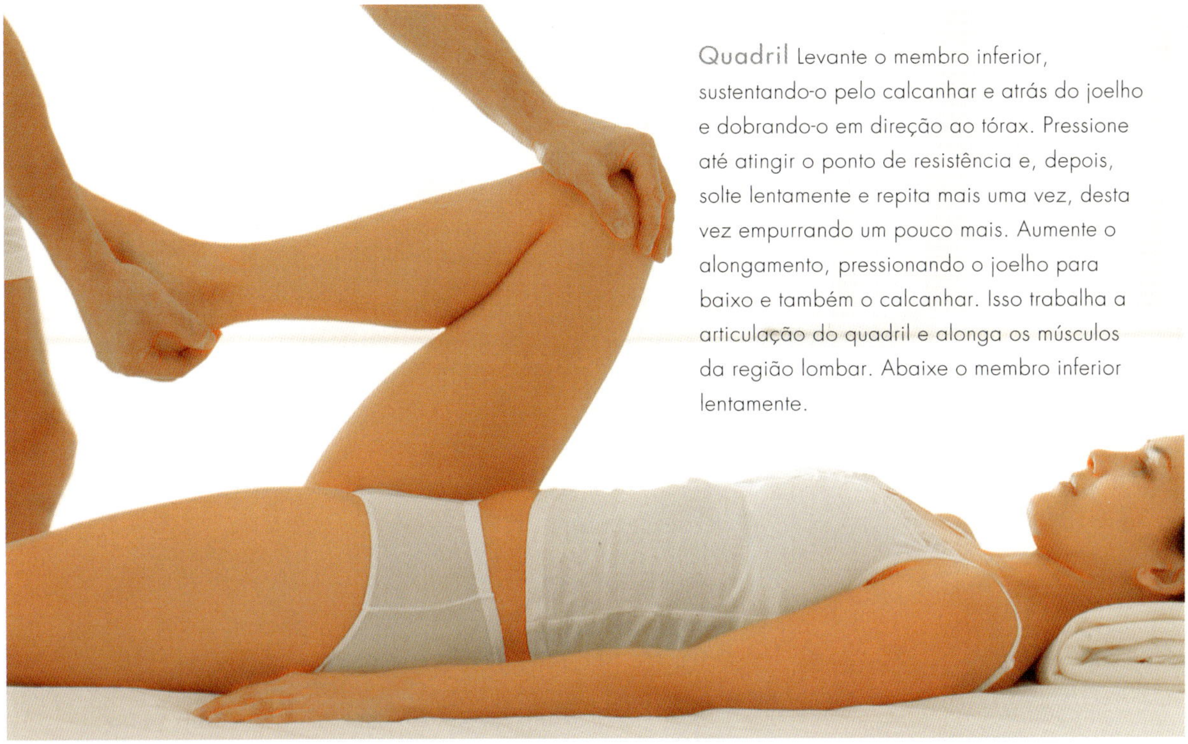

Quadril Levante o membro inferior, sustentando-o pelo calcanhar e atrás do joelho e dobrando-o em direção ao tórax. Pressione até atingir o ponto de resistência e, depois, solte lentamente e repita mais uma vez, desta vez empurrando um pouco mais. Aumente o alongamento, pressionando o joelho para baixo e também o calcanhar. Isso trabalha a articulação do quadril e alonga os músculos da região lombar. Abaixe o membro inferior lentamente.

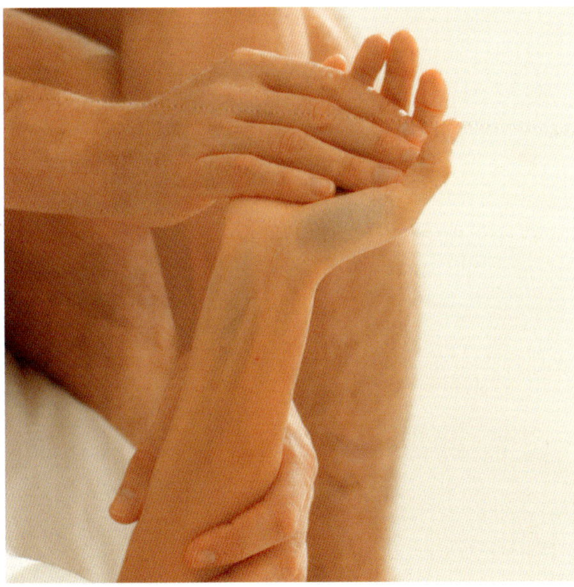

Punho Com o antebraço em posição vertical, apoiado no cotovelo, segure firmemente a mão do parceiro. Agora, gire o punho dele lentamente, três vezes em cada direção, dobrando-o até o ponto em que for confortável. Quanto mais suave a rotação, melhor. Sustente o membro superior com a outra mão.

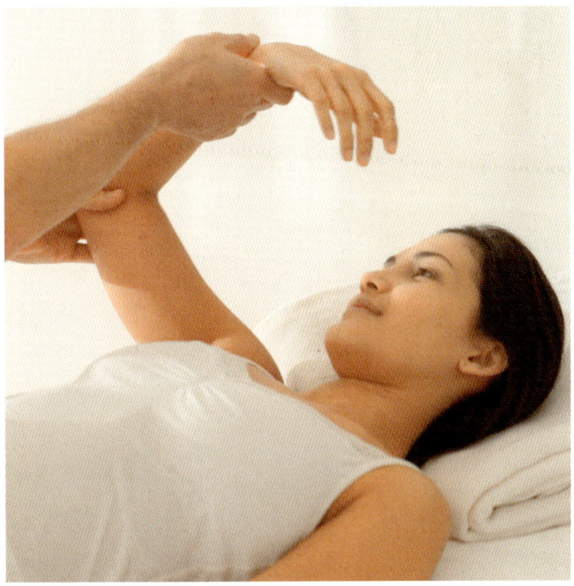

Ombro Com o parceiro deitado de barriga para cima, levante o membro superior, apoiando-o no punho e no cotovelo. Agora, faça movimentos circulares, três vezes em cada direção, guiando o movimento com suas mãos. Faça círculos os mais amplos possíveis, mas mantenha os movimentos suaves. Depois, abaixe bem lentamente o membro superior.

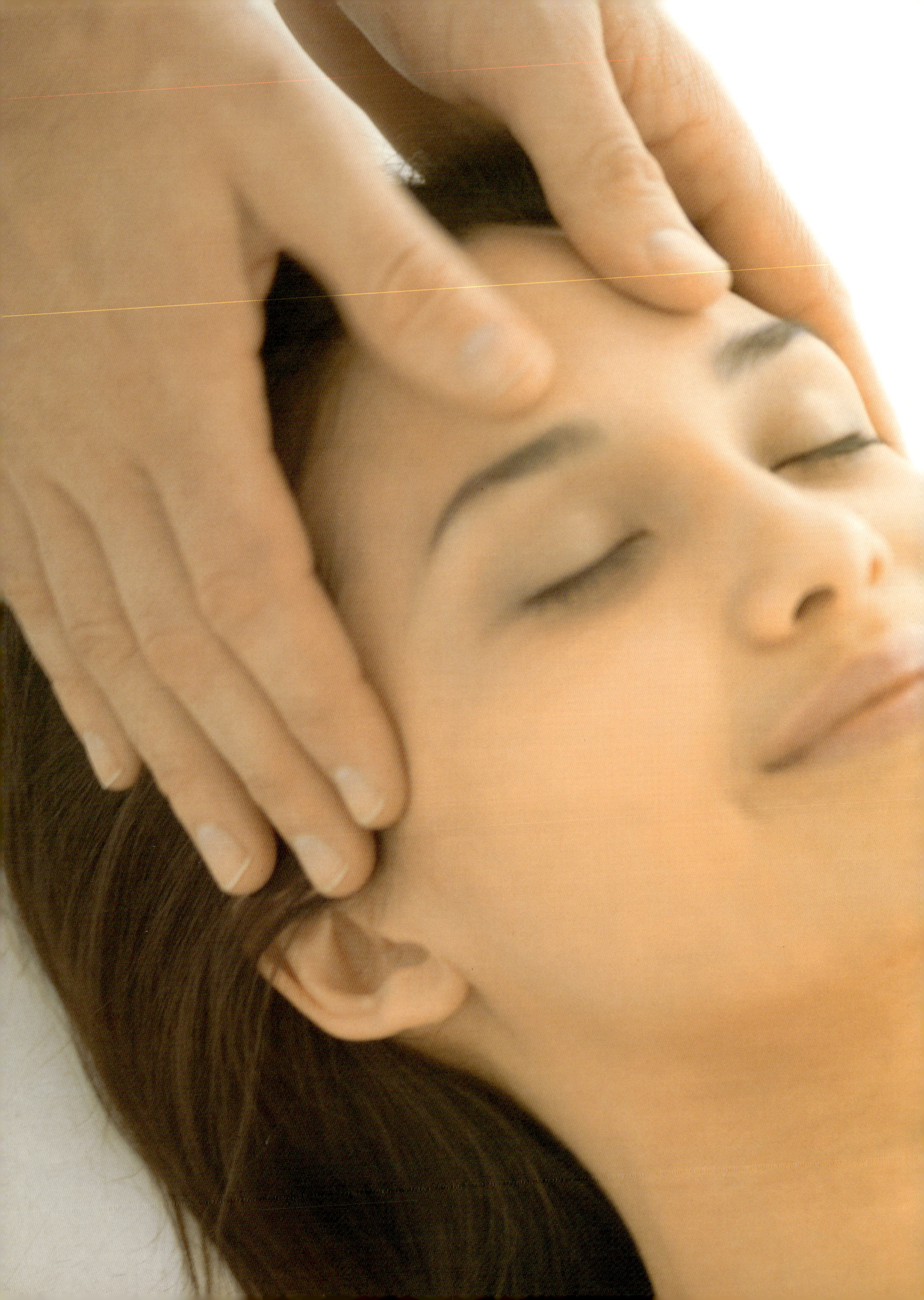

Outras técnicas de massagem

A sequência a seguir é uma massagem mais avançada, que integra outros toques às técnicas e etapas da massagem simples com as quais você já está familiarizado. Embora a repetição das manobras já aprendidas seja ótima para a prática e para aumentar a confiança, esta massagem proporciona a oportunidade para trabalhar de um modo um pouco diferente. Agora, você irá trabalhar os detalhes, concentrando-se na qualidade e na intensidade de seus movimentos, combinando os toques com os músculos do parceiro. É importante ouvir o corpo do parceiro e saber quando continuar uma manobra e quando parar. Além de massagear os músculos, as novas técnicas darão mais atenção aos pontos de pressão e aos alongamentos, bem como às articulações.

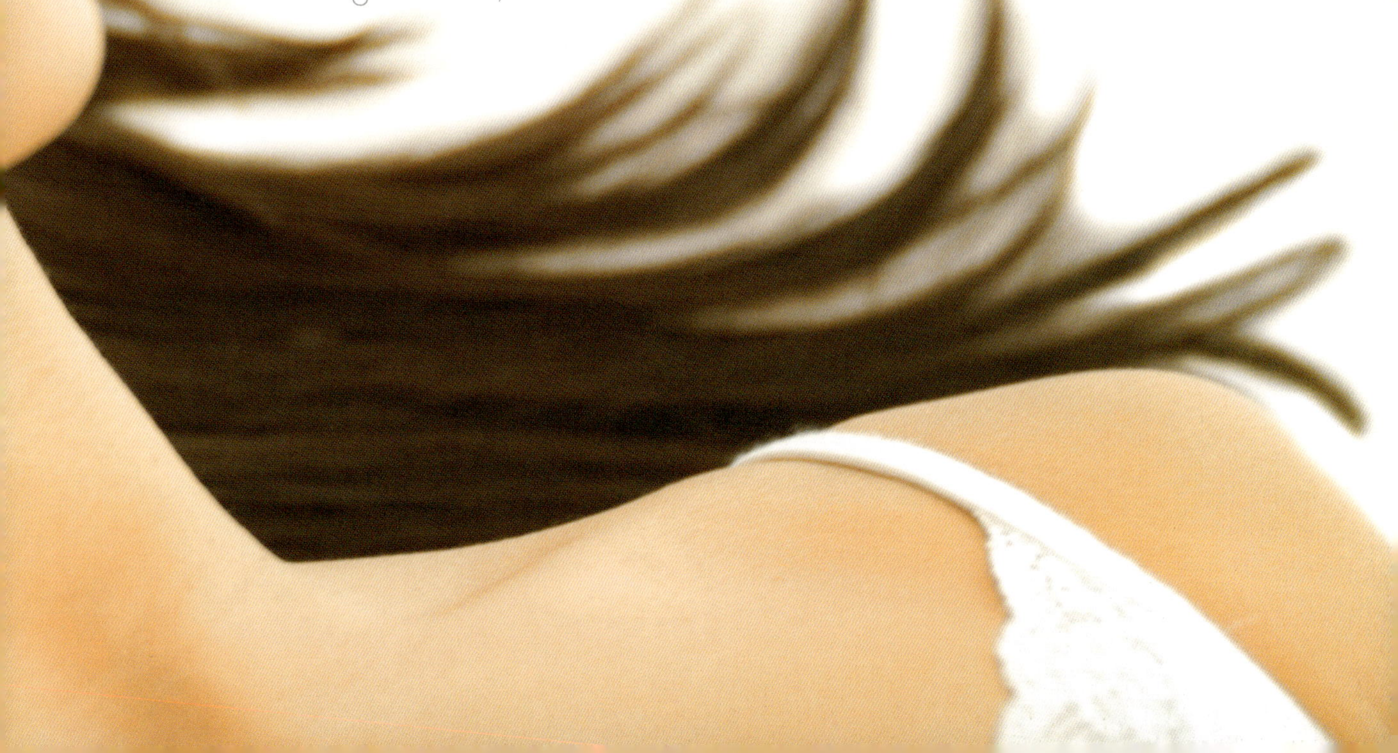

Costas

Além dos movimentos amplos de varredura nas costas mostrados na massagem simples, esta é uma oportunidade para se concentrar mais em áreas específicas, dando mais atenção aos locais comuns de tensão e trabalhando muito mais profundamente ao redor dos ombros e na região lombar. Desde o primeiro momento, treine suas mãos para perceber as áreas em que a tensão está concentrada. Sinta os padrões musculares do parceiro e concentre-se em soltá-los com o movimento. Você começará a sentir quais as manobras que acalmam e quais as que relaxam, fazendo a tensão se dispersar. O deslizamento superficial e as manobras de descanso não foram incluídos aqui. No entanto, lembre-se de incluir essas manobras no início e no final de cada etapa.

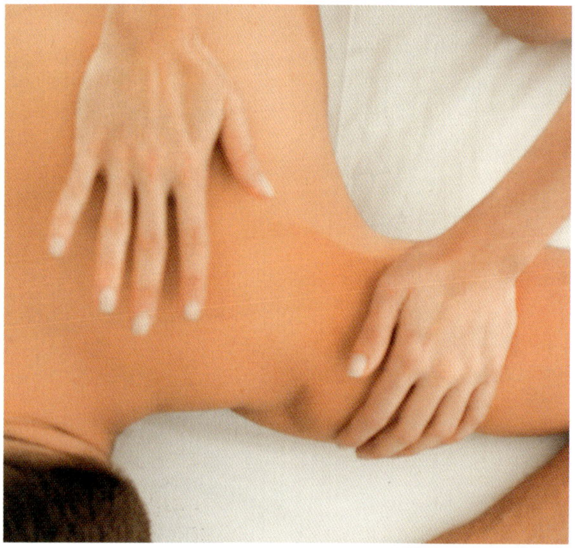

1 **Relaxar o ombro** Primeiro, coloque óleo em suas mãos e faça um deslizamento superficial nas costas. Depois, vá para o lado do parceiro e massageie suavemente a escápula deixando-a "solta", liberando a tensão e fazendo com que toda a região fique relaxada. Use toda a área das palmas de suas mãos, trabalhando com as pontas dos dedos em qualquer ponto que pareça especialmente tenso.

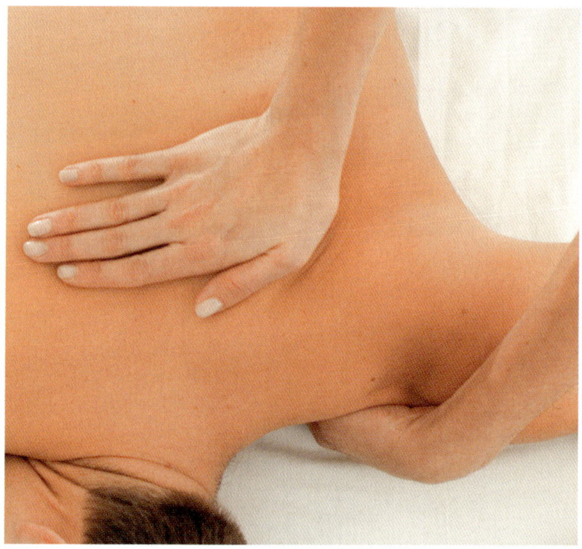

2 **Tracionar o ombro** Esta é uma manobra de tracionar um pouco diferente. Coloque uma mão sob o ombro do parceiro e a outra em cima dele, como se fosse um sanduíche. Tracione suavemente, em sua direção, e não para cima. O ombro deve mover-se visivelmente enquanto relaxa. Deslize as mãos em sua direção para tirá-las do ombro.

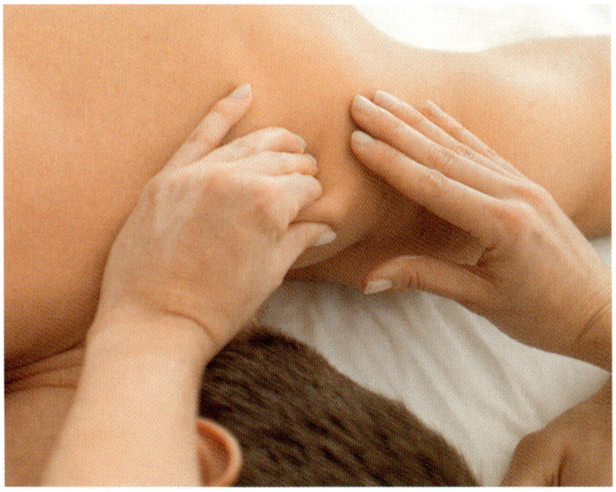

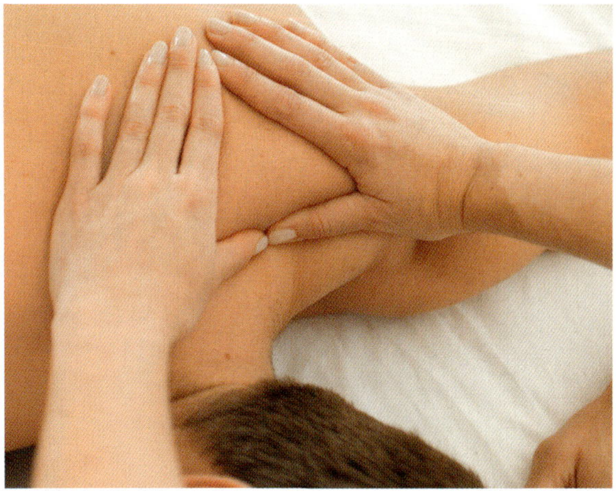

3 **Amassamento no ombro** Coloque as mãos sobre os ombros do parceiro. Aplique o amassamento nos músculos até chegar ao pescoço e volte ao ponto de partida por várias vezes. Empurre com os polegares, especialmente nos locais em que perceber alguma tensão e role os músculos entre os dedos e os polegares enquanto traciona em sua direção.

4 **Empurrar contra o ombro** Coloque as extremidades dos polegares juntas logo acima da escápula. Mantendo os polegares retos, pressione os músculos do ombro, começando na base do pescoço e deslizando sobre o ombro em direção ao braço. Diminua a pressão na articulação do ombro e repita a manobra para uma liberação efetiva da tensão.

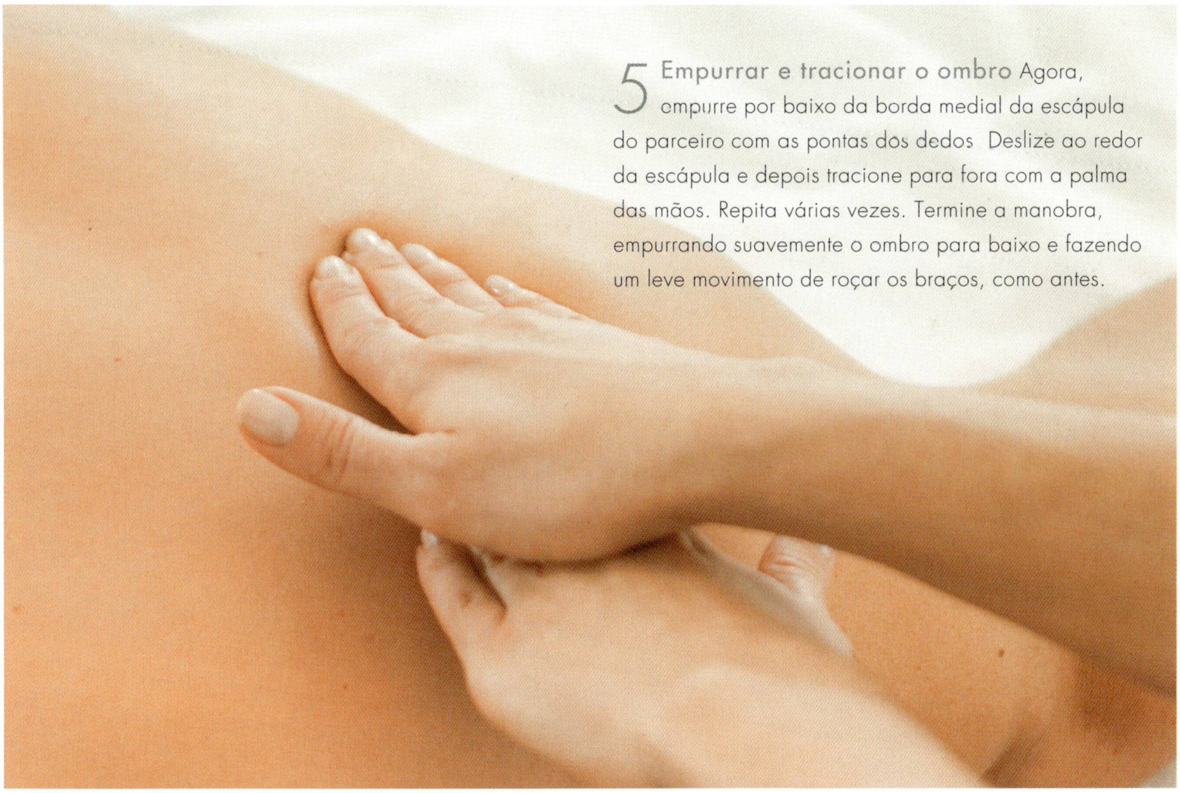

5 **Empurrar e tracionar o ombro** Agora, empurre por baixo da borda medial da escápula do parceiro com as pontas dos dedos. Deslize ao redor da escápula e depois tracione para fora com a palma das mãos. Repita várias vezes. Termine a manobra, empurrando suavemente o ombro para baixo e fazendo um leve movimento de roçar os braços, como antes.

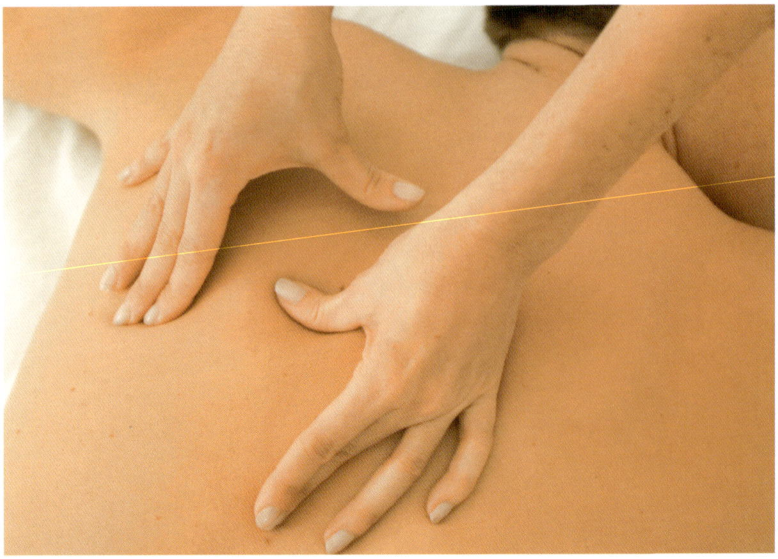

6 Rolar e descer pela coluna

Na mesma posição, role seus polegares alternadamente, descendo pela coluna do parceiro, para liberar toda a tensão. Comece logo abaixo da base do pescoço e role descendo pelos músculos ao lado da coluna até chegar à região lombar. Enquanto um polegar rola, o outro é levantado. Repita várias vezes.

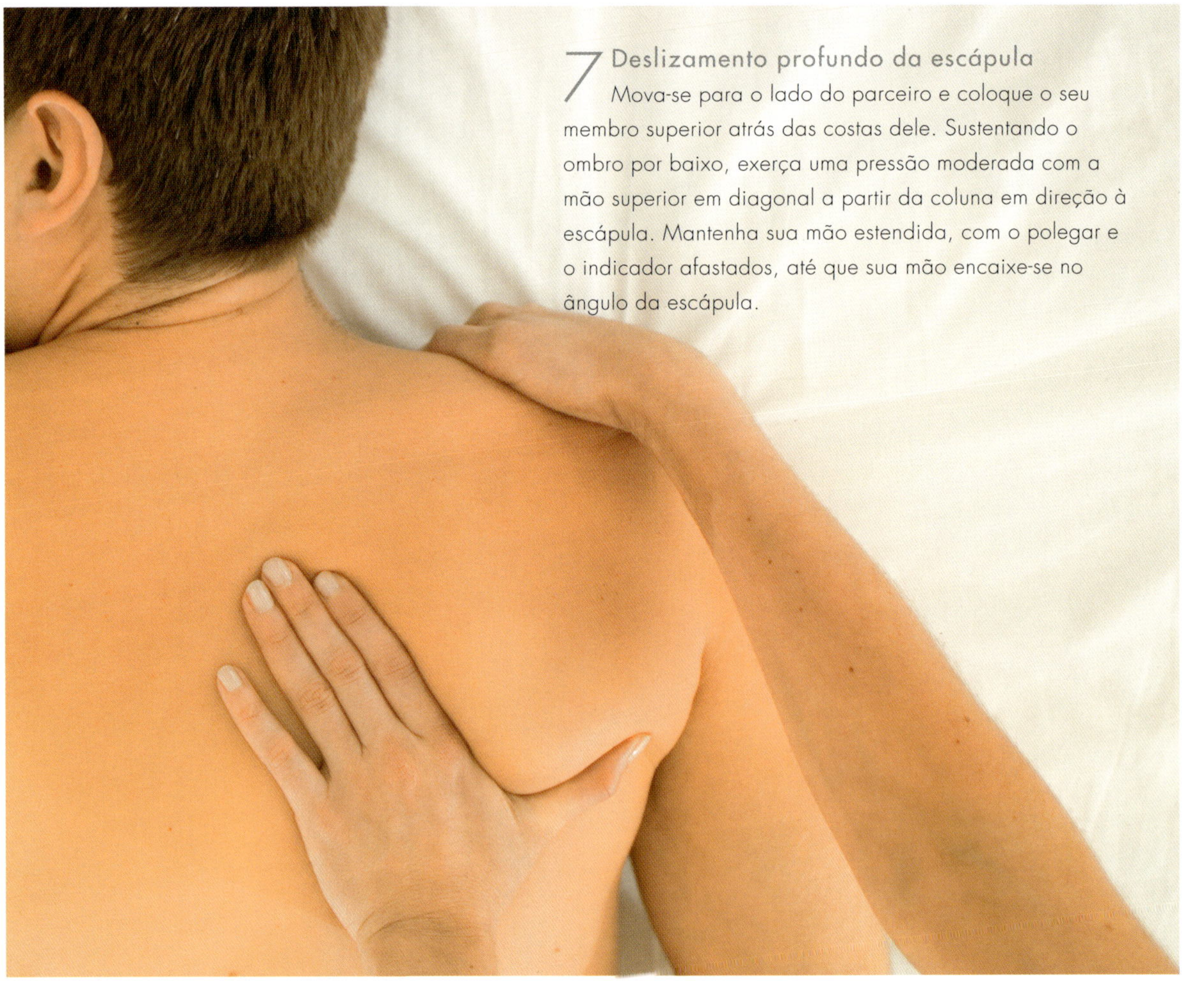

7 Deslizamento profundo da escápula

Mova-se para o lado do parceiro e coloque o seu membro superior atrás das costas dele. Sustentando o ombro por baixo, exerça uma pressão moderada com a mão superior em diagonal a partir da coluna em direção à escápula. Mantenha sua mão estendida, com o polegar e o indicador afastados, até que sua mão encaixe-se no ângulo da escápula.

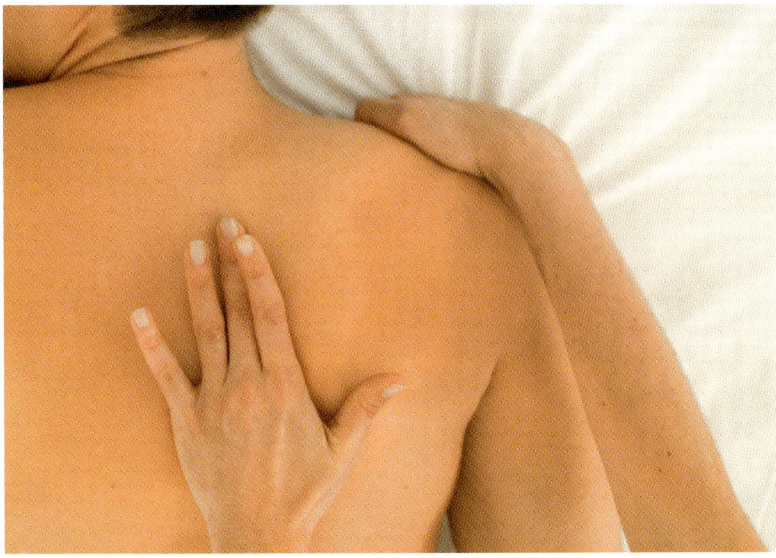

8 Tração ao redor do ombro

Coloque sua mão livre na região superior do ombro do parceiro, bem na base do pescoço. Dobre os dedos, envolvendo os músculos, e depois comece a tracionar em sua direção, levando sua mão para baixo, pela borda medial da escápula. Mantenha os dedos retos e aplique pressão nos locais em que perceber uma tensão maior.

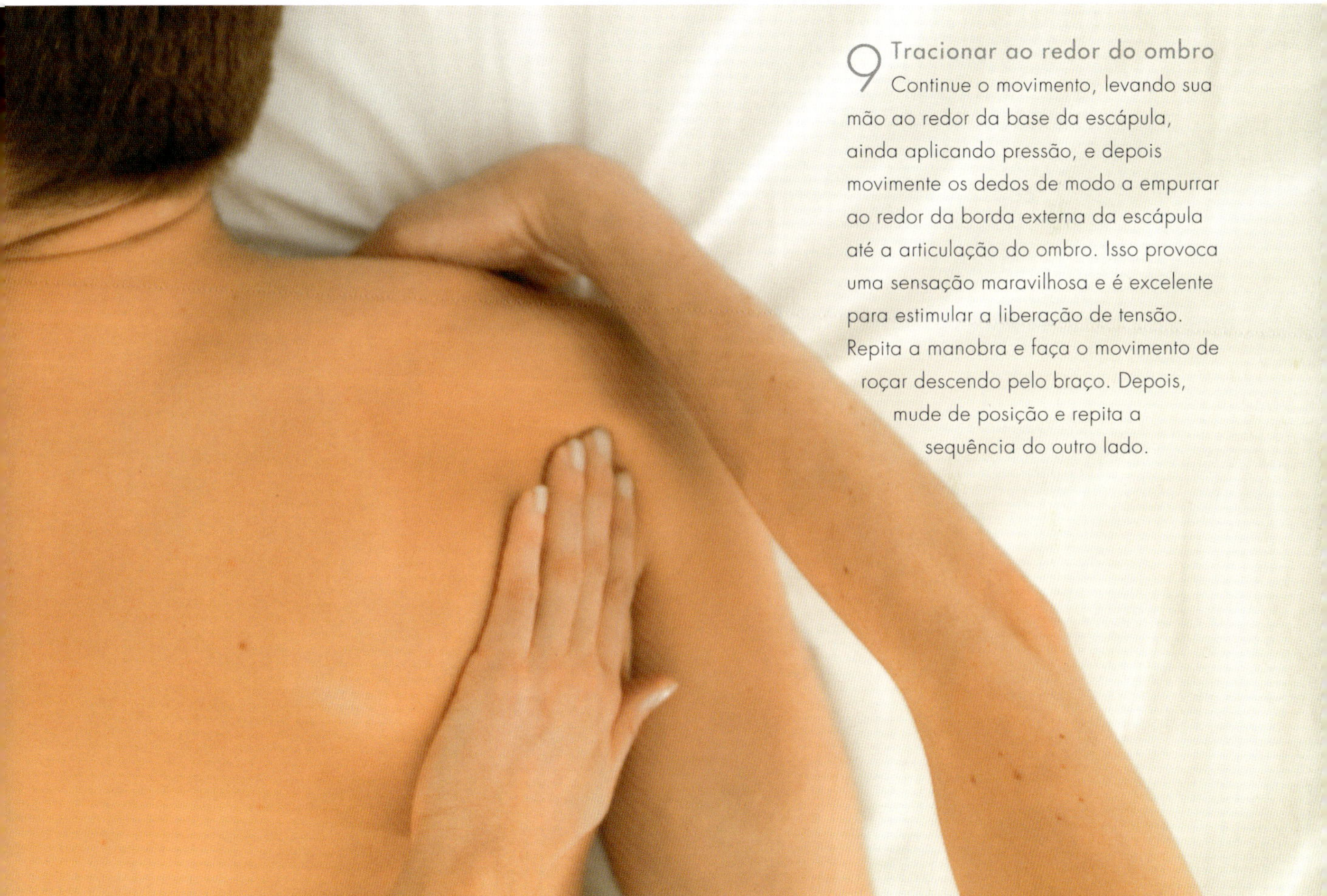

9 Tracionar ao redor do ombro

Continue o movimento, levando sua mão ao redor da base da escápula, ainda aplicando pressão, e depois movimente os dedos de modo a empurrar ao redor da borda externa da escápula até a articulação do ombro. Isso provoca uma sensação maravilhosa e é excelente para estimular a liberação de tensão. Repita a manobra e faça o movimento de roçar descendo pelo braço. Depois, mude de posição e repita a sequência do outro lado.

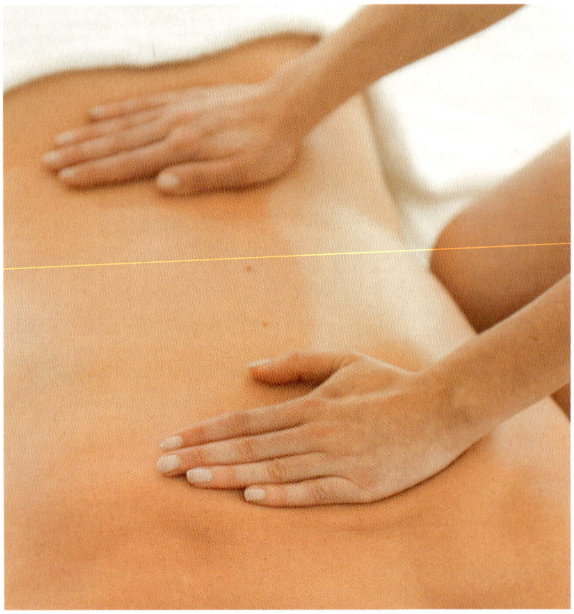

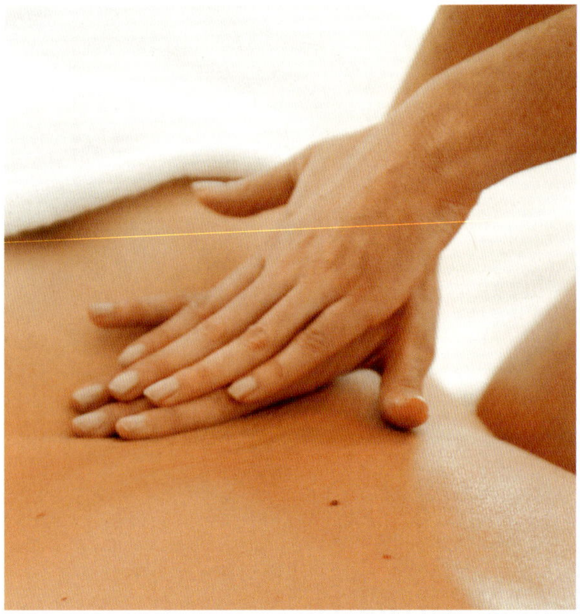

10 **Alongar a região lombar** Primeiro faça o deslizamento superficial na região lombar. Coloque as duas mãos juntas no meio das costas e deslize uma delas para baixo, em direção ao sacro (o triângulo ósseo na base da coluna). Continue a alongar sobre o sacro, puxando a outra mão suavemente na direção oposta. Faça isso uma vez, cuidadosamente.

11 **Movimentos circulares no sacro** Coloque as duas mãos, uma em cima da outra, sobre o sacro do parceiro. Faça círculos anti-horários lentamente, mantendo as duas mãos estendidas e usando a mão superior para pressionar. Faça círculos bem amplos para liberar a tensão da região lombar. Sempre confirme se a pressão está confortável para o parceiro.

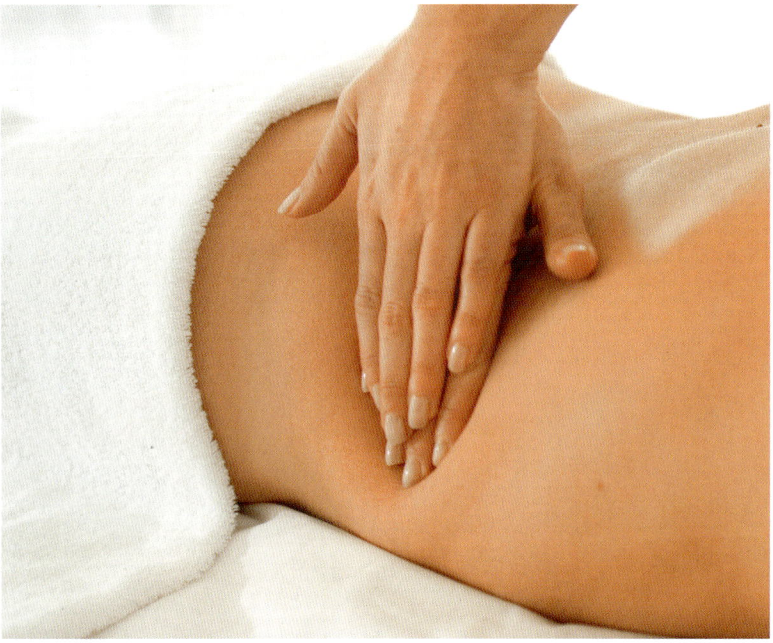

12 **Tracionar ao redor do quadril** Coloque as duas mãos do lado oposto da coluna do parceiro, logo acima do quadril. Empurre-as para baixo nas costas, alongando os músculos para longe de você. Continue fazendo círculos ao redor do quadril e tracionando sobre as nádegas. Use a palma das mãos para o primeiro estágio do movimento, terminando com a pressão feita pela base da mão (próxima ao punho). Repita várias vezes.

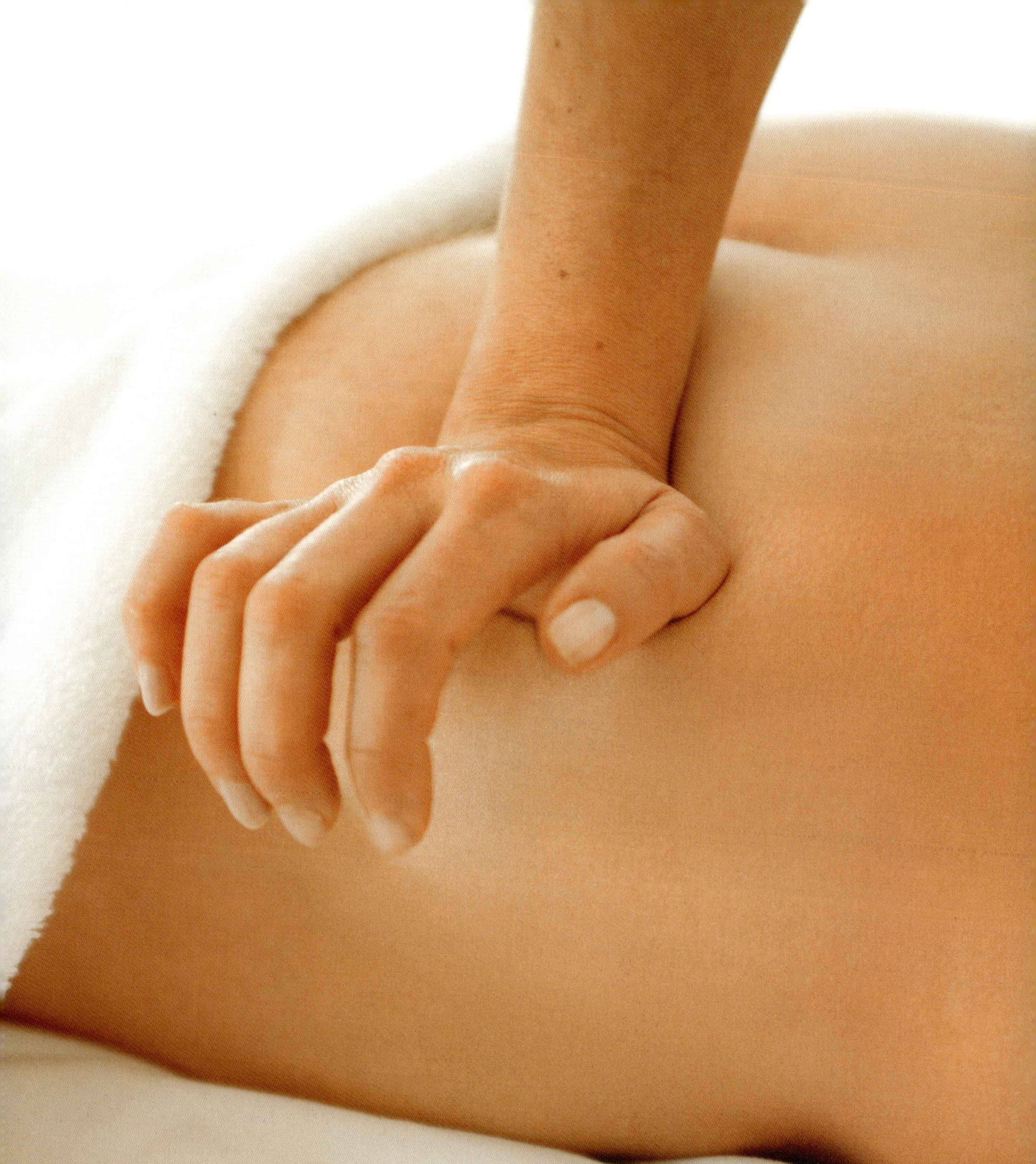

13 **Pressionar com a base da mão** Ao terminar o movimento anterior, retire a mão superior e pressione ao redor da articulação do quadril do parceiro com a base de sua mão inferior. Levante os dedos e incline o punho para obter uma pressão mais firme com essa região da mão. Pressione, fazendo círculos profundos e pequenos em direção à articulação para obter uma liberação mais efetiva.

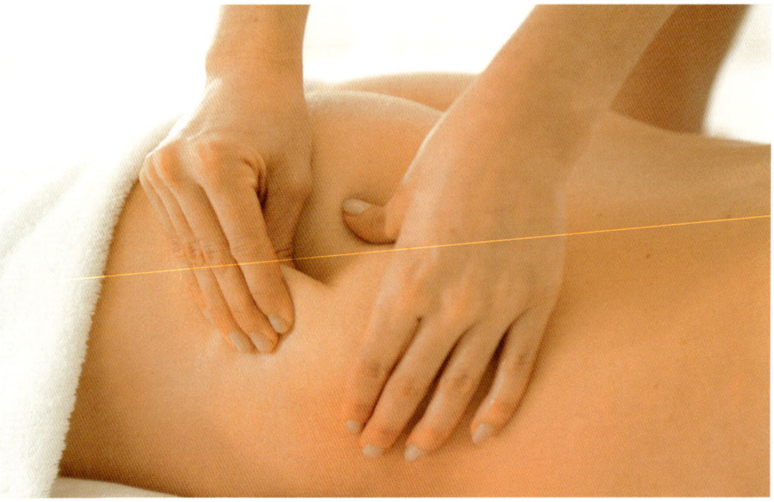

14 Amassamento profundo

Comece a aplicar amassamento sobre as nádegas do parceiro para soltar bem os músculos. Pressione com o polegar e role em sua direção com os dedos. Use uma pressão bem firme sobre a área macia dos músculos, trabalhando em ritmo alternado com suas mãos. Concentre-se em todos os locais tensos.

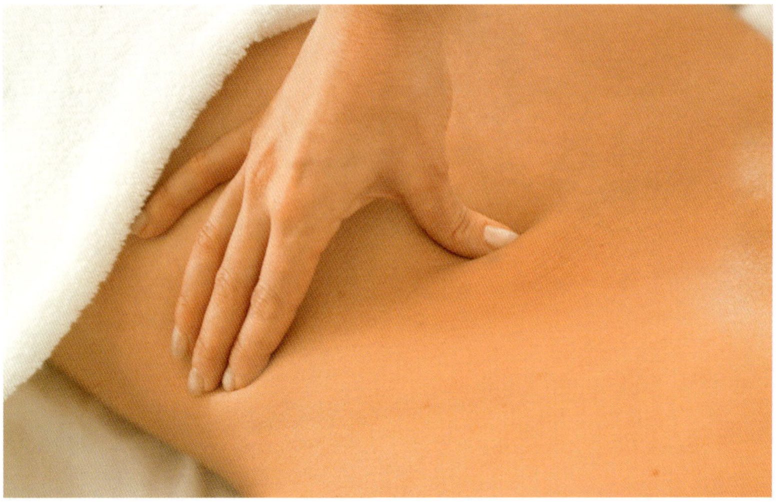

15 Movimento circular com o polegar

Coloque seu polegar na região superior do sacro do parceiro, do lado mais distante da coluna. Usando a ponta do polegar, faça pequenos movimentos circulares para fora sobre o sacro. Confirme se a pressão está confortável para o parceiro. Depois repita, e, a cada vez, comece um pouco mais abaixo na coluna.

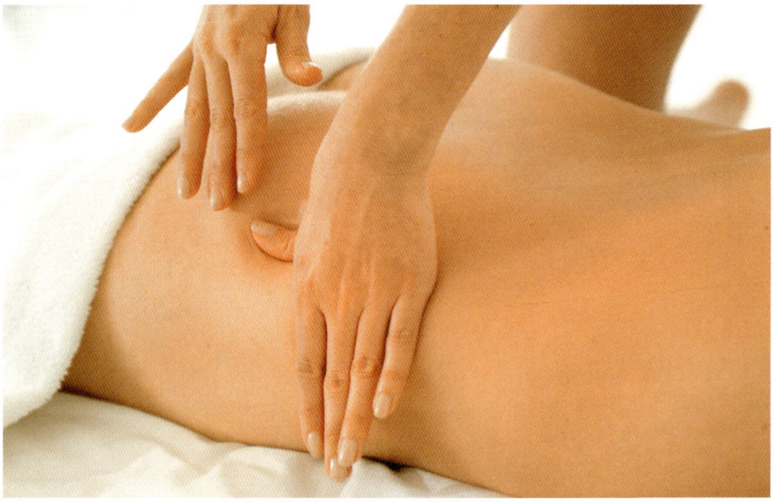

16 Rolar com o polegar

Role com ambos os polegares diagonalmente sobre as nádegas, movendo-se do sacro em direção ao quadril. Alterne os polegares ao rolar, a fim de que o movimento dê a sensação de ser uma onda contínua. Assegure-se de pressionar apenas sobre os músculos macios, repetindo o movimento de rolar por diversas vezes. Isso provoca uma sensação agradável e ajuda a dispersar a tensão.

17 Tração Comece a tracionar subindo pelo lado do corpo do parceiro até o ombro, começando seus movimentos pelas nádegas. Deslize uma mão para baixo do corpo e depois tracione a mão para cima em sua direção. Alterne as mãos, mantendo seus movimentos suaves, mas firmes, a fim de que o corpo do parceiro se mexa. Acompanhe a forma do corpo e amplie os movimentos para fora à medida que você se move para cima.

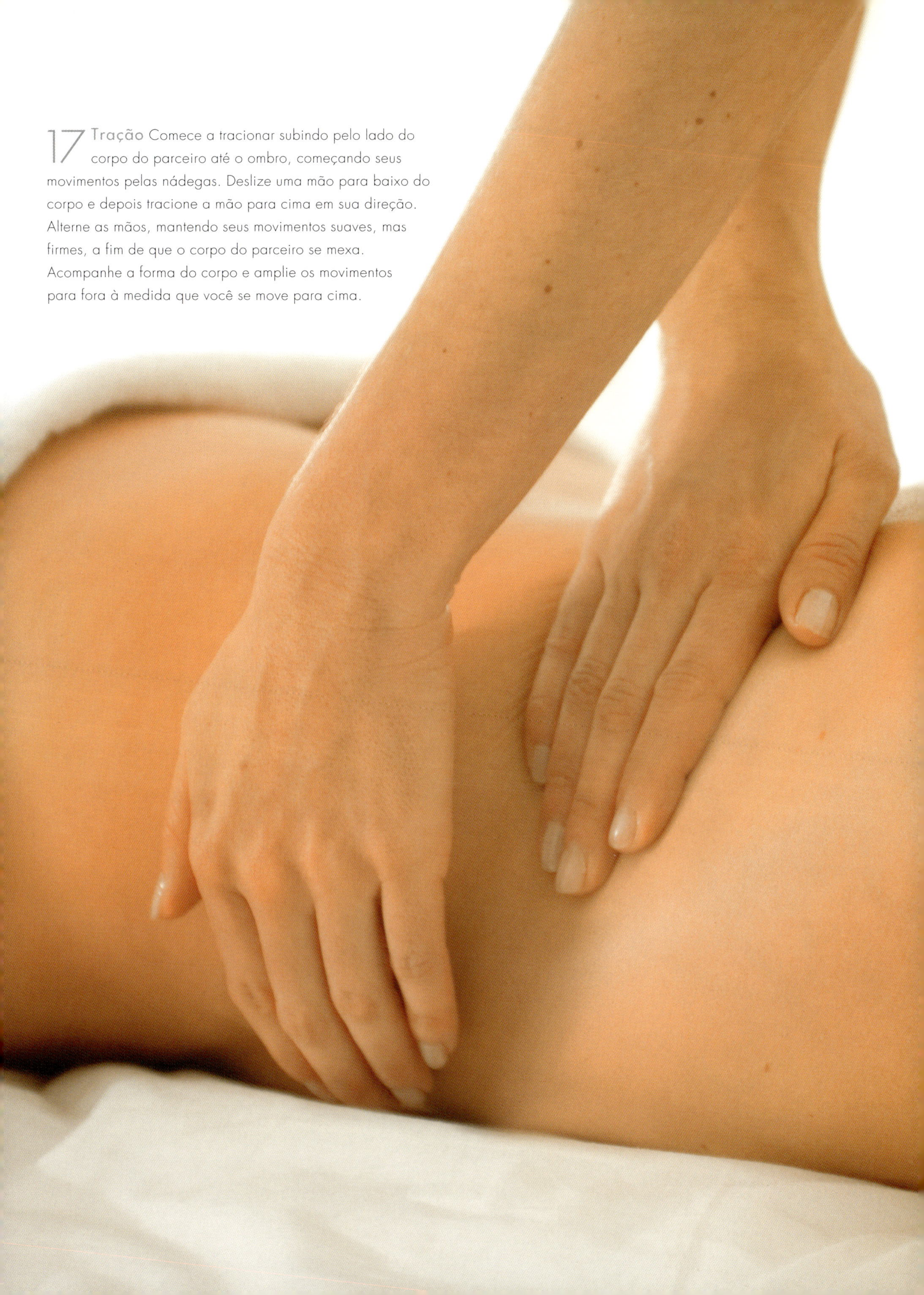

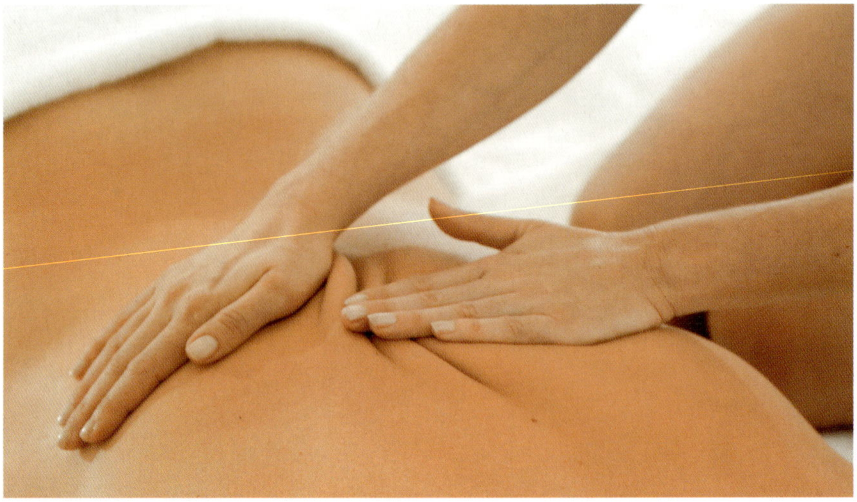

18 **Amassamento superficial** Coloque uma mão no lado mais distante da região lombar do parceiro e a outra logo acima do quadril, do lado mais próximo de você. Comece a trazer a mão mais distante para a sua direção, enquanto a mão mais próxima empurra para longe de você. Os músculos irão se torcer à medida que suas mãos se cruzarem e deslizarem para lados opostos. Repita várias vezes subindo e descendo pela região lombar.

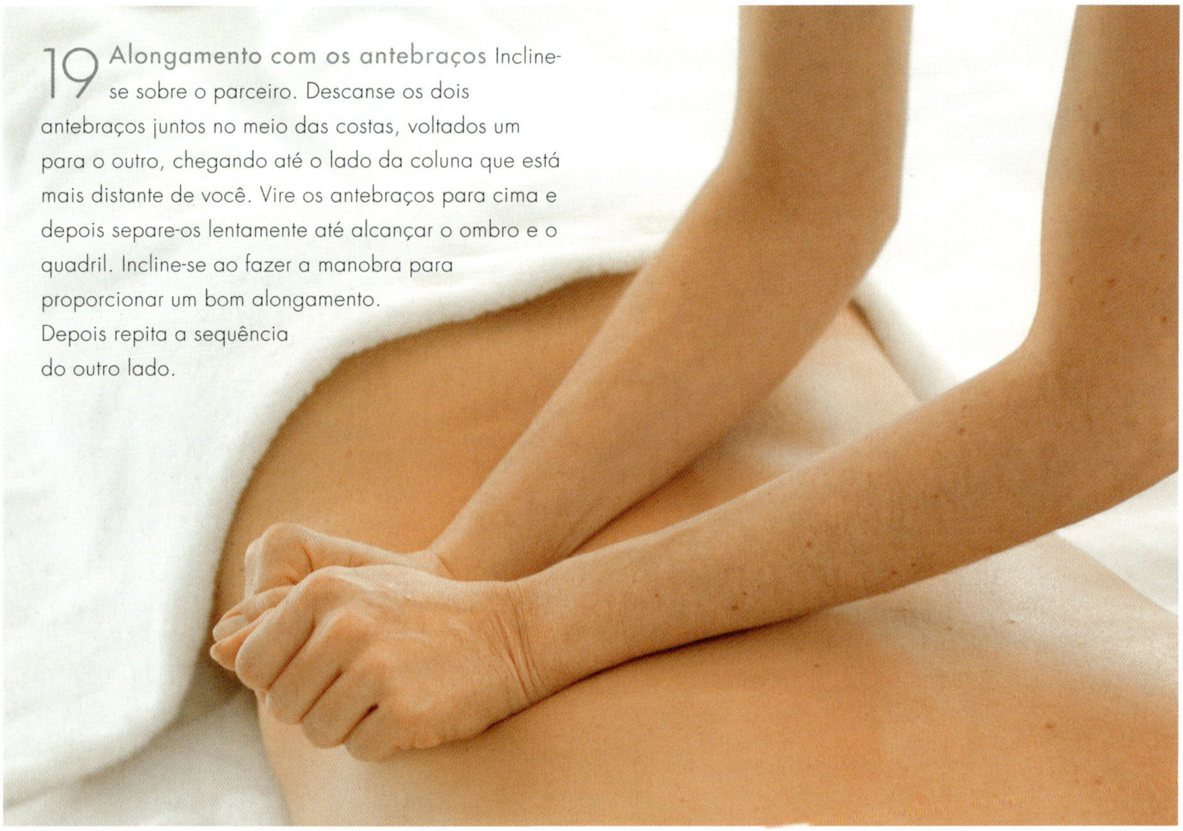

19 **Alongamento com os antebraços** Incline-se sobre o parceiro. Descanse os dois antebraços juntos no meio das costas, voltados um para o outro, chegando até o lado da coluna que está mais distante de você. Vire os antebraços para cima e depois separe-os lentamente até alcançar o ombro e o quadril. Incline-se ao fazer a manobra para proporcionar um bom alongamento. Depois repita a sequência do outro lado.

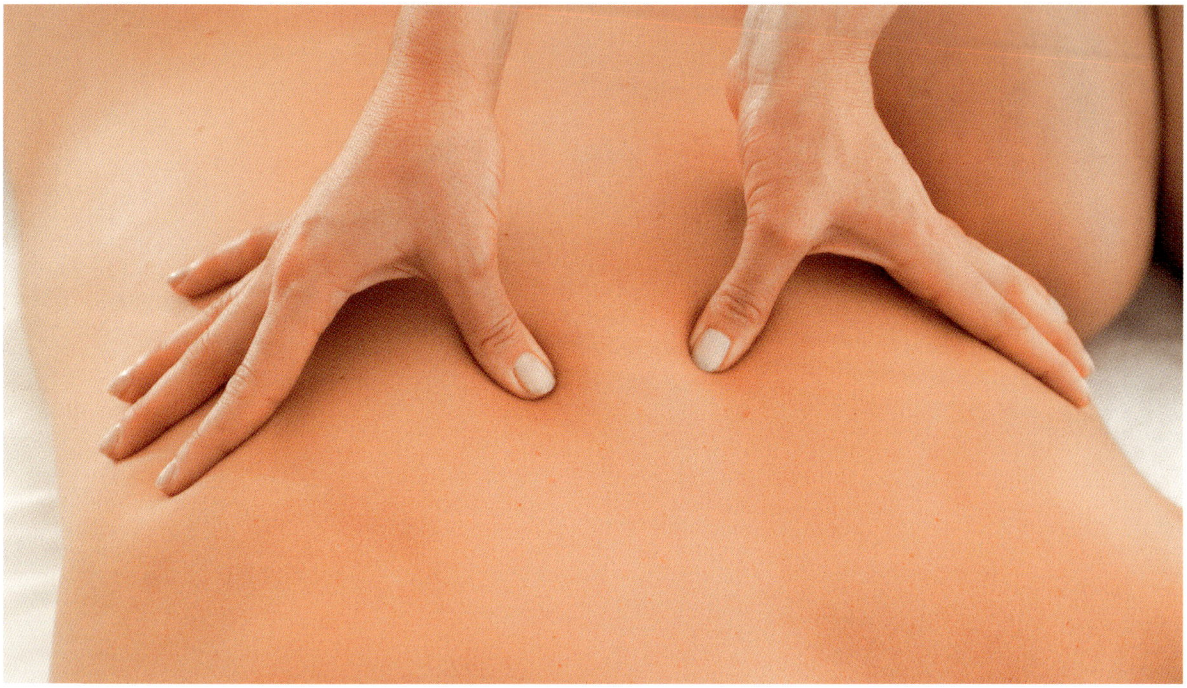

20 **Movimento circular sobre a coluna** Coloque as duas mãos juntas na base da coluna do parceiro, com a polpa dos polegares sobre os músculos dos dois lados da coluna. Agora, comece a fazer movimentos circulares subindo sobre os músculos e levando as mãos em direção ao pescoço. Empurre e depois faça círculos em movimentos contínuos, parando suavemente na base do crânio.

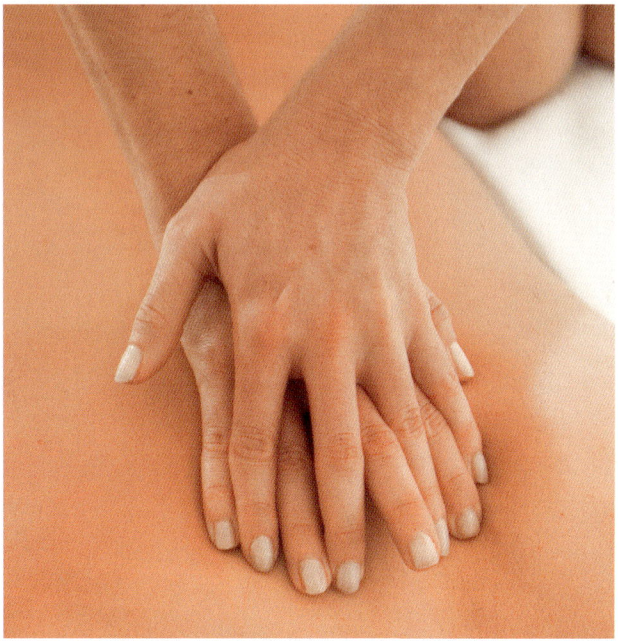

21 **Movimento de arar a coluna** Coloque as duas mãos juntas na região superior da coluna e faça movimentos de arar, descendo até a região lombar. Use a polpa dos dedos para arar os músculos ao longo da coluna. Isso libera a tensão e aumenta a consciência corporal do parceiro. Repita várias vezes, descendo pela coluna e depois descanse as mãos sobre as costas.

Região posterior dos membros inferiores

Agora que você desenvolveu mais sensibilidade e conhece os músculos do parceiro, você pode trabalhar com mais profundidade sobre as áreas dos membros inferiores em que perceber maior tensão. O uso dos polegares e da base da mão permite que seus toques sejam mais profundos. Foram incluídas algumas manobras para soltar as articulações, que é uma característica particular desta massagem. Você ainda precisará ser cuidadoso e verificar frequentemente com o seu parceiro se a pressão exercida está confortável. Algumas mulheres podem sentir dor na panturrilha e a lateral das coxas também pode ser sensível. Se seu parceiro sentir cócegas nas coxas, faça movimentos firmes e precisos. Sempre verifique se o parceiro tem algum problema de quadril ou joelho antes de fazer qualquer alongamento.

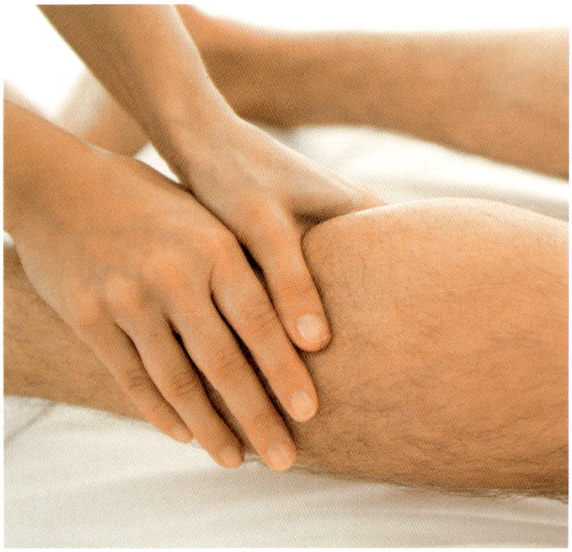

1 **Deslizamento profundo na panturrilha** Faça deslizamento superficial na perna. Então, coloque as mãos sobre a panturrilha, com polegares e dedos em lados opostos. Comece exercendo uma pressão moderada, subindo pelos músculos da panturrilha, desta vez trabalhando com o polegar sobre qualquer área tensa. Friccione, pressione e deslize sobre os músculos para soltá-los, usando as duas mãos para pressionar. Faça menos pressão perto do joelho,

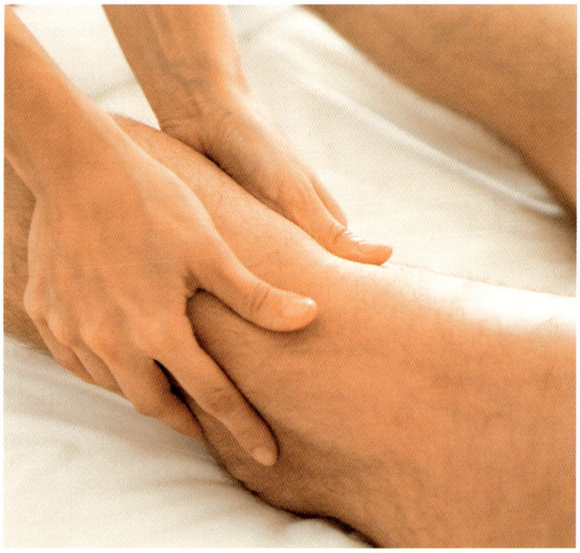

2 **Alongamento sobre o joelho** Coloque as mãos em concha ao redor da perna do parceiro, com os polegares juntos no centro da linha de flexão na região posterior do joelho. Separe as mãos de maneira lenta, esticando levemente a dobra com os polegares. Isso não só traz uma ótima sensação, mas libera qualquer tensão ao redor da articulação.

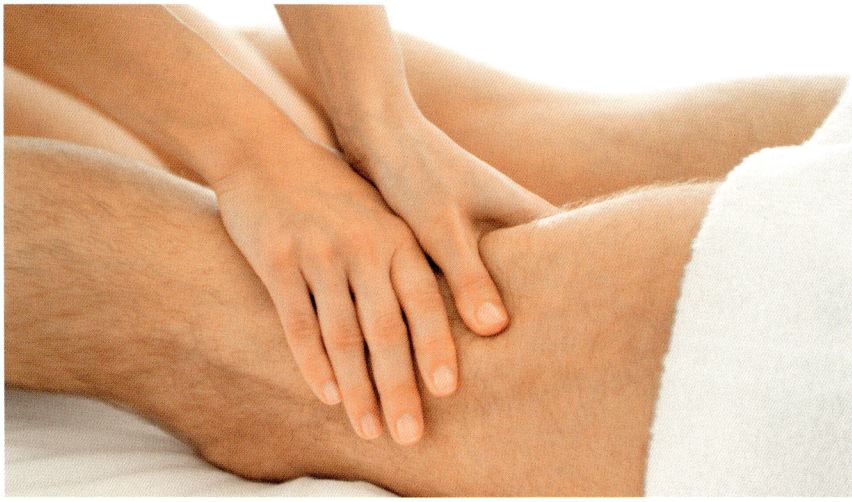

3 **Deslizamento profundo sobre a coxa** Coloque as duas mãos juntas sobre a região posterior da coxa, começando logo acima do joelho. Abra bem as mãos a fim de que os polegares fiquem de um lado dos músculos e os dedos do outro. Incline-se bastante ao fazer a manobra e use o peso do corpo para deslizar com pressão moderada, subindo pela coxa, diminuindo a pressão ao se aproximar da nádega. Repita várias vezes.

4 **Deslizamento profundo com a base da mão** Use a base da mão para deslizar com pressão moderada, subindo pela lateral da coxa do parceiro. Incline o punho para trás e levante os dedos a fim de aplicar uma pressão firme com a base da mão. Comece logo acima do joelho e deslize sobre a coxa em um movimento contínuo, subindo pela lateral do membro inferior, arredondando o movimento sobre o quadril. Repita.

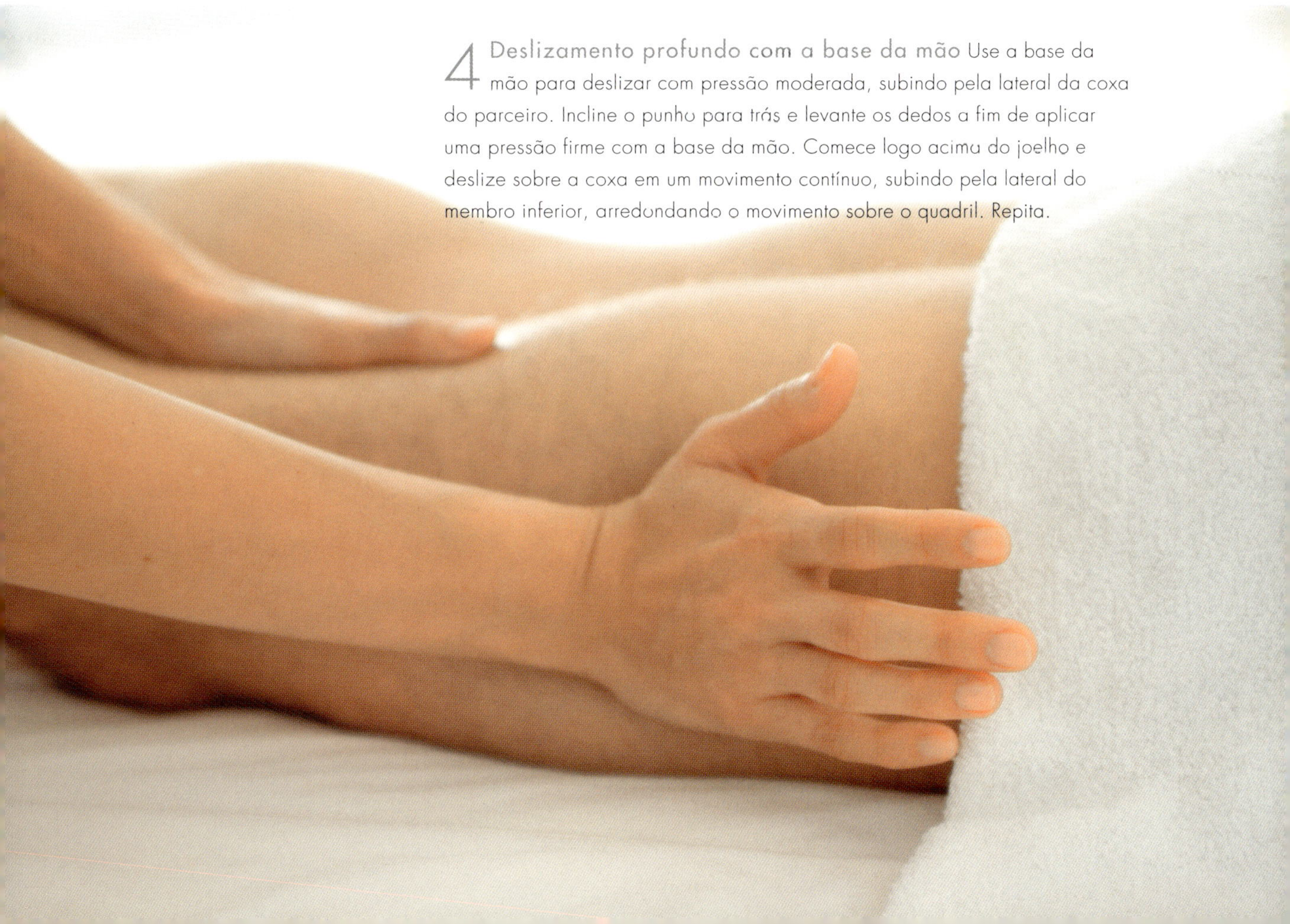

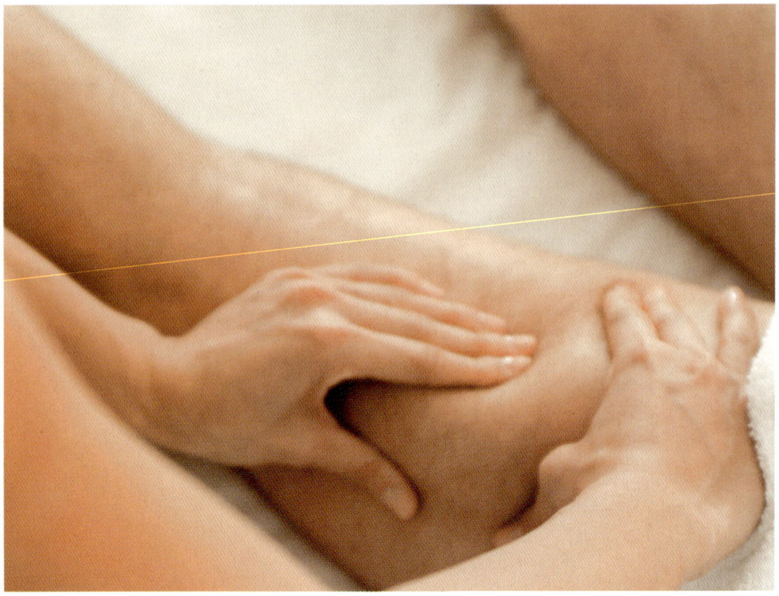

5 **Amassamento profundo na coxa** Comece aplicando amassamento nas regiões posterior e lateral da coxa, pressionando com os polegares e rolando os músculos em sua direção. Suba e desça sobre o membro inferior, atento aos pontos tensos sob suas mãos e concentrando-se em todas as áreas em que perceba tensão. Diminua a pressão perto do joelho e do quadril.

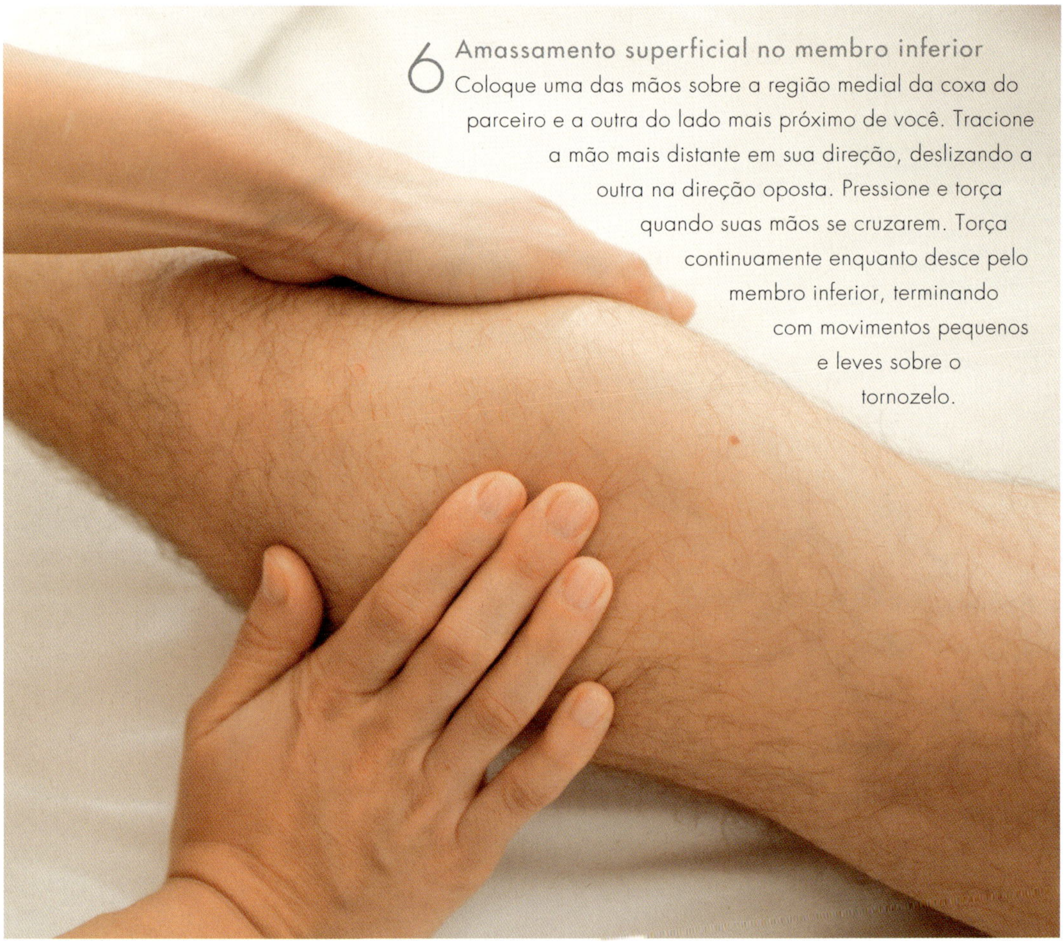

6 **Amassamento superficial no membro inferior** Coloque uma das mãos sobre a região medial da coxa do parceiro e a outra do lado mais próximo de você. Tracione a mão mais distante em sua direção, deslizando a outra na direção oposta. Pressione e torça quando suas mãos se cruzarem. Torça continuamente enquanto desce pelo membro inferior, terminando com movimentos pequenos e leves sobre o tornozelo.

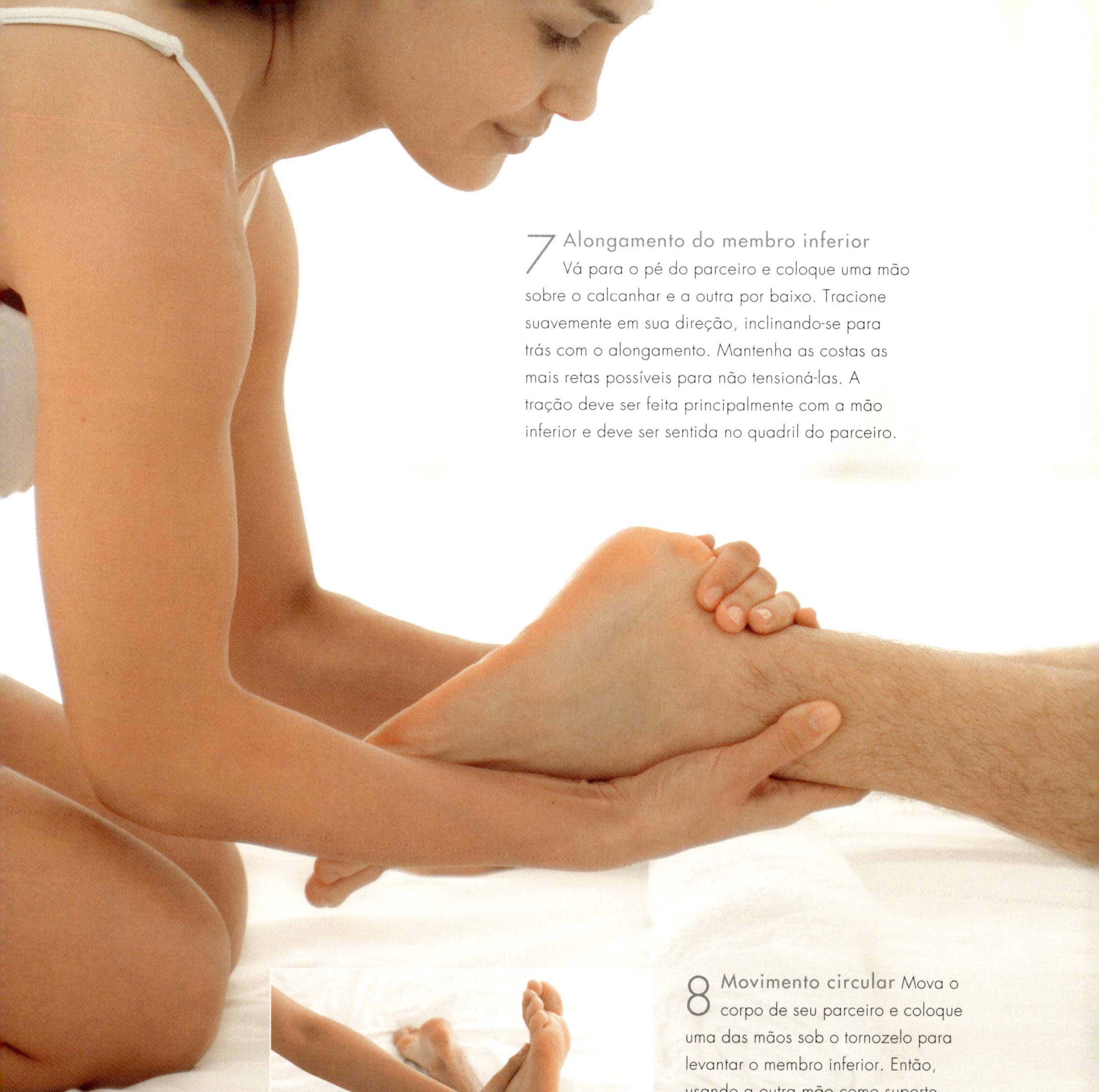

7 **Alongamento do membro inferior** Vá para o pé do parceiro e coloque uma mão sobre o calcanhar e a outra por baixo. Tracione suavemente em sua direção, inclinando-se para trás com o alongamento. Mantenha as costas as mais retas possíveis para não tensioná-las. A tração deve ser feita principalmente com a mão inferior e deve ser sentida no quadril do parceiro.

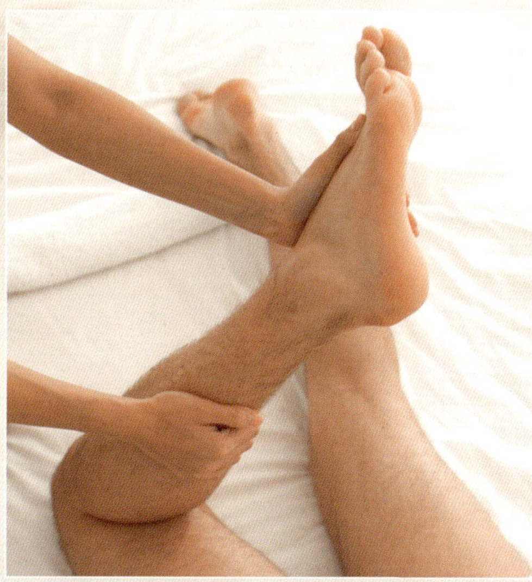

8 **Movimento circular** Mova o corpo de seu parceiro e coloque uma das mãos sob o tornozelo para levantar o membro inferior. Então, usando a outra mão como suporte, faça movimentos circulares, três vezes em cada direção. Faça círculos o quão amplos forem necessários para serem confortáveis, certificando-se de que o parceiro solte todo o peso do membro inferior e deixe que você faça o movimento sem ajuda. Esse movimento relaxa o joelho e o quadril.

Pés

Os pés e tornozelos completam a massagem na parte posterior do corpo em um sentido bem real da palavra. A atenção adequada aos pés é essencial ao receber uma massagem que abrange todo o corpo, o qual, assim, é trabalhado da cabeça aos pés. Esta posição é boa para massagear a sola do pé e também para os movimentos passivos na articulação do tornozelo. As solas dos pés são muito sensíveis, com muitas terminações nervosas e também zonas reflexas, de modo que massageá-las pode afetar os órgãos do corpo, além de ser muito relaxante. Assegure-se de trabalhar todo o pé para dar uma sensação de completude, mas seja cuidadoso perto do arco do pé, onde a pressão deve ser mínima. A tendência a sentir cócegas muitas vezes é abrandada pelo relaxamento consciente.

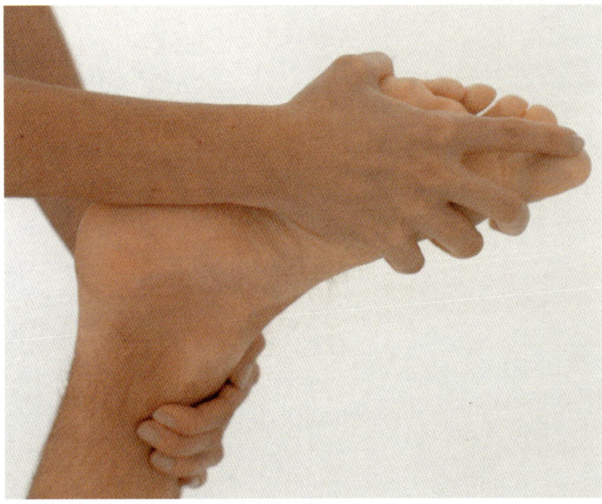

1 **Girar o tornozelo** Com o membro inferior do parceiro ainda levantado e apoiado por sua mão, coloque a outra mão sobre a sola do pé. Segure com os dedos a porção mais distal do pé, perto dos dedos, apoie o seu antebraço sobre o calcanhar e comece a girar o tornozelo lentamente. Usando o antebraço como alavanca para ajudar no movimento, faça círculos com o pé, do modo mais amplo e completo possível. Repita o movimento três vezes em cada direção.

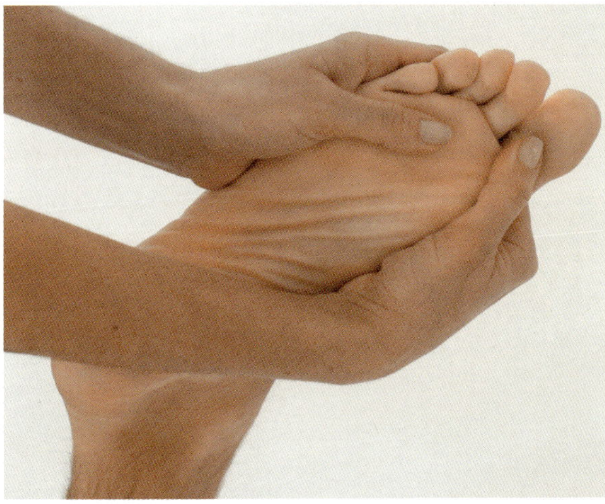

2 **Torção do pé** Segure as laterais do pé do parceiro entre as palmas das mãos. Aplique pressão tracionando para baixo com os dedos de uma mão, e empurrando para cima com a base da outra, a fim de virar o pé. Pressione até encontrar resistência e depois repita a manobra do outro lado. Isso ajuda a alongar os músculos e dará a seu parceiro uma boa sensação de liberação.

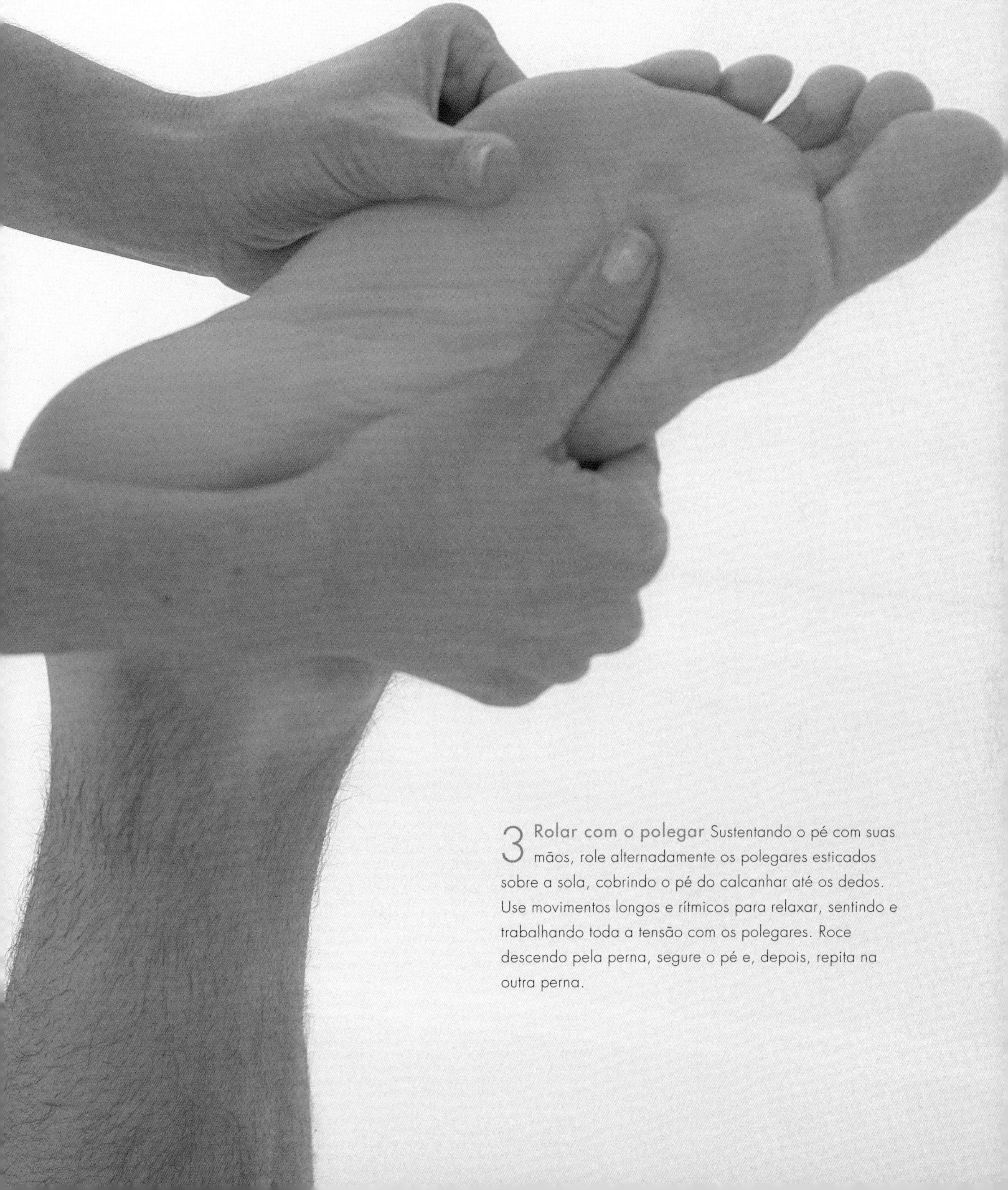

3 **Rolar com o polegar** Sustentando o pé com suas mãos, role alternadamente os polegares esticados sobre a sola, cobrindo o pé do calcanhar até os dedos. Use movimentos longos e rítmicos para relaxar, sentindo e trabalhando toda a tensão com os polegares. Roce descendo pela perna, segure o pé e, depois, repita na outra perna.

Pescoço

Esta parte da massagem lhe dá a chance de trabalhar bastante os músculos do pescoço e de alongar a coluna. Na verdade, eu nunca faço uma massagem nas costas sem trabalhar o pescoço. Ao massagear, perceba o relaxamento dos músculos e a liberação da tensão no pescoço, além de se concentrar no movimento e na flexibilidade. A tensão nas costas e nos ombros quase sempre afeta o pescoço que, por sua vez, pode ser a causa de dores de cabeça. Os movimentos finais de liberação na cabeça podem, muitas vezes, acalmar tais dores. Massageie o pescoço do parceiro por bastante tempo. Dentre todas as áreas do corpo, as massagens nas costas e no pescoço são as mais benéficas e apreciadas.

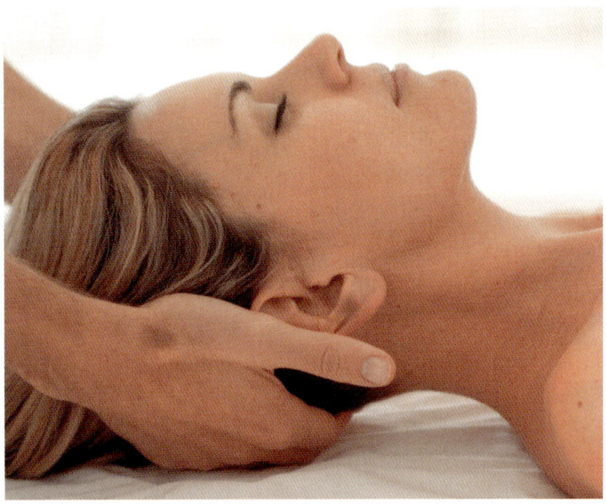

1 **Alongamento do pescoço** Sente-se diante da cabeça de seu parceiro e esfregue um pouco de óleo em suas mãos. Coloque as pontas dos dedos na parte superior do tórax e leve-as para fora, sobre os ombros, e para cima, pela região posterior do pescoço, colocando as mãos em concha ao redor da base do crânio. Tracione diretamente em sua direção, inclinando o queixo para baixo e alongando a coluna ao fazer isso. Deixe que seus dedos deslizem sob o crânio e depois solte.

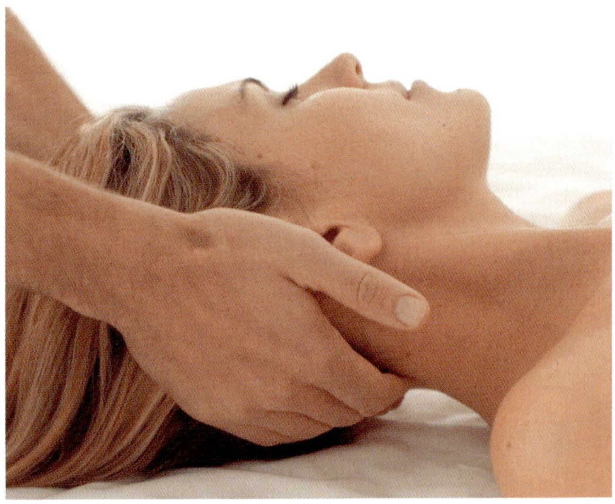

2 **Rolar o pescoço** Coloque as duas mão no pescoço do parceiro, uma de cada lado. Agora, role uma delas para cima, ao longo dos músculos do pescoço, girando a cabeça do parceiro para o lado oposto ao fazer isso. Sustente o pescoço com a mão livre. Repita o movimento com a outra mão, trazendo a cabeça do parceiro de volta à posição neutra. De modo suave, role a cabeça de um lado para o outro por várias vezes, certificando-se de que o parceiro esteja totalmente relaxado.

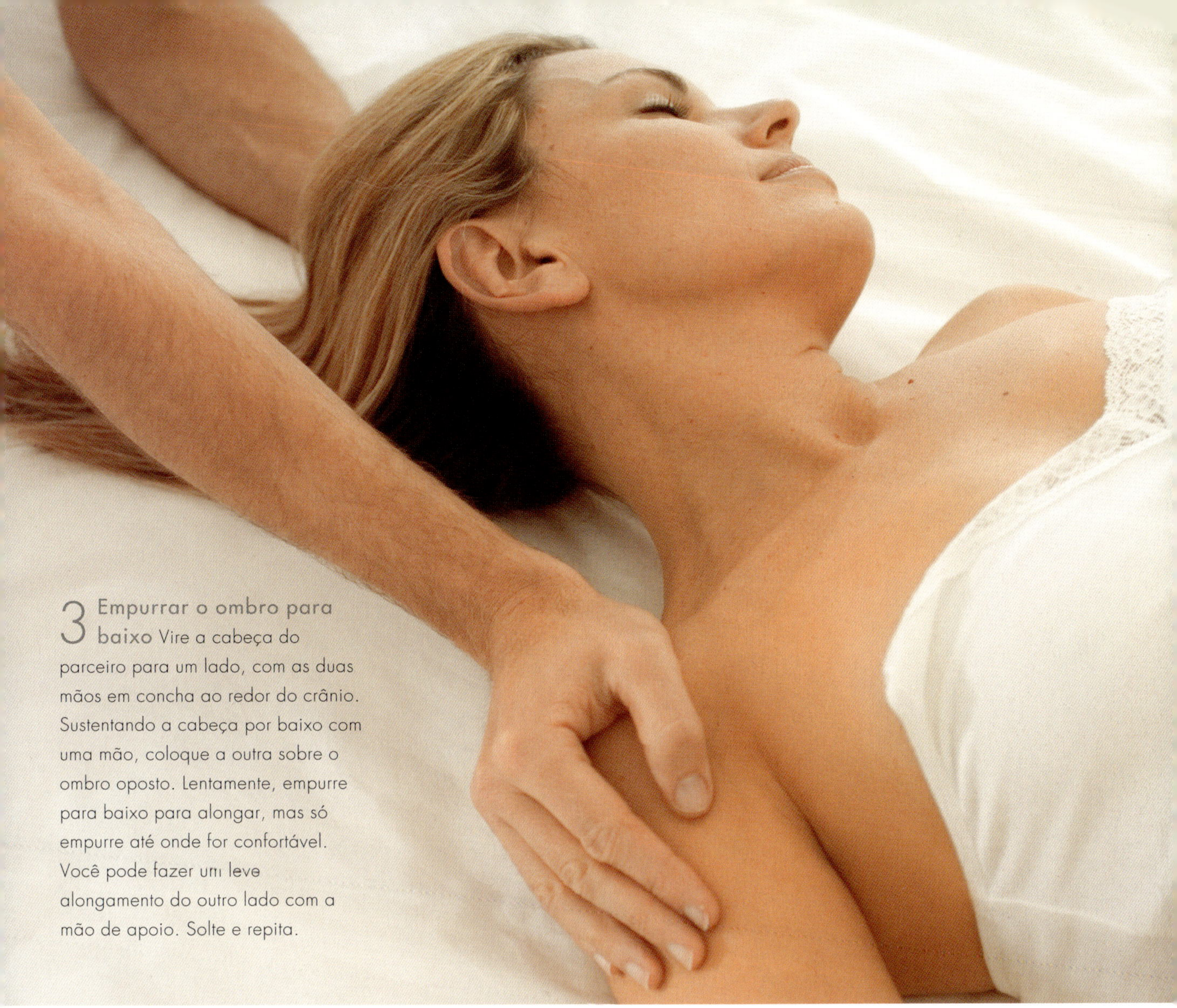

3 **Empurrar o ombro para baixo** Vire a cabeça do parceiro para um lado, com as duas mãos em concha ao redor do crânio. Sustentando a cabeça por baixo com uma mão, coloque a outra sobre o ombro oposto. Lentamente, empurre para baixo para alongar, mas só empurre até onde for confortável. Você pode fazer um leve alongamento do outro lado com a mão de apoio. Solte e repita.

4 **Amassamento com a ponta dos dedos no pescoço** Mantendo sua mão de apoio embaixo da cabeça do parceiro, deslize sua mão livre sob as costas até onde você alcançar (o parceiro não deve se mover para ajudar). Assegure-se de estar ao lado da coluna. Pressione com os dedos e traga a mão até a base do crânio, tracionando os músculos. Sua pressão deve ser mais suave sobre o pescoço. Repita para liberar profundamente a tensão.

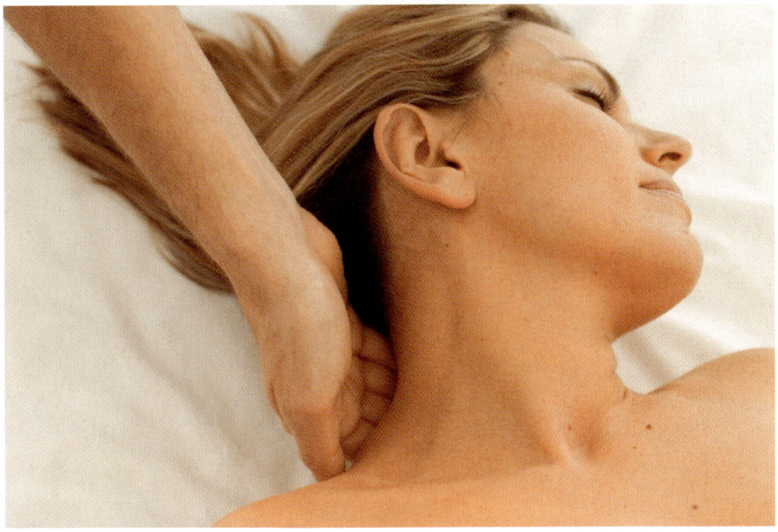

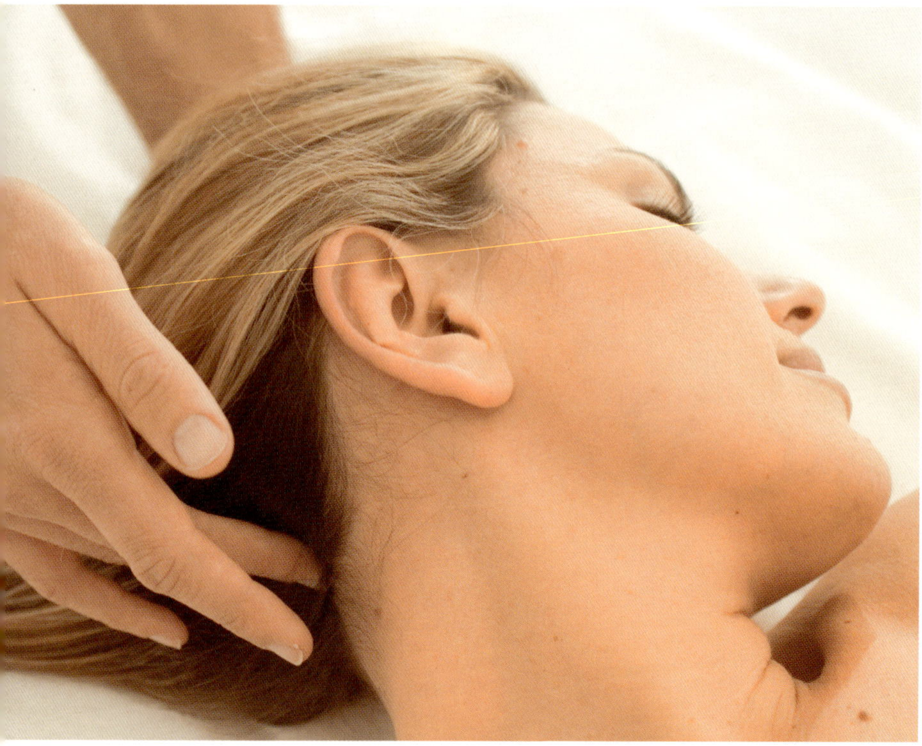

5 Pressionar sob o crânio

Localize a crista óssea na base do crânio do parceiro. Então, coloque as pontas dos dedos sob ela, bem ao lado da coluna. Pressione suavemente com as pontas dos dedos, exercendo pressão para cima, sob o crânio. Aumente a pressão se o parceiro achar confortável e depois solte. Continue a pressionar e a soltar ritmicamente em intervalos regulares, seguindo a crista até a orelha.

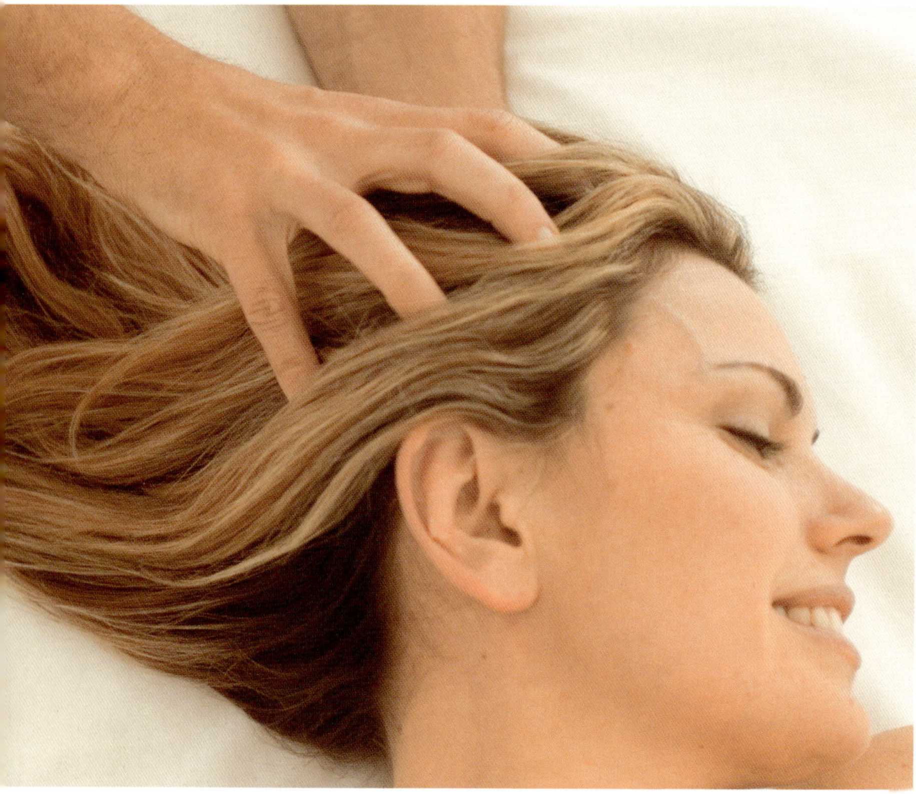

6 Girar o couro cabeludo

Arqueie a mão, colocando as pontas dos dedos sobre o couro cabeludo do parceiro. Pressionando para baixo com as pontas dos dedos, gire a mão no local sobre o couro cabeludo. Esse movimento deve ser cuidadoso e preciso. A pele deve se mover quando você faz isso. Levante a mão e repita o movimento. Trabalhe com firmeza sobre o couro cabeludo, sem alterar a posição de seus dedos.

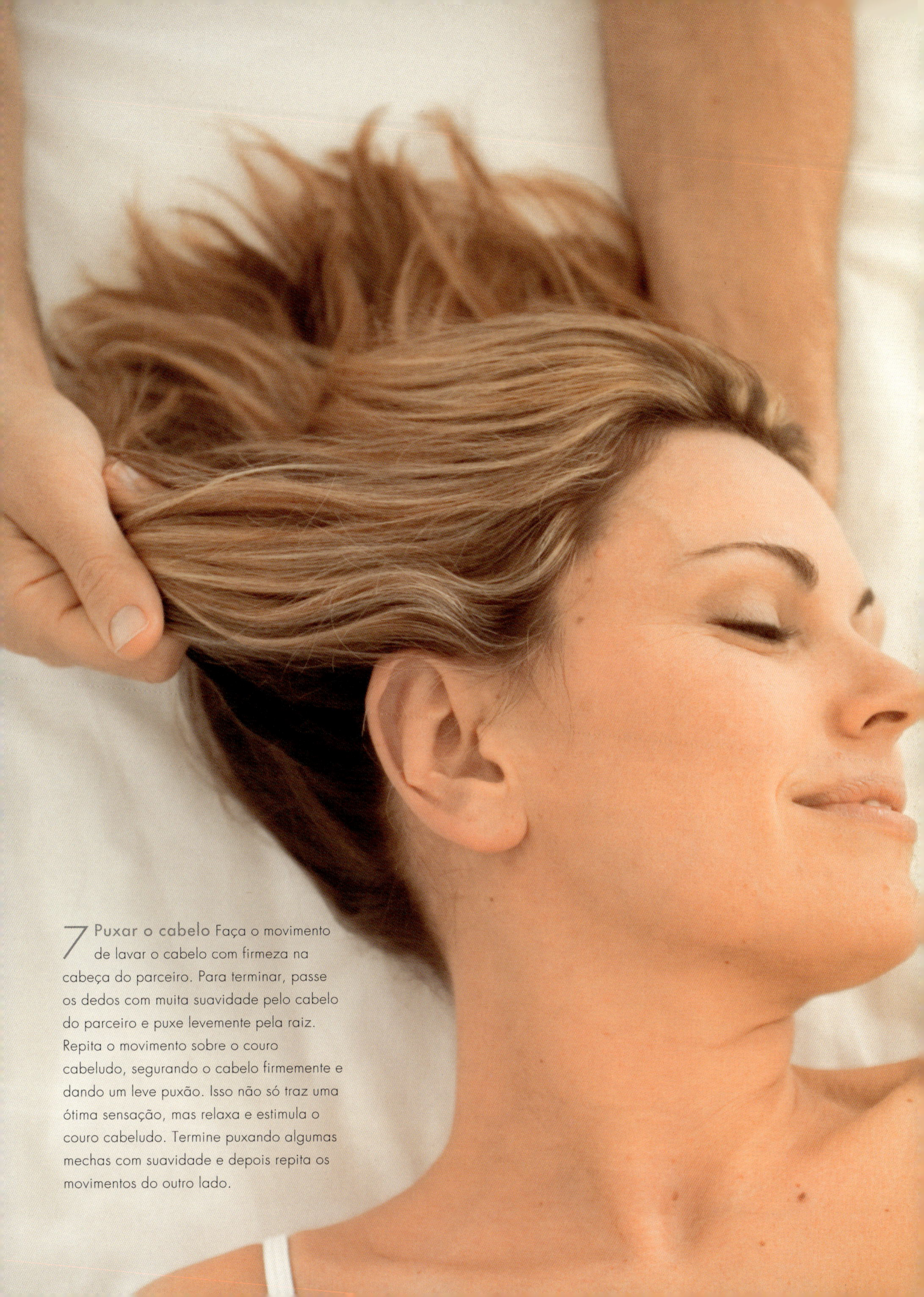

7 **Puxar o cabelo** Faça o movimento de lavar o cabelo com firmeza na cabeça do parceiro. Para terminar, passe os dedos com muita suavidade pelo cabelo do parceiro e puxe levemente pela raiz. Repita o movimento sobre o couro cabeludo, segurando o cabelo firmemente e dando um leve puxão. Isso não só traz uma ótima sensação, mas relaxa e estimula o couro cabeludo. Termine puxando algumas mechas com suavidade e depois repita os movimentos do outro lado.

Face

Ao massagear o rosto, você irá trabalhar sobre alguns de seus inúmeros pontos de pressão. Como os movimentos sobre o rosto são muito precisos, seus dedos precisam ser sensíveis tanto à posição dos músculos quanto ao modo como respondem ao toque. Sinta cada área que trabalhar com as pontas dos dedos, usando a estrutura óssea como um auxílio. Ao massagear a testa do parceiro, mantenha sua mente tão clara quanto for possível, para ajudar o parceiro a relaxar. Uma mente calma e um toque firme irão ter mais efeitos em seu parceiro do que você imagina. Novamente, certifique-se de que seus movimentos terminem com um movimento para cima. Se os olhos do parceiro começarem a rolar sob as pálpebras, você deve considerar isso um sinal muito bom.

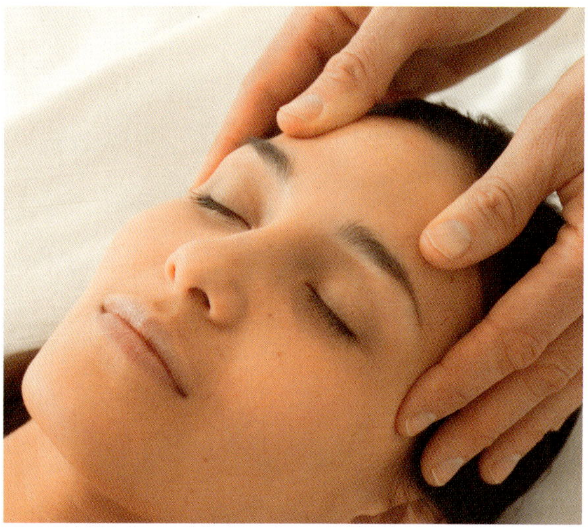

1 **Movimento dos polegares na testa** Descanse as duas mãos do lado da cabeça do parceiro e coloque os polegares juntos no centro da testa. Lentamente, separe os polegares, atravessando a testa até a raiz dos cabelos. Aplique uma pressão suave com os polegares esticados, liberando com leveza no final do movimento. Repita duas vezes.

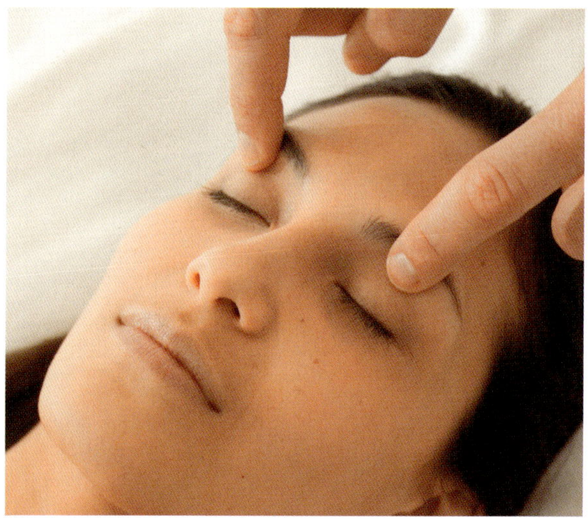

2 **Pressionar as órbitas oculares** Com as pontas de seus dedos, pressione levemente para cima até atingir a borda da órbita ocular. Comece no nariz, abaixo da porção medial das sobrancelhas e trabalhe em direção à porção lateral, acompanhando os olhos, pressionando a intervalos pequenos e regulares. Siga a curva natural até o canto lateral, evitando qualquer contato direto com o olho.

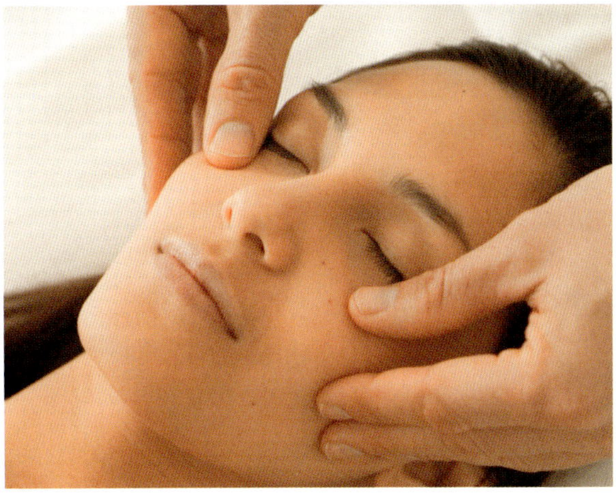

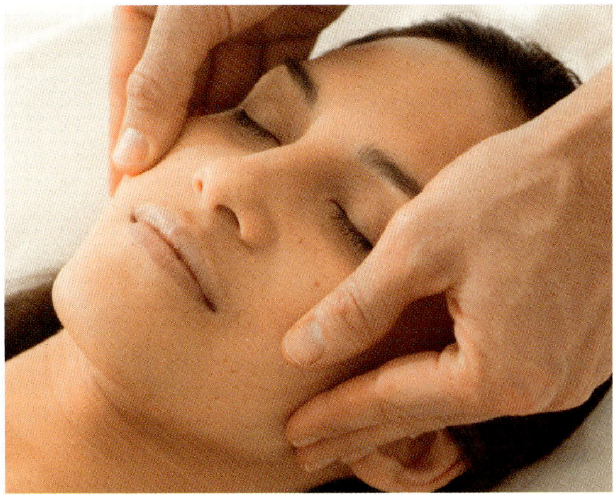

3 **Pressionar as órbitas oculares** Continue o movimento logo abaixo da borda inferior da órbita ocular. Comece no canto lateral e pressione a intervalos regulares ao longo da linha do osso, desta vez usando as polpas dos polegares. Trabalhe voltando para o nariz, evitando contato com o olho e libere a pressão no canto medial.

4 **Movimento dos polegares sob as maçãs do rosto** Descanse suas mãos ao lado do rosto do parceiro. Coloque as polpas dos polegares logo abaixo dos ossos malares e separe-as, dirigindo-as do nariz para a mandíbula. Pressione suavemente para dentro e levemente para cima, sob o osso, continuando o movimento para fora sem esticar a pele. Libere a pressão em direção às orelhas.

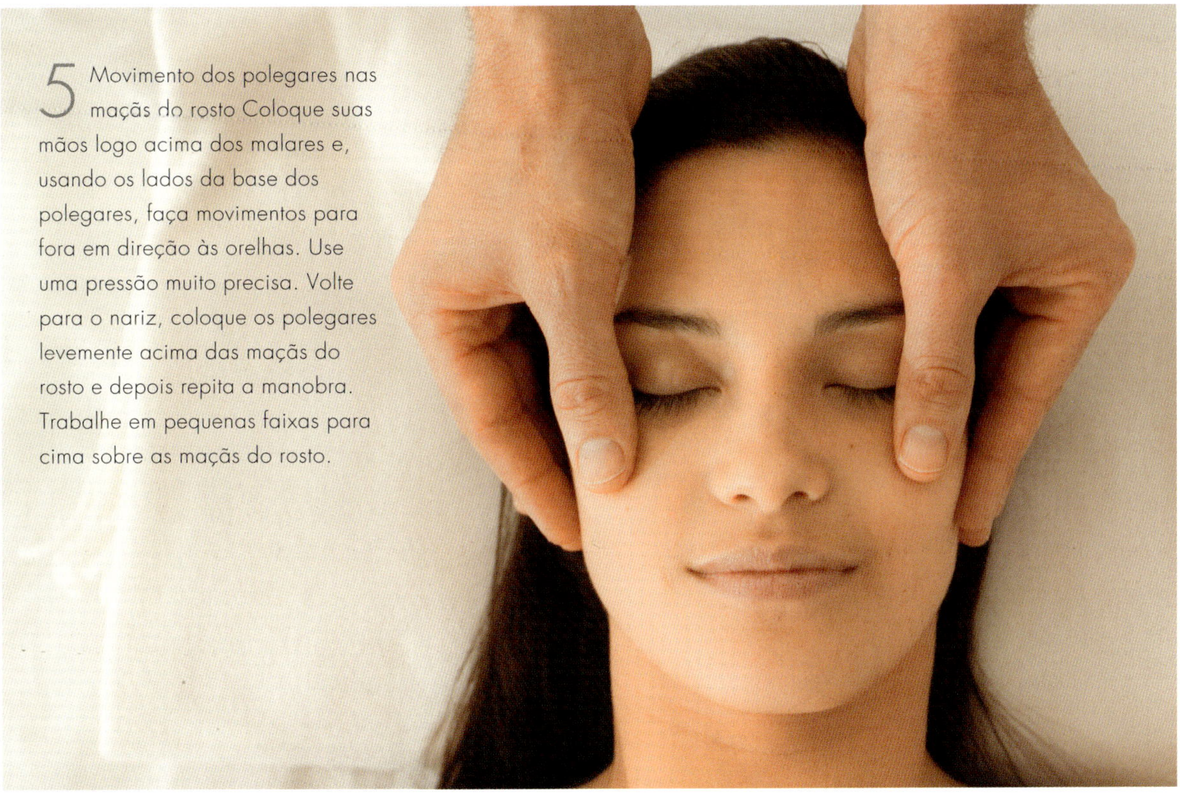

5 **Movimento dos polegares nas maçãs do rosto** Coloque suas mãos logo acima dos malares e, usando os lados da base dos polegares, faça movimentos para fora em direção às orelhas. Use uma pressão muito precisa. Volte para o nariz, coloque os polegares levemente acima das maçãs do rosto e depois repita a manobra. Trabalhe em pequenas faixas para cima sobre as maçãs do rosto.

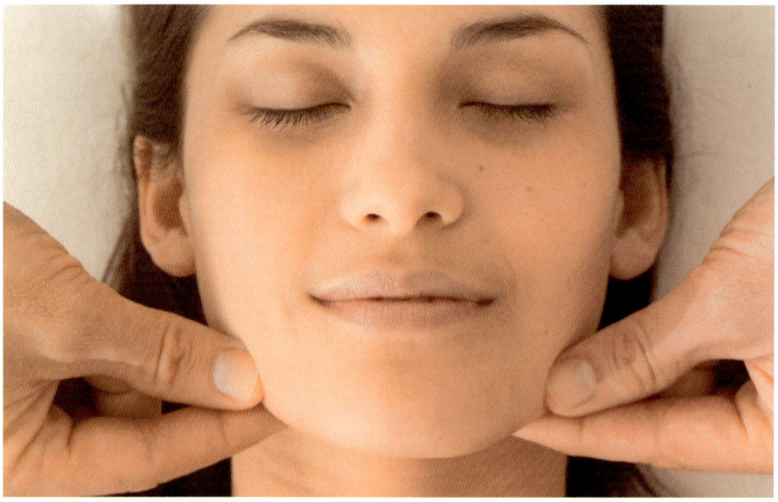

6 **Apertar a mandíbula** Coloque as mãos sobre o queixo do parceiro, com os polegares acima do queixo e os dedos embaixo. Suavemente, aperte os músculos e o tecido mole entre os polegares e os indicadores e continue a exercer pressão moderada a intervalos regulares, trabalhando em direção lateral ao longo da linha da mandíbula. Continue pressionando até atingir o ângulo da mandíbula.

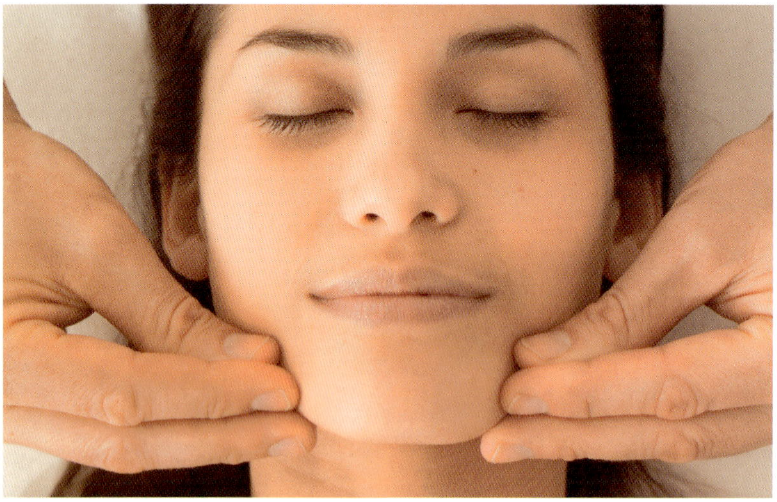

7 **Movimento dos dedos sob o queixo** Volte ao centro do queixo do parceiro. Coloque as mãos em concha ao redor do queixo com as pontas dos dedos tocando-se no meio. Lentamente afaste as mãos, movendo-as para fora em direção às orelhas. Faça esse movimento acima e abaixo da linha da mandíbula. Esse é um movimento longo e lento, excelente para ajudar a dispersar qualquer tensão.

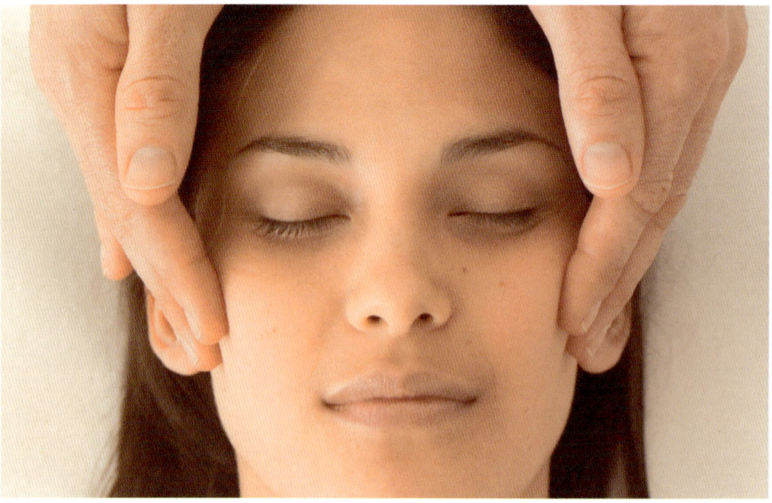

8 **Movimentos circulares na mandíbula** Agora, deslize as pontas dos dedos para a posição acima dos músculos da mandíbula do parceiro. Lentamente, comece a fazer círculos com as pontas dos dedos em sua direção sobre os músculos da mandíbula, a fim de que as manobras penetrem realmente. Se os músculos estiverem tensos, incentive o parceiro a relaxar. Abrir levemente a mandíbula irá ajudar a relaxar. Essa manobra pode aliviar o estresse e também é útil para ajudar a diminuir as dores de cabeça.

9 Toque para fora na testa Para terminar a massagem no rosto, coloque uma mão sobre a testa do parceiro, logo acima das sobrancelhas. De modo suave, faça toques para cima em direção à raiz dos cabelos e levante sua mão levemente da cabeça. Repita o toque por diversas vezes, alternando as mãos. Para completar, descanse as mãos suavemente sobre os olhos do parceiro.

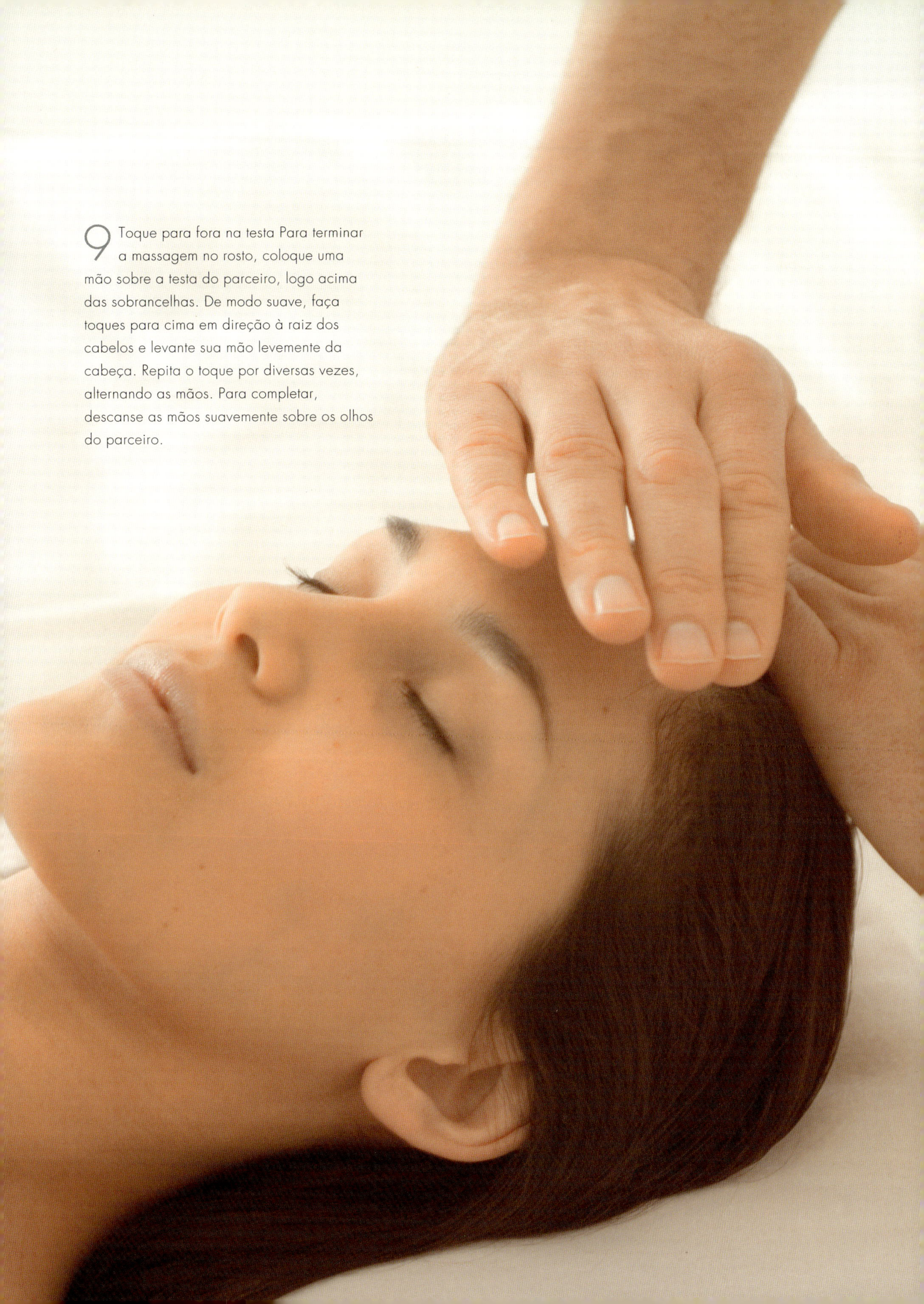

Membros superiores

Agora os movimentos de deslizamento profundo cobrirão uma proporção maior dos membros superiores. Você pode usar essa oportunidade para ficar mais sensível aos músculos, procurando qualquer tensão com as pontas dos dedos e fazendo as manobras com maior precisão e eficácia. Os movimentos em círculo e os de alongamento irão promover a flexibilidade geral e uma sensação de liberdade, e são especialmente úteis para relaxar os ombros. Sempre faça movimentos suaves e confiantes a fim de incentivar o parceiro a relaxar. Se sentir que seu parceiro está tenso ou se segurando, diminua o movimento ou pare, até sentir que os músculos se soltam. Desse modo, o parceiro irá realmente aprender a relaxar, o que irá aumentar bastante os benefícios da massagem.

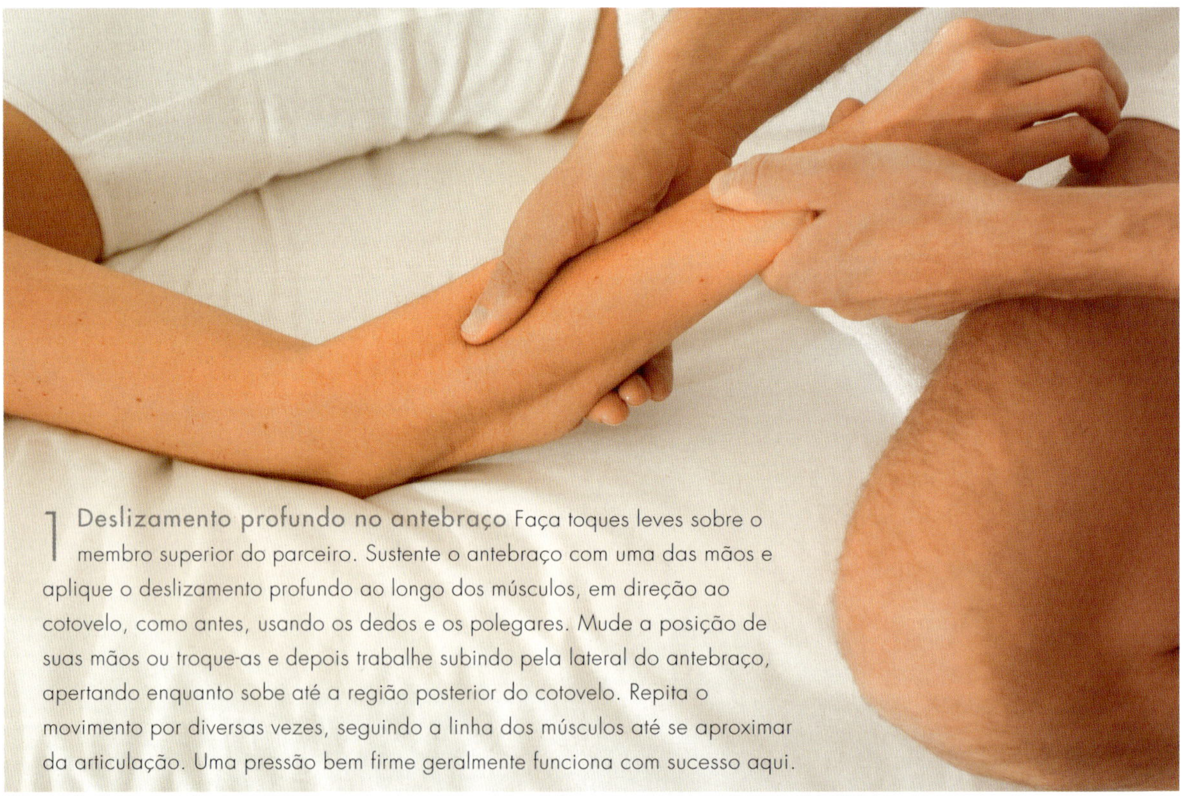

1 **Deslizamento profundo no antebraço** Faça toques leves sobre o membro superior do parceiro. Sustente o antebraço com uma das mãos e aplique o deslizamento profundo ao longo dos músculos, em direção ao cotovelo, como antes, usando os dedos e os polegares. Mude a posição de suas mãos ou troque-as e depois trabalhe subindo pela lateral do antebraço, apertando enquanto sobe até a região posterior do cotovelo. Repita o movimento por diversas vezes, seguindo a linha dos músculos até se aproximar da articulação. Uma pressão bem firme geralmente funciona com sucesso aqui.

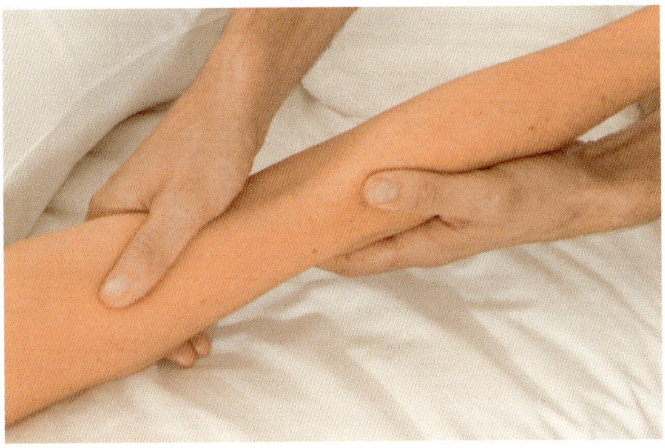

2 **Deslizamento profundo no braço** Mova-se para o braço do parceiro e, sustentando o antebraço com uma das mãos, aplique o deslizamento profundo sobre o bíceps, entre o polegar e os dedos. Levante e deslize sobre os músculos enquanto se movimenta, liberando a tensão. Repita o movimento por diversas vezes, diminuindo a pressão na axila.

3 **Deslizamento profundo no braço** Levante o membro superior do parceiro e dobre o antebraço sobre o pescoço ou a cabeça (o membro superior então poderá se sustentar sozinho). Coloque as duas mãos em concha ao redor do braço, logo acima do cotovelo, e deslize com firmeza descendo pelo braço e arredondando o movimento sobre o ombro. Repita a manobra com firmeza mais duas vezes.

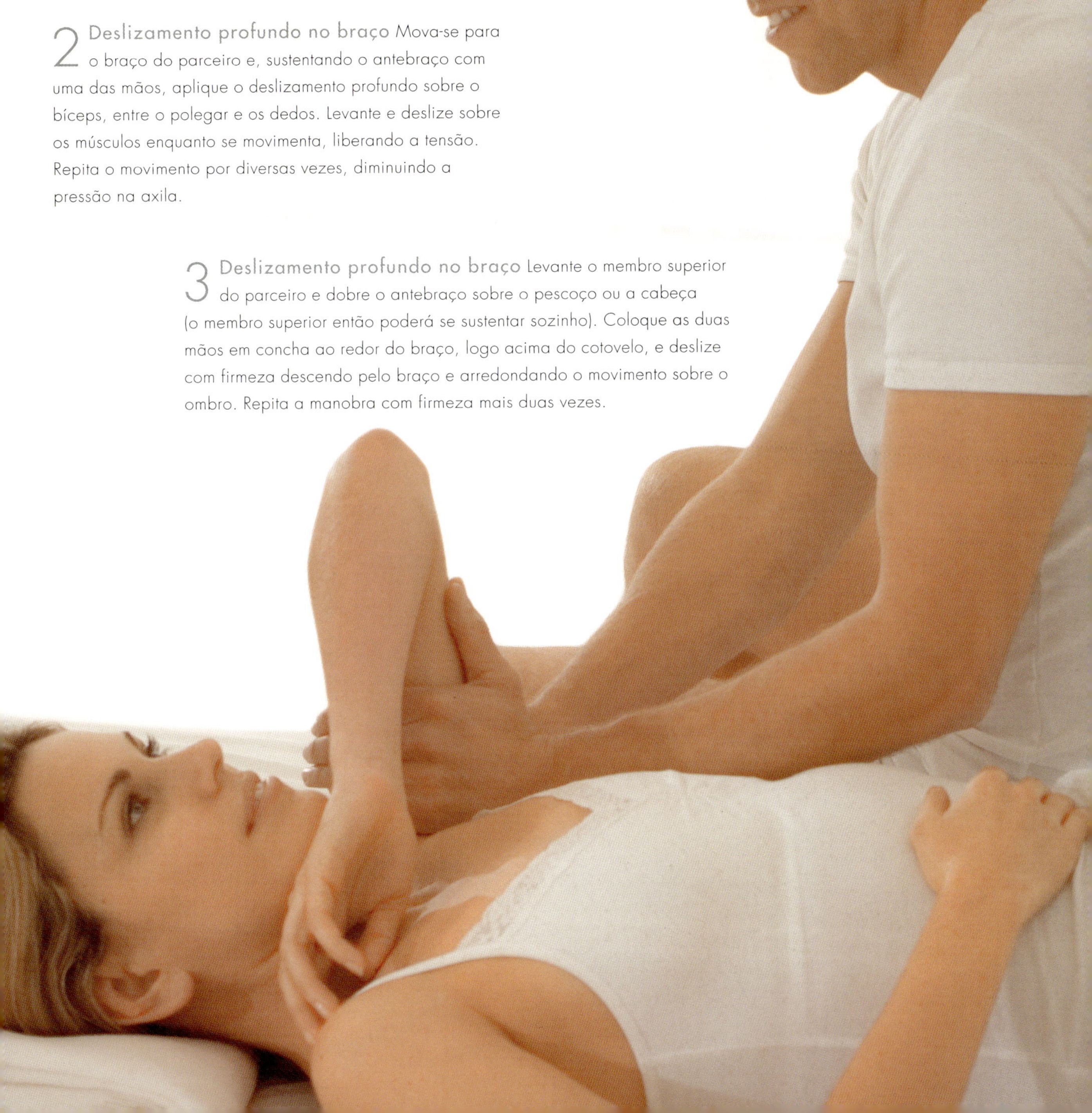

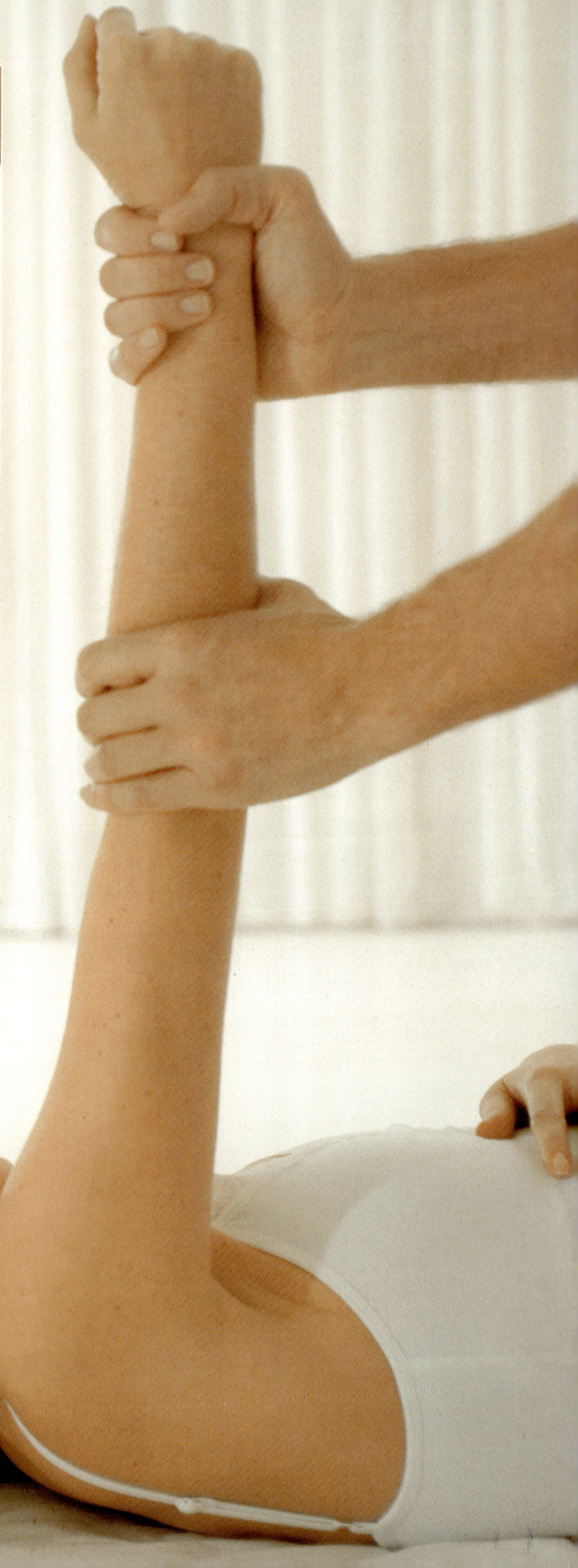

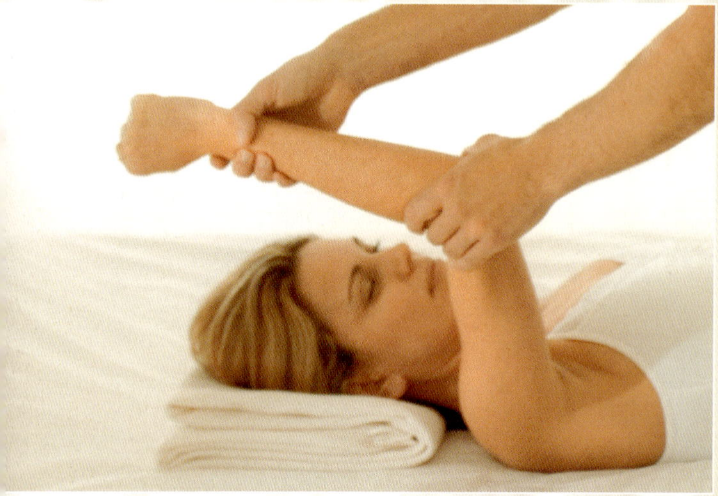

4 Movimento circular com o membro superior Levante o membro superior do parceiro, com uma mão no punho e a outra sustentando o cotovelo. Lentamente, faça um círculo para fora com o membro superior, certificando-se de que o movimento venha da articulação do ombro, que deve estar relaxada. Guie o membro com suas mãos, fazendo círculos amplos e confortáveis. Faça círculos três vezes.

5 Alongar Agora alongue o membro superior do parceiro para cima, como antes, com uma mão no punho e a outra sustentando o cotovelo. No final do alongamento, puxe o membro para trás, a fim de alongar atrás da cabeça do parceiro. Deixe o membro relaxar e depois puxe mais uma vez para cima e para trás.

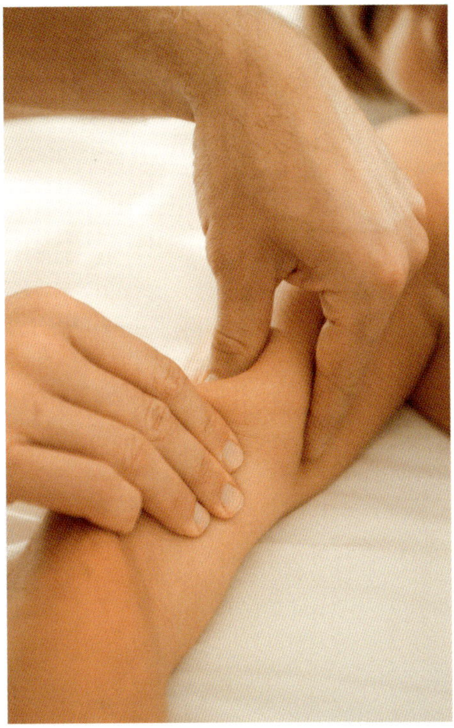

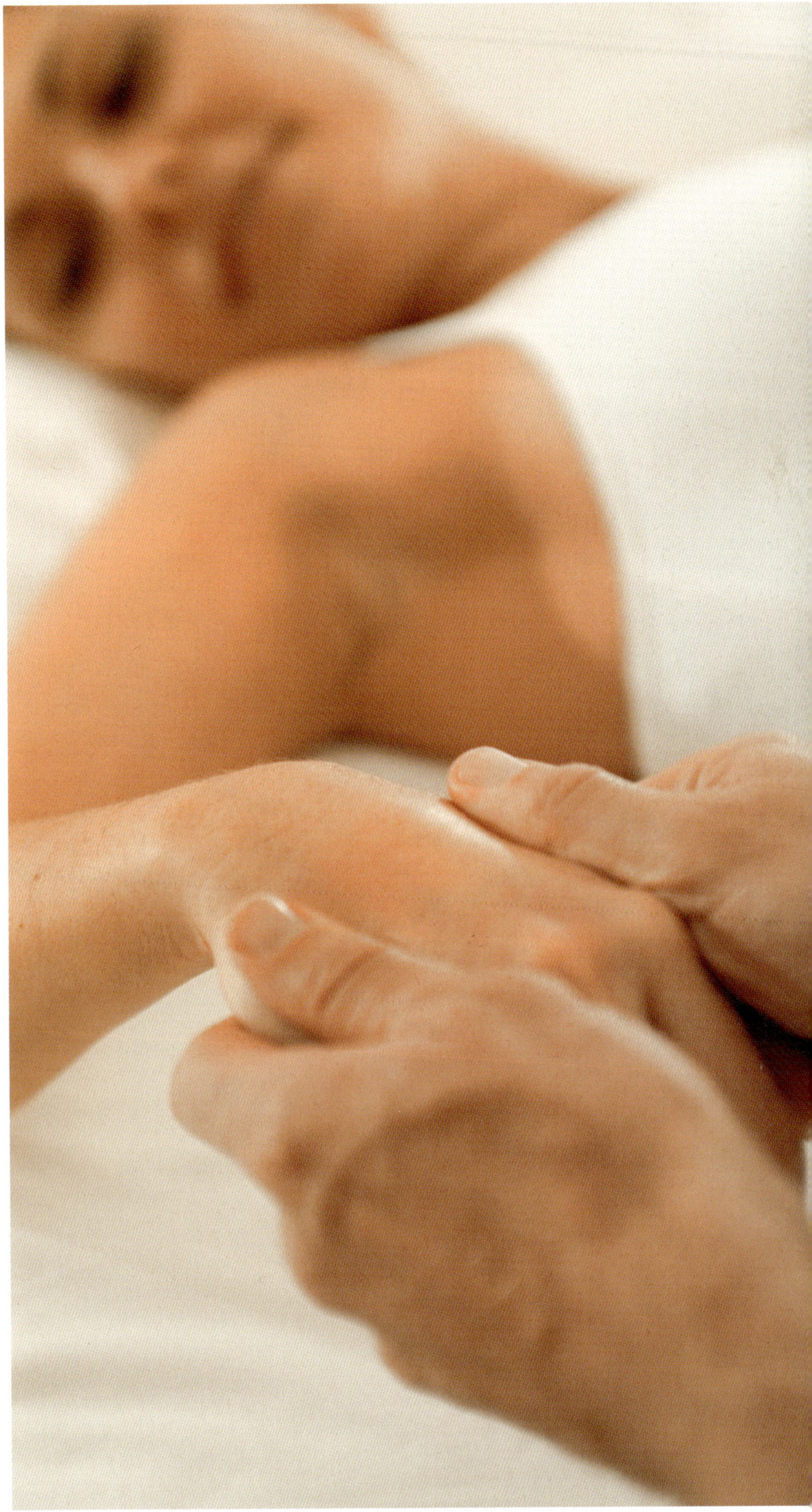

6 Amassamento profundo no braço Descanse o membro estendido do parceiro e comece a aplicar amassamento profundo nos músculos da porção anterior do braço. Empurre com os polegares e role os músculos de volta, em sua direção, concentrando-se nos pontos de tensão. Aplique o amassamento nos músculos várias vezes, fazendo movimentos pequenos.

7 Abertura da mão Coloque as mãos em concha ao redor do braço, com os polegares juntos ao centro, voltados para você. Lentamente afaste os polegares, pressionando com a base. Repita a manobra descendo pelo membro. Agora faça o mesmo movimento de afastar os polegares sobre o dorso da mão, arqueando-a com seus dedos e a base de seus polegares.

Mãos

A maioria das pessoas gosta que suas mãos sejam massageadas. Existem muitos pontos de pressão e zonas reflexas nas mãos, tal como existem nos pés. Elas são muito sensíveis e respondem bem ao toque. Reserve um tempo para massagear toda a palma da mão, massageando também o punho e as articulações dos dedos. Faça os movimentos lentamente e com cuidado para obter o relaxamento máximo. Você precisa encontrar um equilíbrio entre ser delicado e efetivo em seus toques. Ao massagear as mãos você pode liberar a tensão pelas pontas dos dedos e o último movimento irá levantar e estimular. Massagear as extremidades é uma parte importante da massagem corporal. Levar a atenção para cada parte do corpo cria um senso de completude.

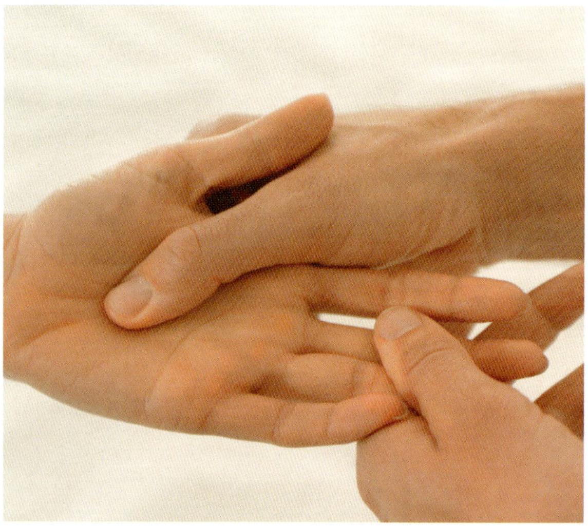

1 **Movimento circular na palma** Vire a mão do parceiro para cima e segure-a. Depois, pressionando a palma com a polpa do polegar, faça pequenos movimentos circulares no local, pressionando para fora. Pressione ao fazer o círculo para aumentar a penetração. Cubra a superfície da palma, inclusive a base do polegar, usando as duas mãos se lhe parecer mais fácil.

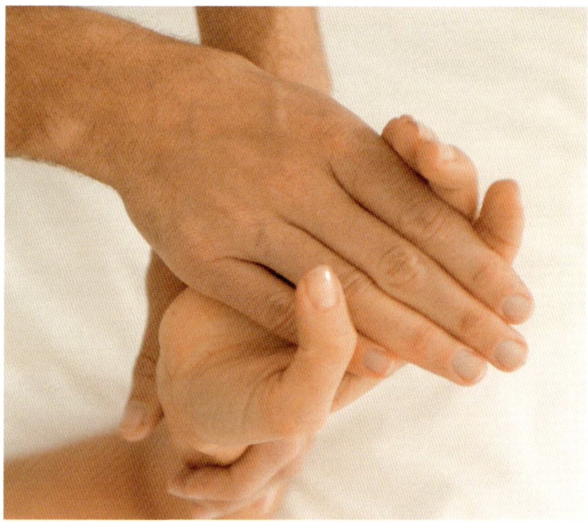

2 **Rotação do punho** Sustente o antebraço com uma mão e com a outra segure a mão do parceiro. Depois, traga a mão para a frente, tão distante quanto for confortável, e lentamente comece a fazer círculos com ela. Faça os círculos tão amplos quanto for possível. Rote o punho duas vezes em cada direção, aplicando maior pressão à mão onde for necessário.

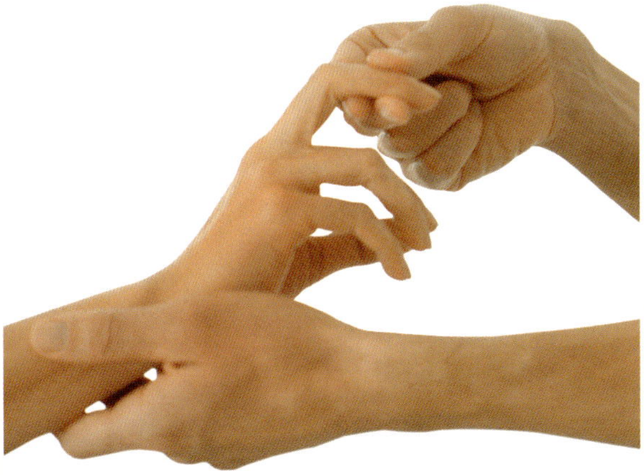

3 **Pedalar os dedos** Apoiando a mão do parceiro, segure a ponta de um dedo entre os seus e faça movimentos de pedalar, fazendo círculos com o dedo, primeiro em sua direção e depois afastando-se de você. Isso é excelente para as articulações dos dedos. Faça o movimento de pedalar com um dedo por vez e não deixe que o parceiro o ajude.

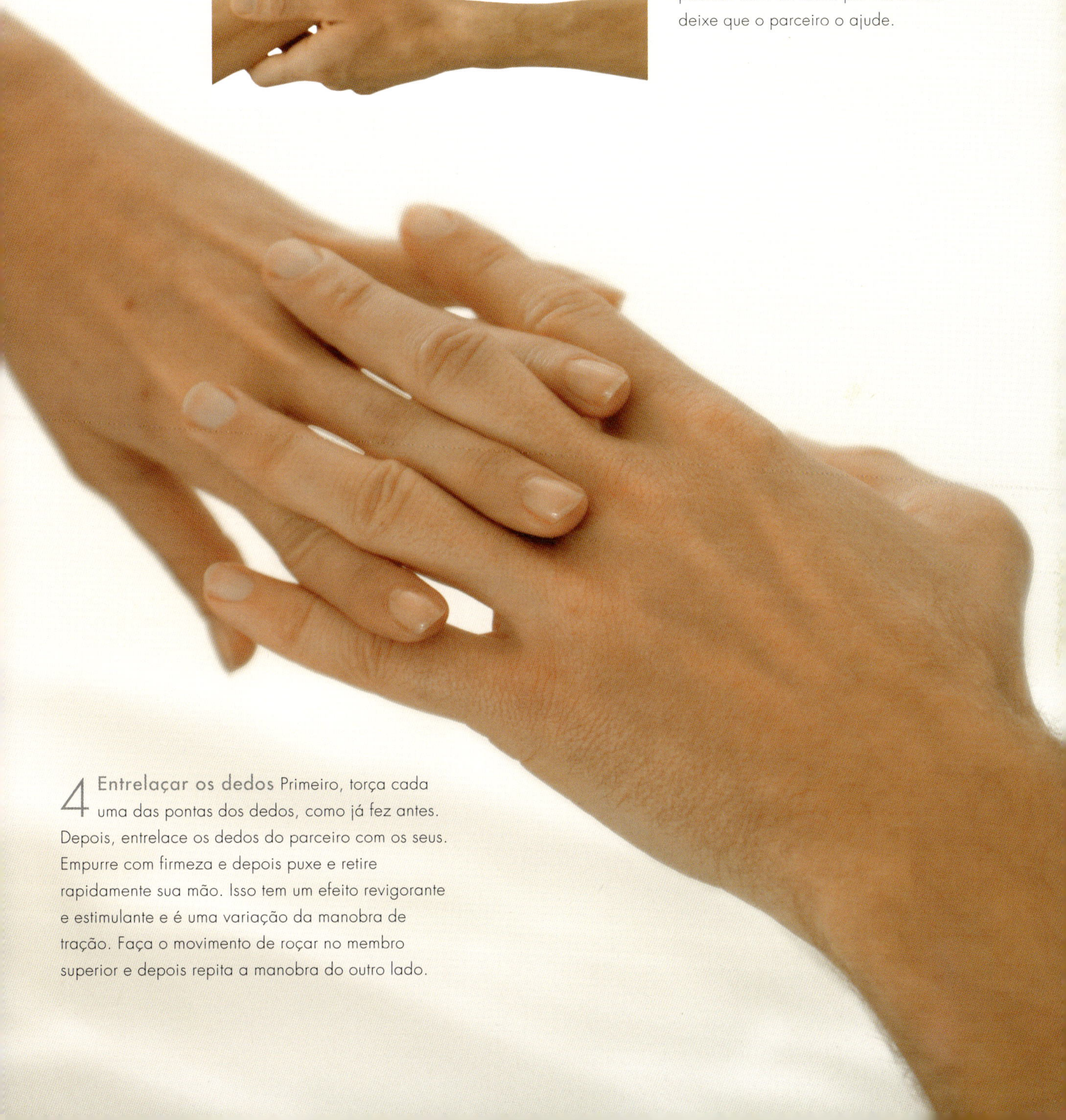

4 **Entrelaçar os dedos** Primeiro, torça cada uma das pontas dos dedos, como já fez antes. Depois, entrelace os dedos do parceiro com os seus. Empurre com firmeza e depois puxe e retire rapidamente sua mão. Isso tem um efeito revigorante e estimulante e é uma variação da manobra de tração. Faça o movimento de roçar no membro superior e depois repita a manobra do outro lado.

Tórax

Diversas novas manobras de massagem são usadas no tórax, trabalhando especialmente sobre os músculos peitorais, sobre a caixa torácica e entre as costelas. Nos homens, os músculos peitorais podem ser bem desenvolvidos e você pode precisar trabalhar para incentivar o relaxamento geral. Se a respiração estiver presa, incentive o parceiro a se soltar e a respirar naturalmente. O ponto principal aqui é liberar os músculos da porção superior do tórax, por meio de alongamentos liberadores ao longo da caixa torácica e do trabalho entre as costelas. Essa combinação trará uma sensação de abertura e expansão e permitirá que a caixa torácica se mova com mais liberdade. Talvez você precise de algum tempo para se familiarizar com os novos movimentos de massagem a fim de atingir o melhor efeito.

1 **Expansão sobre as costelas** Sente-se atrás da cabeça do parceiro e faça deslizamento superficial sobre o tórax. Deslize as mãos, descendo pela linha média do tórax mais uma vez, até a região inferior da caixa torácica. Aqui, abra as mãos firmemente sobre as costelas e empurre para fora, até que suas mãos estejam ao redor dos lados do corpo do parceiro (evite o plexo solar).

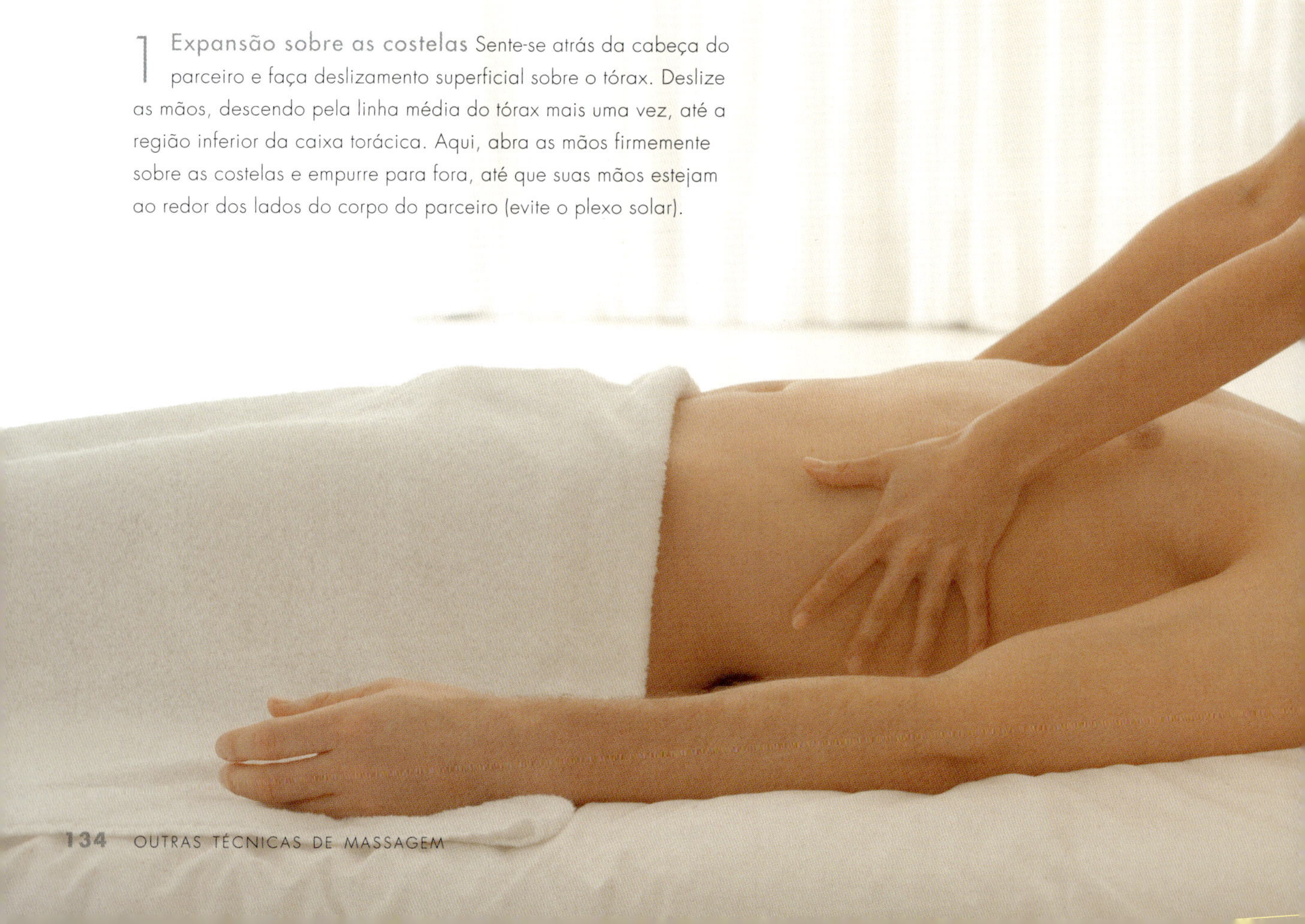

2 **Movimento circular** A partir dessa posição, comece a fazer movimentos circulares, subindo pela região lateral do corpo do parceiro em sua direção. Mantenha as mãos totalmente apoiadas nas laterais das costelas e faça círculos grandes e lentos, subindo pelo corpo em direção às axilas. Retorne para as costelas inferiores e repita a manobra mais uma vez. Lembre-se de ficar atento ao seu equilíbrio ao fazer isso. Faça essa manobra três vezes, subindo pelo corpo do parceiro e fazendo um leve alongamento nas costelas a cada vez.

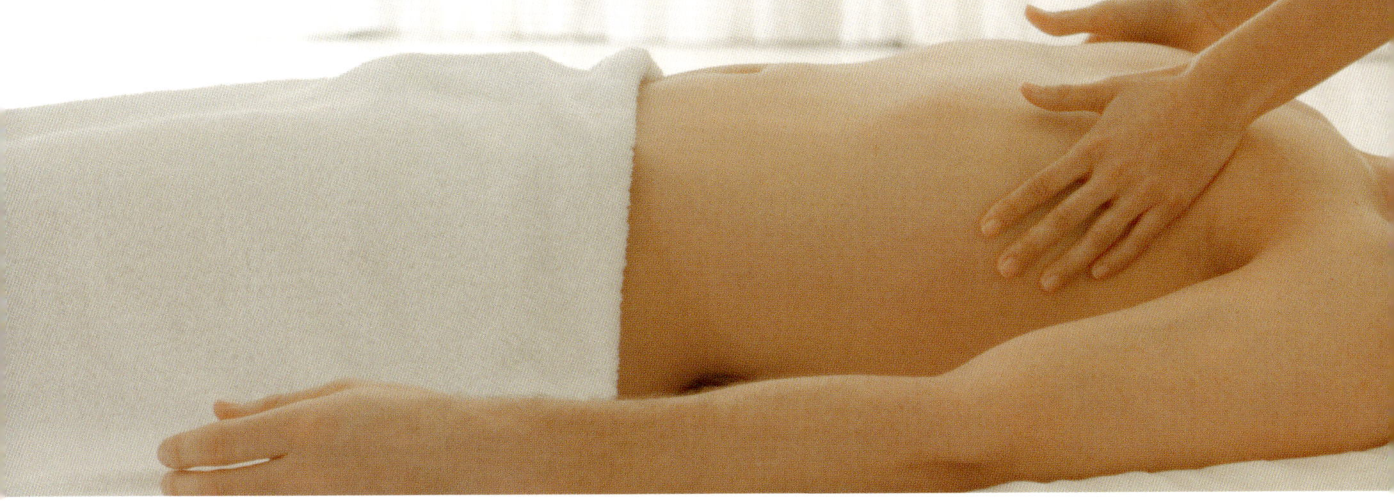

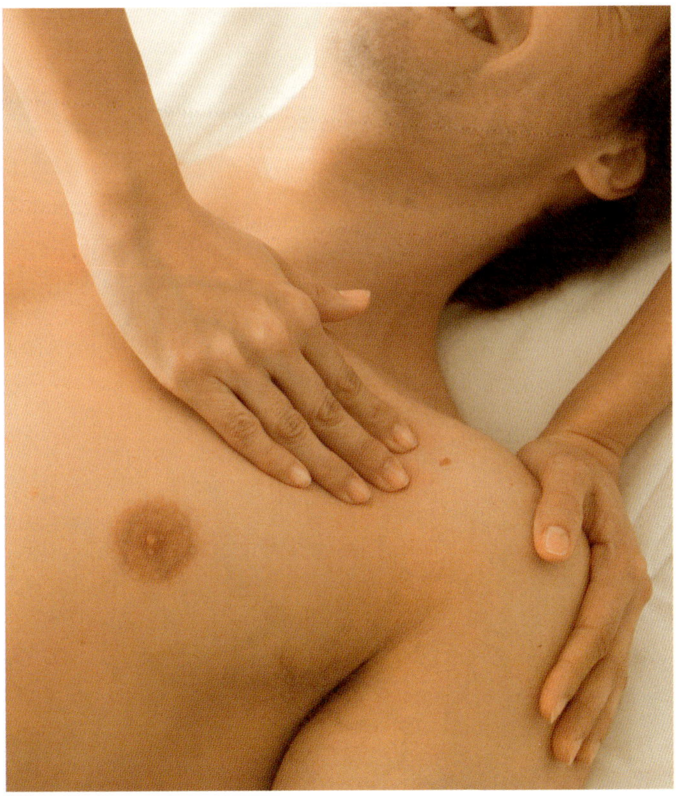

3 **Empurrar o tórax** Use uma mão como apoio e depois coloque as pontas dos dedos da outra mão na região superior do tórax do parceiro, bem ao lado do esterno. Empurre firmemente com os dedos, ao longo das costelas, em direção à articulação do ombro. Repita mais duas vezes, avançando um pouco mais no tórax a cada vez. Sempre é agradável quando se pressiona entre as costelas. Se você tiver uma parceira, tome o cuidado de não massagear diretamente sobre os seios.

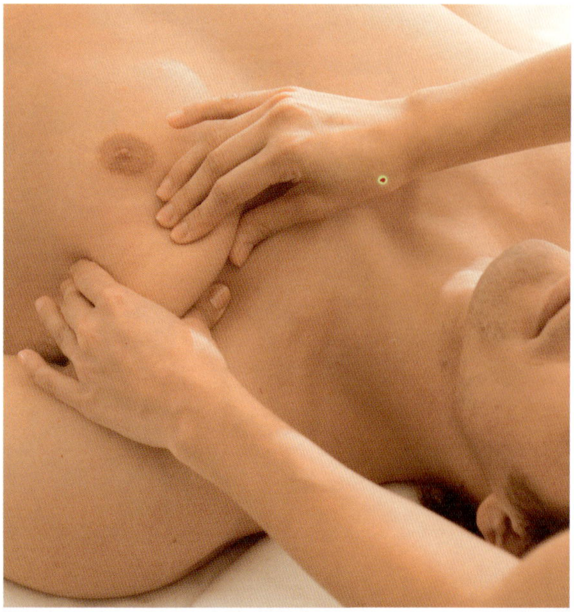

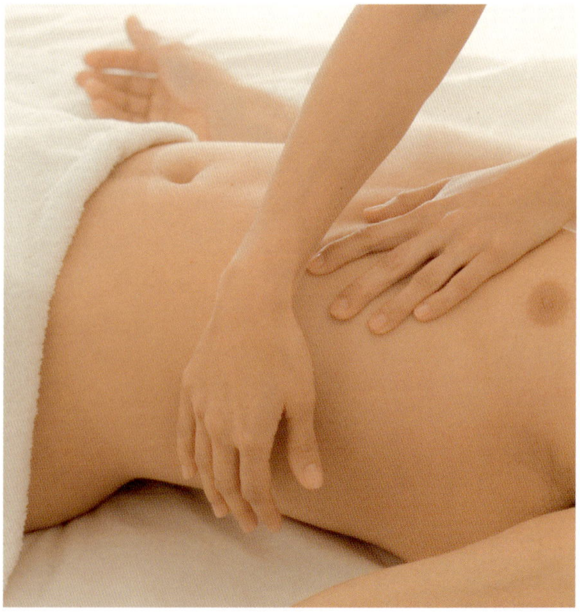

4 **Amassamemto profundo dos peitorais** Incline-se sobre o parceiro e, cuidadosamente, comece a aplicar amassamento profundo sobre os músculos peitorais, evitando massagear sobre os mamilos. Empurre e depois role os músculos em sua direção com os dedos. Se você tiver uma parceira, a área que você pode massagear será naturalmente menor. Movimentos firmes sobre os músculos peitorais são especialmente liberadores.

5 **Puxar as costelas para cima** Incline-se mais sobre o parceiro, colocando uma mão embaixo da caixa torácica. Puxe a mão para cima em sua direção e depois repita o movimento com a outra mão. Puxe para cima, alternando as mãos em direção ao centro do tórax, e depois arredondando o movimento sobre o ombro. Repita essas três últimas manobras do outro lado.

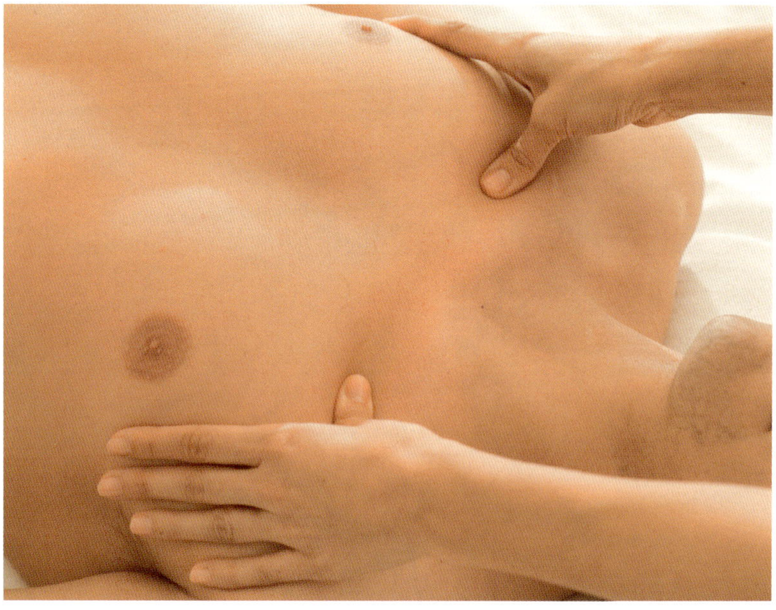

6 **Separando as mãos nas costelas** Coloque as polpas dos polegares dos lados do esterno do parceiro, na depressão logo abaixo da clavícula. Agora, empurre com firmeza para fora, em direção à articulação do ombro, com os dois polegares ao mesmo tempo, diminuindo a pressão gradativamente até o final do movimento. Repita mais duas vezes, lentamente, arredondando o movimento sobre o ombro na última vez. Esse movimento dará ao parceiro uma maravilhosa sensação de liberação no tórax.

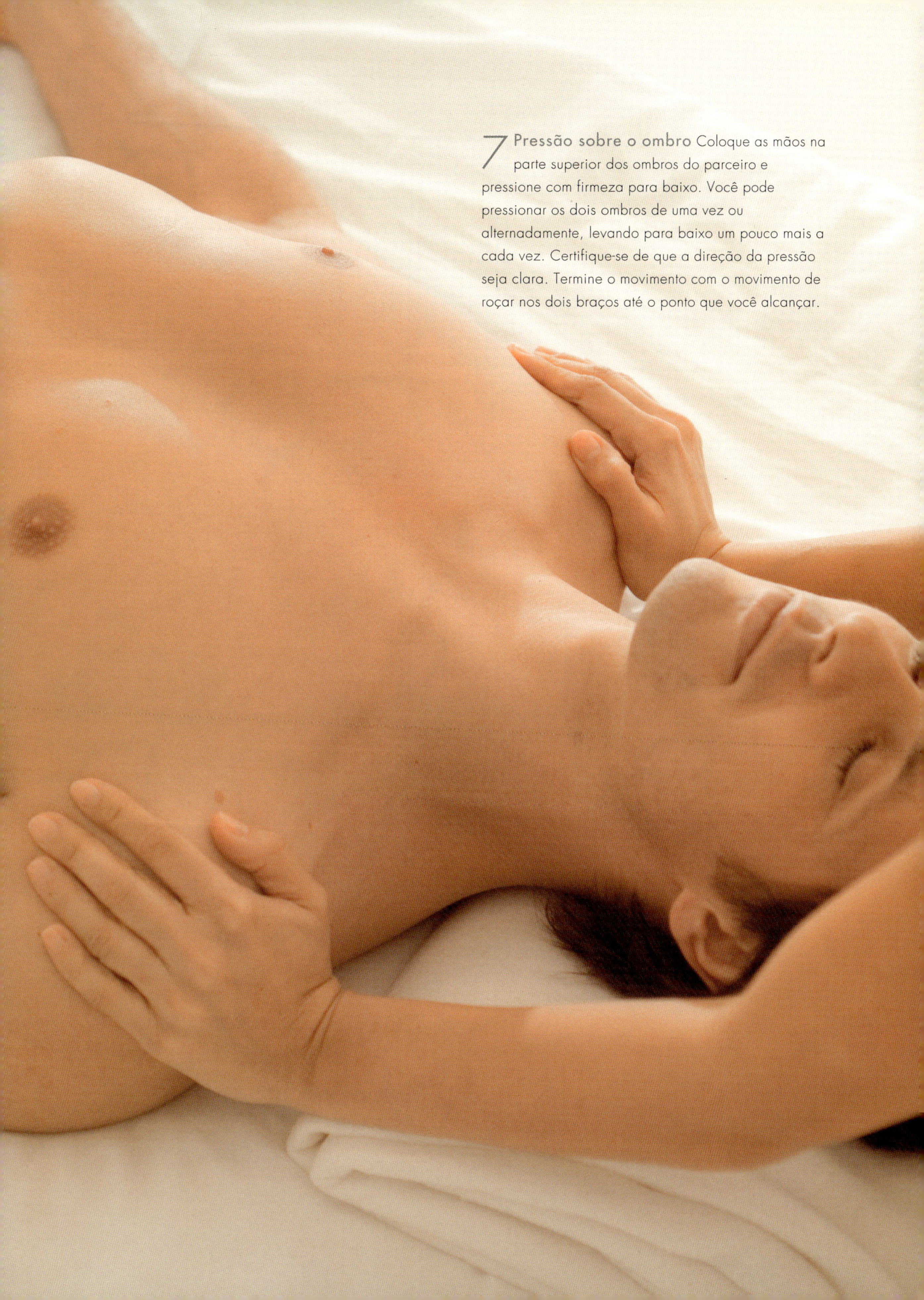

7 **Pressão sobre o ombro** Coloque as mãos na parte superior dos ombros do parceiro e pressione com firmeza para baixo. Você pode pressionar os dois ombros de uma vez ou alternadamente, levando para baixo um pouco mais a cada vez. Certifique-se de que a direção da pressão seja clara. Termine o movimento com o movimento de roçar nos dois braços até o ponto que você alcançar.

Abdome

Agora você pode adicionar movimentos circulares de pressão mais específicos e mais profundos, e também o amassamento profundo, às suas manobras básicas sobre o abdome. No entanto, como esta é uma área do corpo sensível e desprotegida, você nunca deve massagear muito profundamente. Em especial no caso dos homens, a região pode ser muito sensível sexualmente, então use sua discrição e encurte a massagem se necessário. Seus movimentos nunca devem ser invasivos. O abdome contém pontos de pressão vital e centros de energia ligados ao movimento dos órgãos que podem ter ficado restritos em razão de estresse. Uma massagem confiante e calmante pode ter resultados realmente sensacionais, tanto para liberar a energia quanto para trazer a respiração ao abdome, restaurando os padrões naturais da respiração.

1 **Movimento circular** Vá para o lado do parceiro e aplique óleo nas suas mãos. Comece a fazer amplos movimentos circulares em sentido horário, usando a palma das mãos. Faça círculos suaves e calmantes, estabdo atento às áreas de tensão. Mova-se suavemente sobre o plexo solar (a cavidade abdominal). Mantenha uma mão em contato com o corpo, levantando a outra ao cruzar as mãos. Continue por bastante tempo.

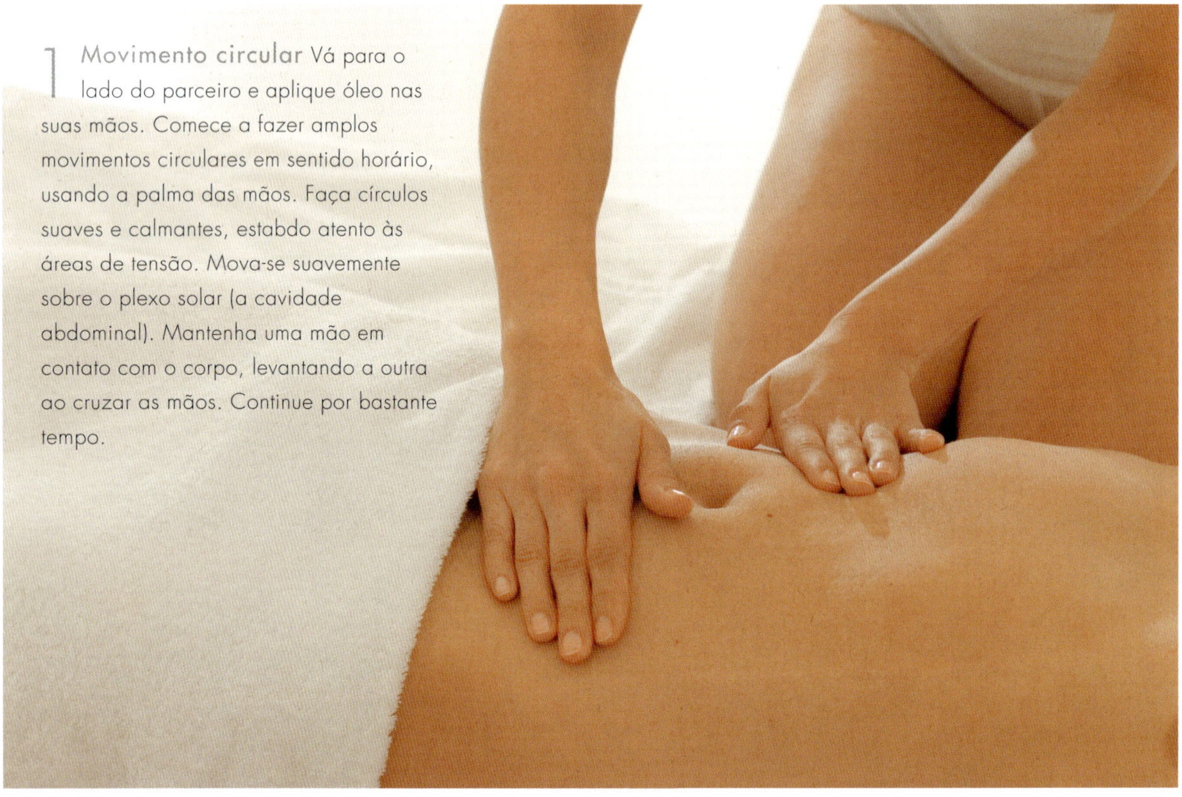

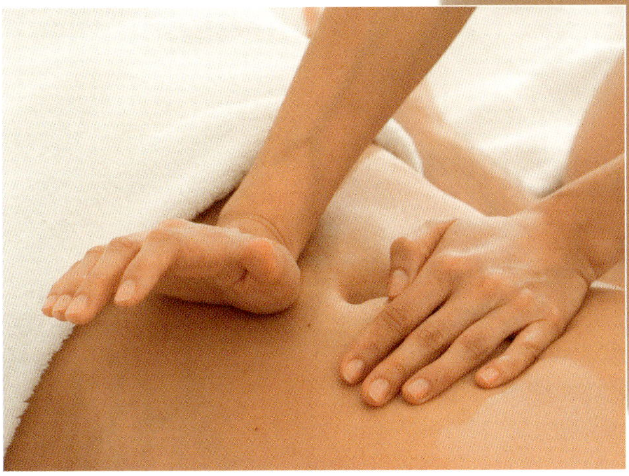

2 **Movimento circular com a base da mão** Continue a fazer movimentos circulares, mas mude a pressão para a base da mão. Mantenha seus movimentos circulares de varredura, fazendo círculos menores a intervalos regulares, especialmente nos locais em que sentir que existe tensão. Descanse a outra mão levemente sobre o corpo do parceiro, tanto como apoio quanto para manter um contato pleno.

3 **Movimento circular com as pontas dos dedos** Mantenha o impulso do movimento circular, mas desta vez mude para uma pressão suave com as pontas dos dedos. Descanse os dedos de uma mão sobre o dorso da outra para obter maior precisão e pressão. Siga a linha do círculo novamente, desta vez fazendo movimentos bem pequenos no lugar. Tome cuidado para não pressionar muito intensamente.

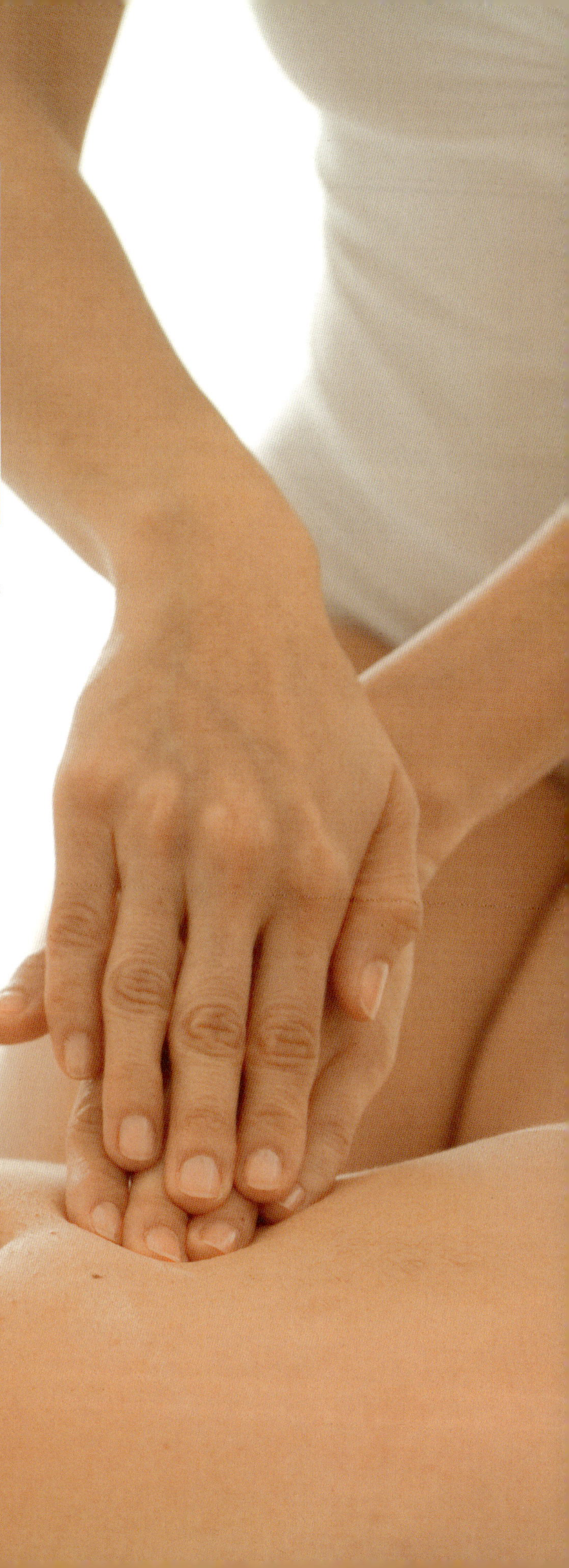

4 Amassamento profundo

Incline-se sobre o parceiro e comece a aplicar amassamento profundo nos músculos macios na lateral do corpo, trabalhando entre o quadril e a caixa torácica. Empurre os músculos para longe de você, e então faça pequenos rolos em sua direção novamente. Realize o amassamento subindo e descendo várias vezes, sem massagear sobre a frente do abdome. Isso traz uma boa sensação e os músculos recebem uma boa torção.

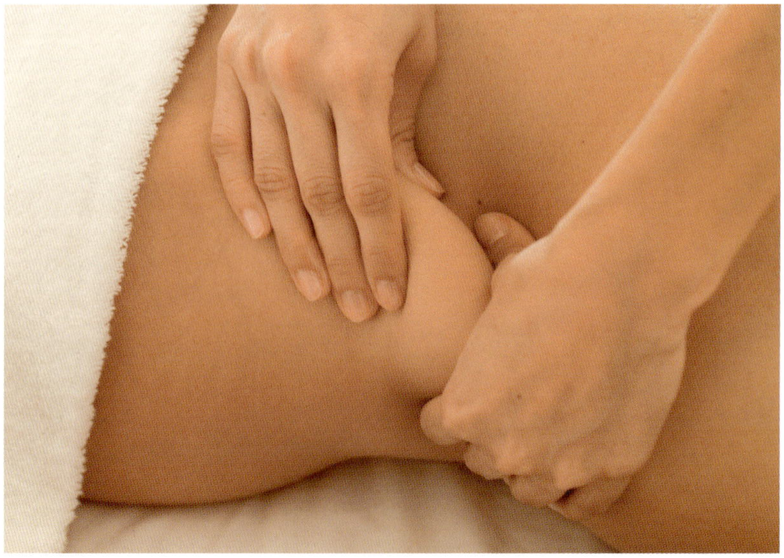

5 Puxar Coloque uma mão sob o parceiro, logo acima do nível dos quadris. Puxe a mão para cima em sua direção e, ao mesmo tempo, comece o mesmo movimento com a outra mão. Continue a puxar por alguns instantes e depois mude de posição e repita as duas últimas manobras do outro lado.

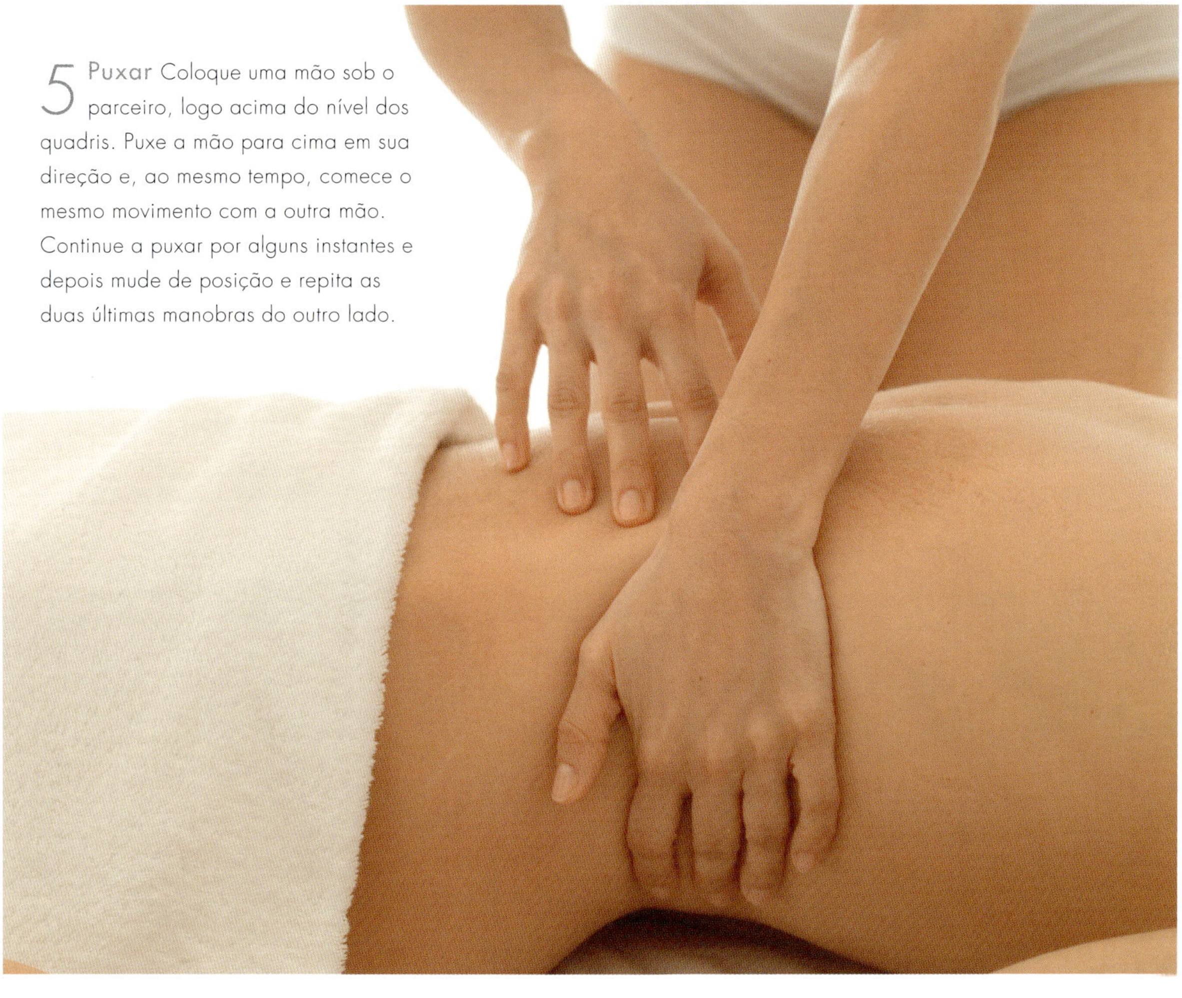

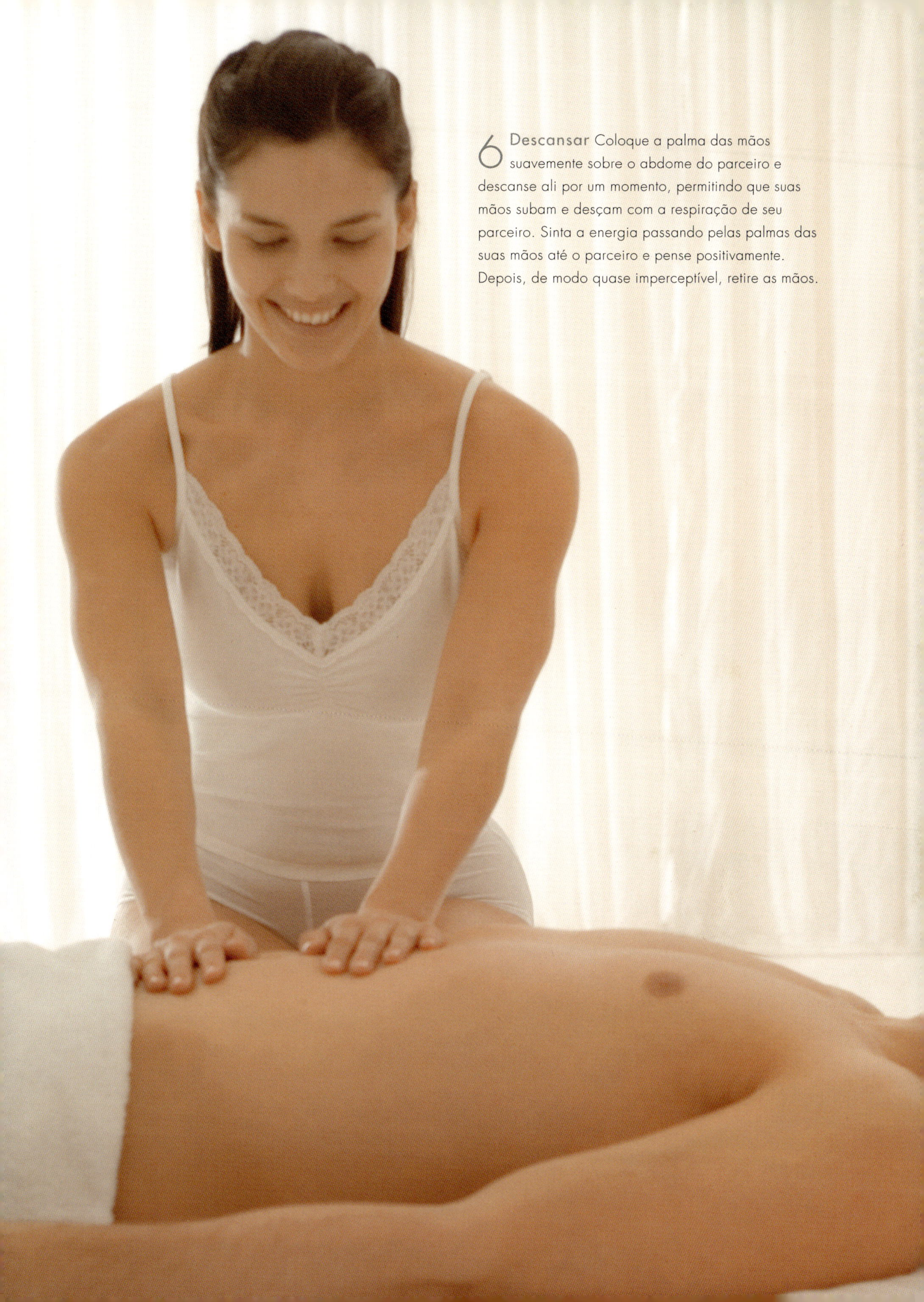

6 **Descansar** Coloque a palma das mãos suavemente sobre o abdome do parceiro e descanse ali por um momento, permitindo que suas mãos subam e desçam com a respiração de seu parceiro. Sinta a energia passando pelas palmas das suas mãos até o parceiro e pense positivamente. Depois, de modo quase imperceptível, retire as mãos.

Região anterior dos membros inferiores e pés

Este é o estágio final da massagem avançada. O importante é fazer movimentos mais lentos, a fim de que o parceiro tenha a sensação de que seus movimentos continuem até o último momento. Além dos movimentos de deslizamento profundo e amassamentos superficial e profundo, você irá aumentar a pressão, usando a base das mãos e também massageando os joelhos. Preste atenção na região anterior das coxas, onde os músculos podem precisar de algum trabalho, mas, ao mesmo tempo, podem ser sensíveis. Os movimentos sobre os pés são como o glacê do bolo, liberando a tensão pelos dedos. O parceiro irá sentir que o balanço final traz uma maravilhosa sensação de liberação e conclui a massagem de um modo alegre.

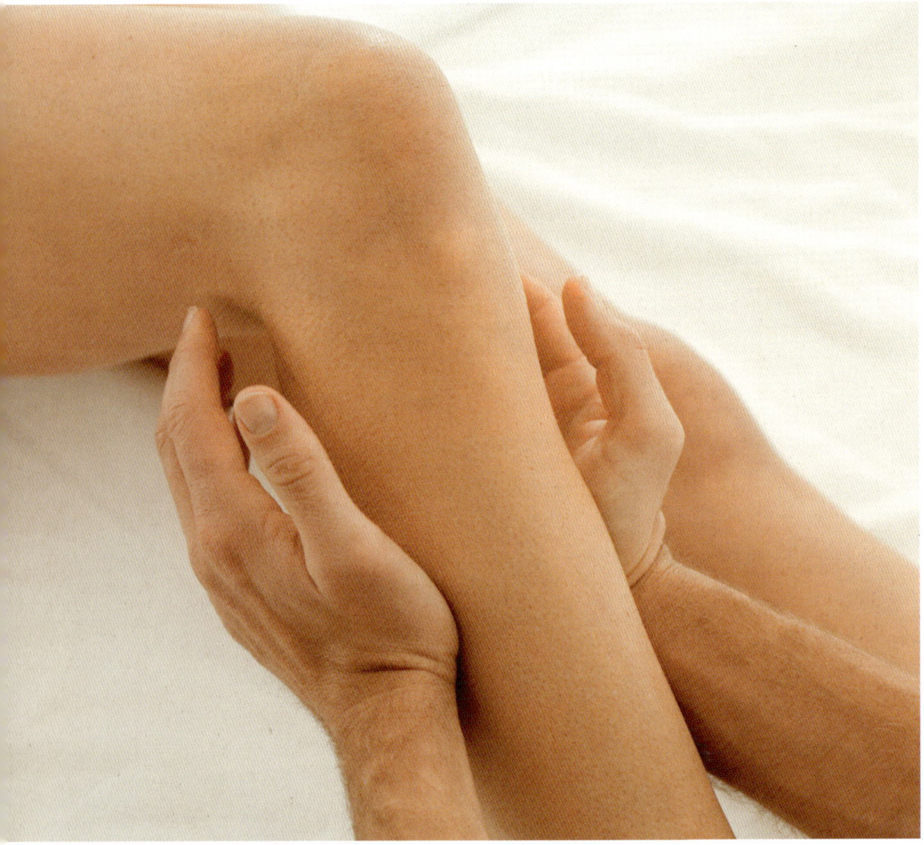

1 **Deslizamento profundo na panturrilha** Ajoelhe-se aos pés do parceiro e faça o deslizamento superficial sobre a perna. Depois, comece a aplicar o deslizamento profundo sobre os músculos da panturrilha, como já feito antes. Para mais pressão, use a base das mãos para pressionar sobre a lateral da panturrilha, arredondando o movimento perto do joelho. Repita o movimento subindo por toda a perna diversas vezes.

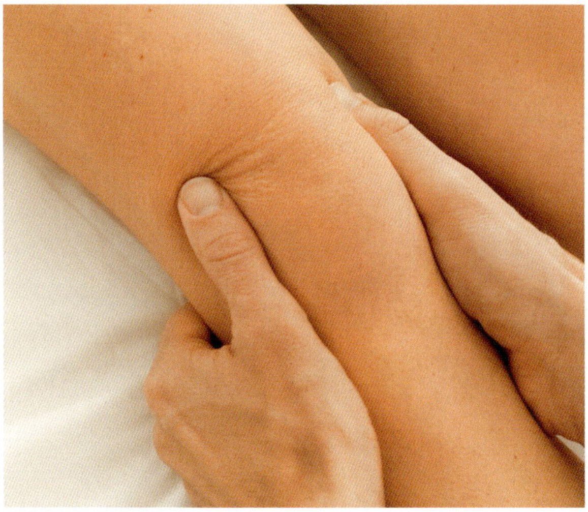

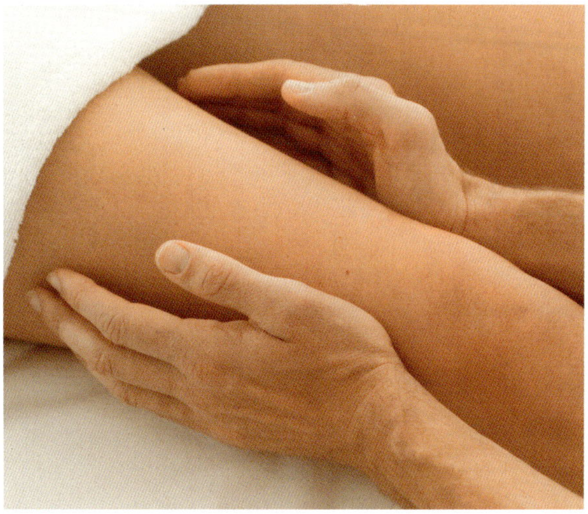

2 **Movimento circular no joelho** Coloque os polegares juntos na base da patela do parceiro. Agora, comece a fazer círculos muito pequenos, pressionando o mais próximo possível do joelho. Trabalhe ao redor da patela, com os dois polegares fazendo círculos ao mesmo tempo. Uma pressão firme e efetiva trará uma liberação de longo alcance.

3 **Deslizamento profundo na coxa** Movendo-se mais para cima no corpo do parceiro, continue deslizando e subindo pela coxa, mais uma vez usando a base das mãos para obter mais pressão. Trabalhe em faixas subindo por todo o comprimento dos músculos da região anterior da coxa, arredondando o movimento sobre o quadril. Sinta com as mãos as áreas que precisam de mais atenção.

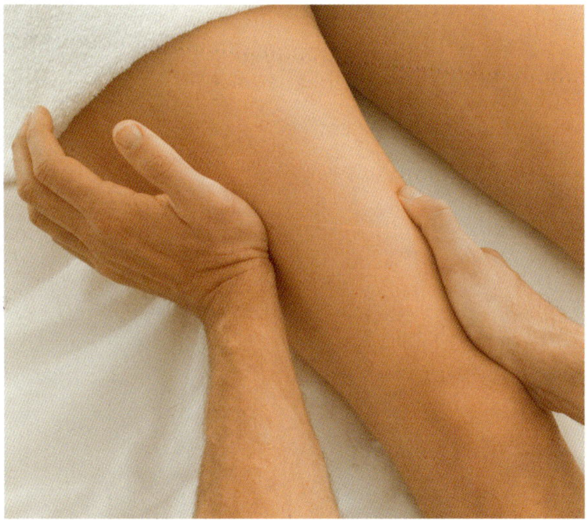

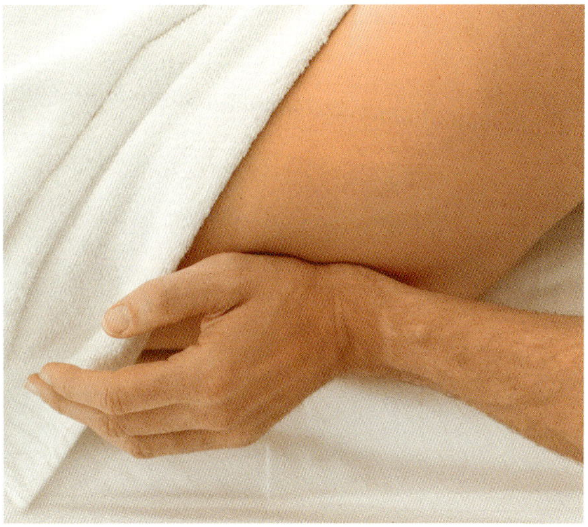

4 **Deslizamento profundo com a base da mão** Segure levemente o joelho do parceiro para sustentar o membro inferior (sem aplicar pressão) e use a base da outra mão para deslizar sobre a lateral da coxa, mais uma vez arredondando o movimento sobre o quadril. Faça essa manobra pelo menos duas vezes. Comece logo acima do joelho e fique atento à pressão, pois essa área pode ser bem dolorida.

5 **Movimento circular no quadril** Ao terminar o movimento anterior, coloque a base da mão na região superior da coxa do parceiro, na curva logo abaixo do quadril. Faça círculos lentos que se afastam de você por três vezes, pressionando com a base da mão a fim de que o movimento penetre mais profundamente. Esse movimento é calmante e liberador.

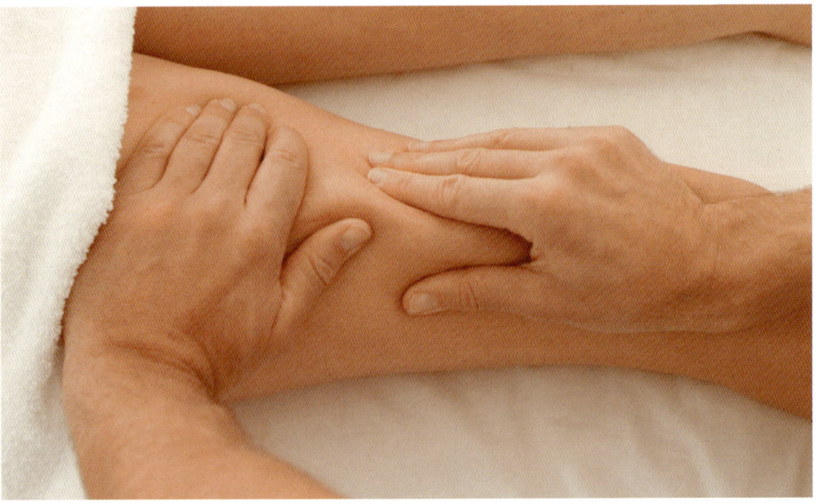

6 **Amassamento profundo da coxa** Sente-se do lado do parceiro e voltado para ele. Comece a aplicar o amassamento profundo sobre os músculos anteriores da coxa, empurrando-os do modo mais confortável possível e depois role de modo amplo os músculos em sua direção, com os dedos. Trabalhe subindo e descendo pela coxa, terminando os movimentos no joelho.

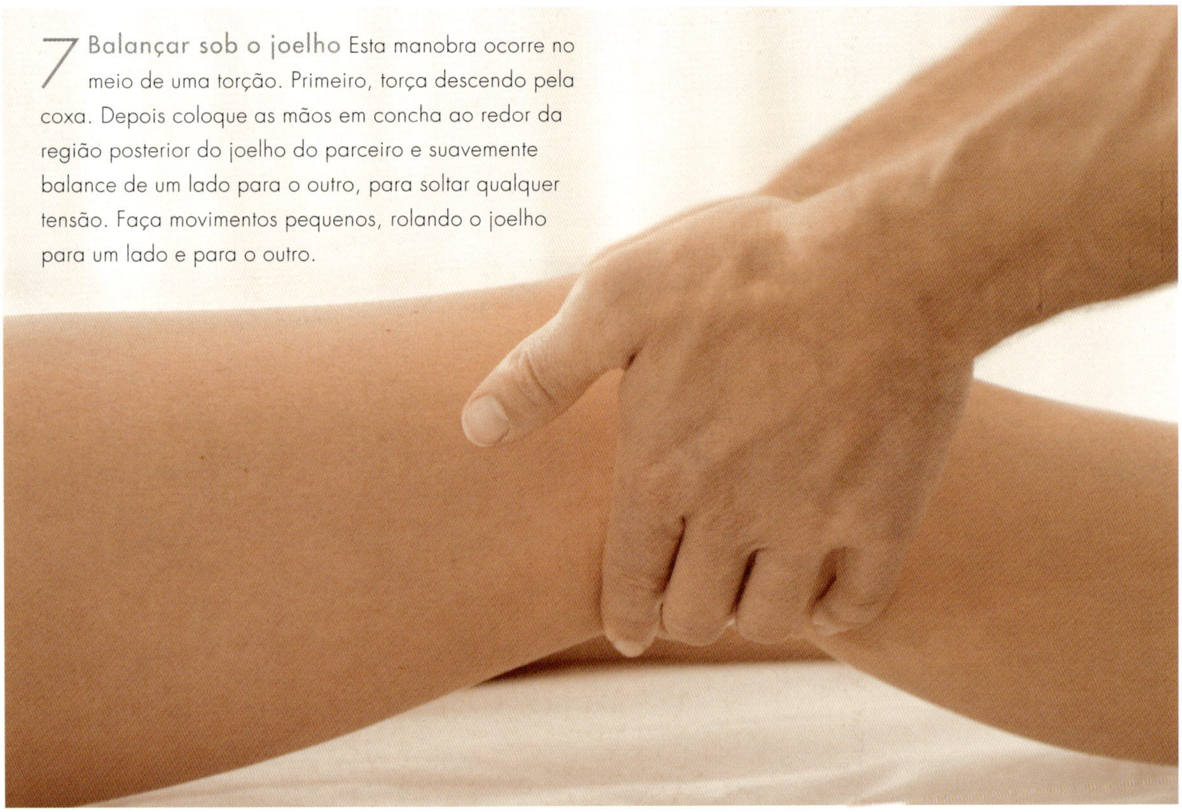

7 **Balançar sob o joelho** Esta manobra ocorre no meio de uma torção. Primeiro, torça descendo pela coxa. Depois coloque as mãos em concha ao redor da região posterior do joelho do parceiro e suavemente balance de um lado para o outro, para soltar qualquer tensão. Faça movimentos pequenos, rolando o joelho para um lado e para o outro.

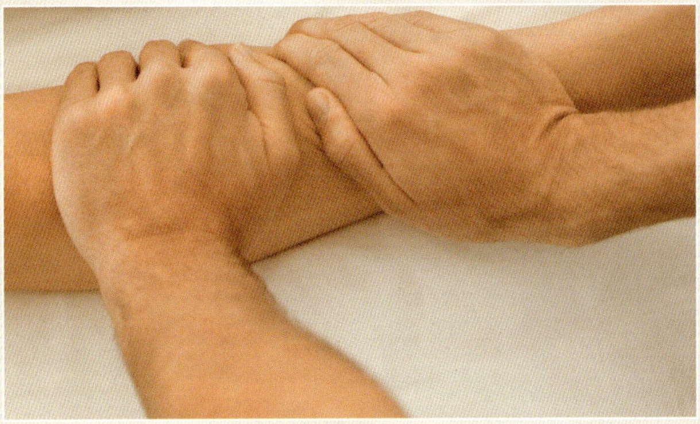

8 Torcer a perna Continue os movimentos de torção descendo pela perna de seu parceiro. Comece logo abaixo do joelho, com as duas mãos curvadas ao redor de lados opostos da panturrilha. Puxe uma mão para cima em sua direção, enquanto empurra a outra. Trabalhe descendo até o tornozelo, onde os movimentos ficam menores, e faça movimentos de roçar sobre o pé.

9 Alongar o membro inferior Vá para o pé do parceiro. Coloque uma mão sob o calcanhar e a outra sobre a região anterior do tornozelo. Tracione suavemente em sua direção, usando a mão de baixo para fazer a maior parte do alongamento. Sinta-o em todo o membro inferior, mas seja sensível para perceber o ponto em que as articulações começam a resistir.

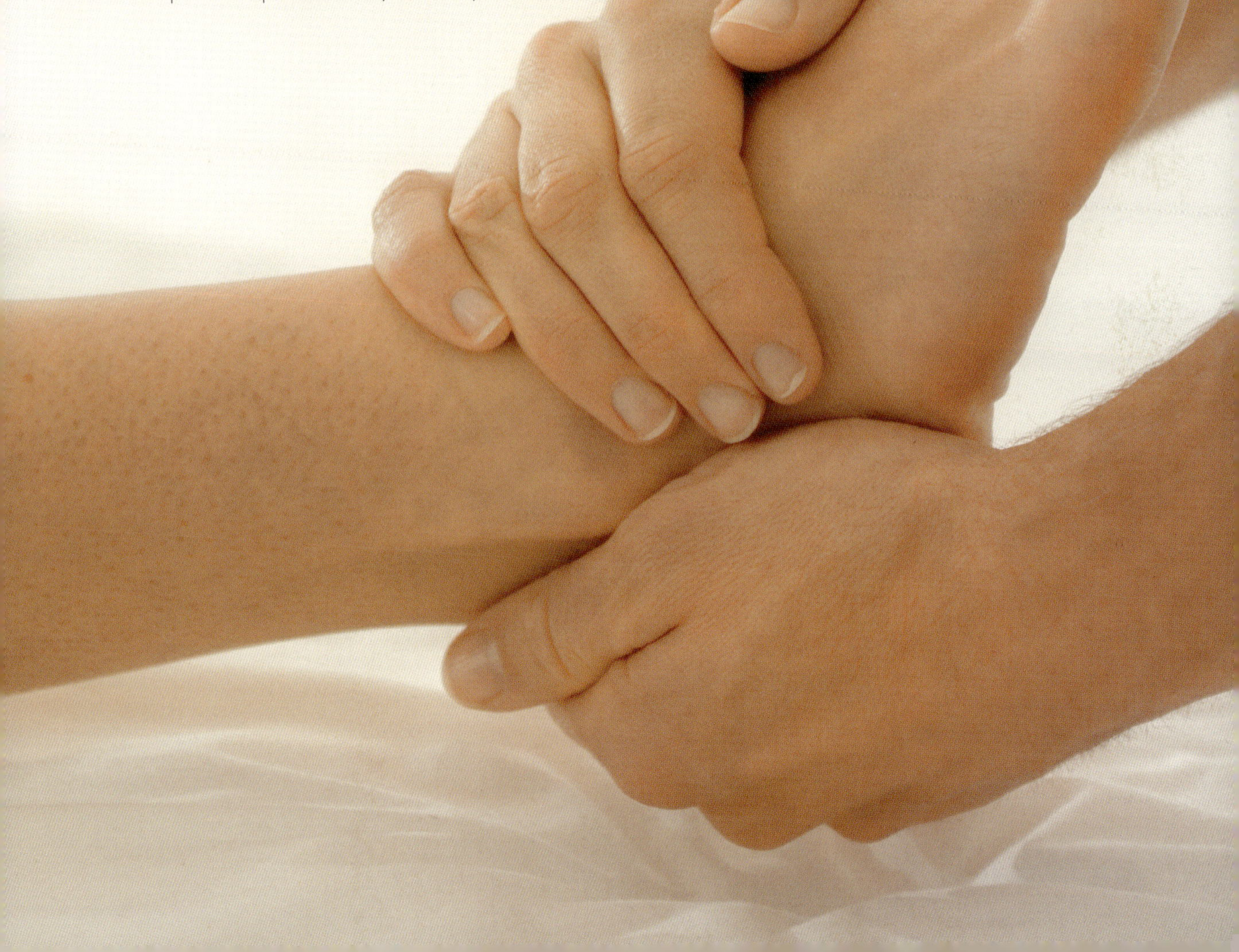

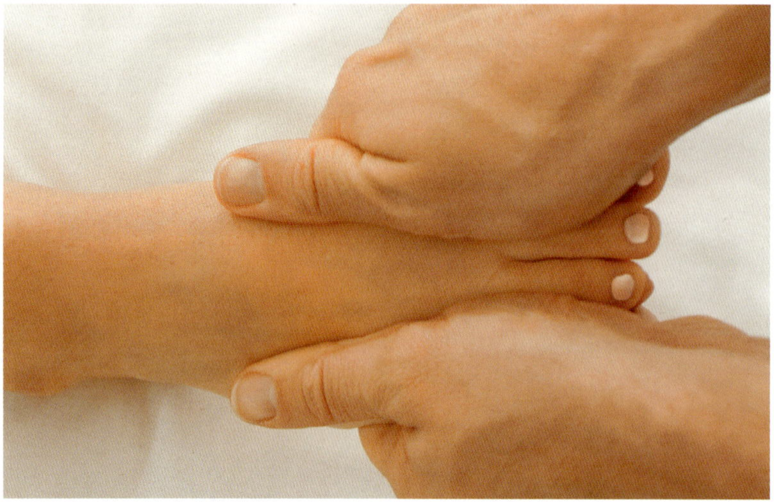

10 **Abertura do pé** Coloque as mãos em concha ao redor do pé de seu parceiro, com os dedos por baixo e os polegares apoiados no dorso do pé. Afaste os polegares, pressionando sobre o dorso do pé com a base deles, em direção aos lados do pé e depois repita a manobra. Isso é bom para liberar a tensão e alongar os músculos.

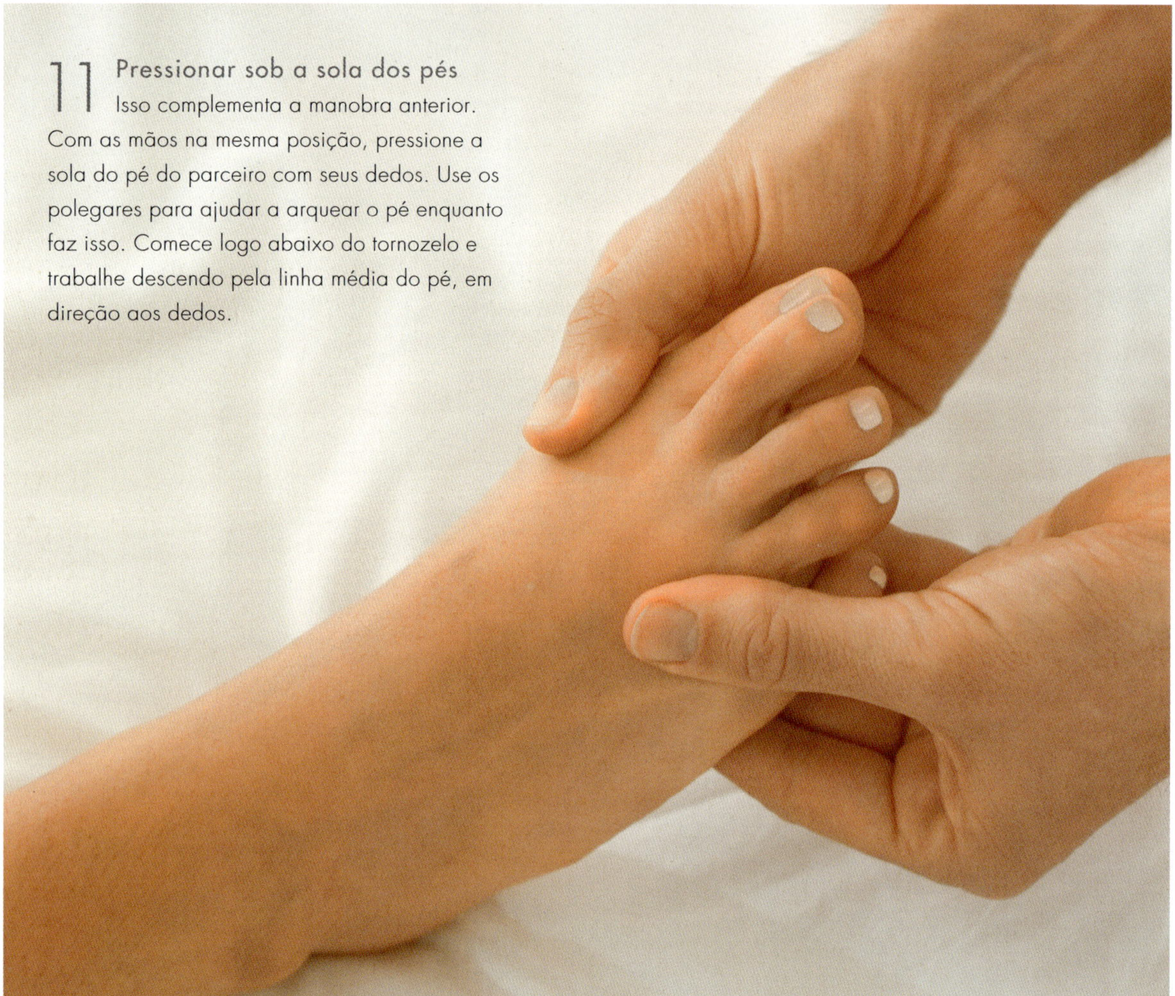

11 **Pressionar sob a sola dos pés** Isso complementa a manobra anterior. Com as mãos na mesma posição, pressione a sola do pé do parceiro com seus dedos. Use os polegares para ajudar a arquear o pé enquanto faz isso. Comece logo abaixo do tornozelo e trabalhe descendo pela linha média do pé, em direção aos dedos.

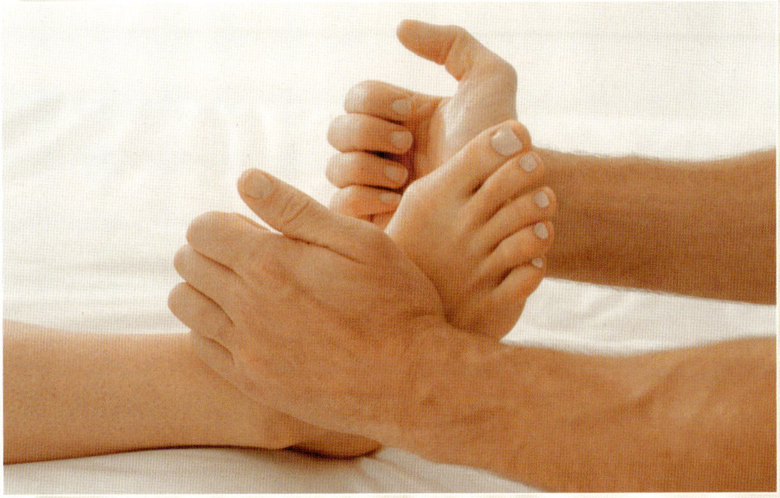

12 **Fricção sobre a região da cabeça dos metatarsos** Segure o pé do parceiro entre suas mãos e esfregue as mãos para trás e para frente sobre a região da cabeça dos metatarsos, perto dos dedos. Faça isso rápida e firmemente para obter uma melhor liberação. Por fim, tracione cada um dos dedos, descanse as mãos sobre o pé por alguns momentos e repita todos os movimentos no outro membro.

13 **Balançar os membros inferiores** Você está chegando ao último momento da massagem. Para terminá-la com leveza, coloque as duas mãos o mais alto que puder nas laterais dos membros inferiores. Depois, dê batidinhas leves e alternadas de modo a produzir um movimento de balanço. Continue o movimento descendo pelos membros e depois repita a manobra mais duas vezes. Deixe que os movimentos diminuam gradativamente e termine colocando as mãos em concha sobre os pés.

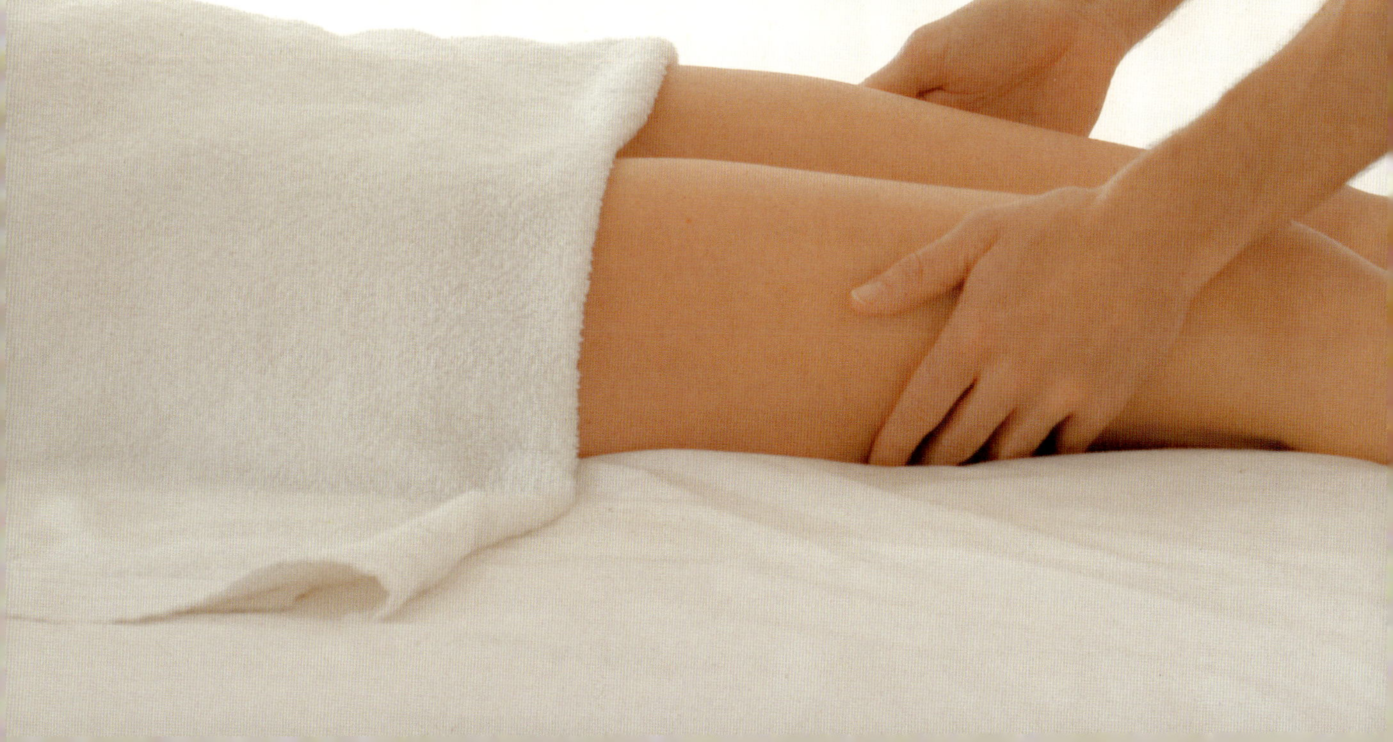

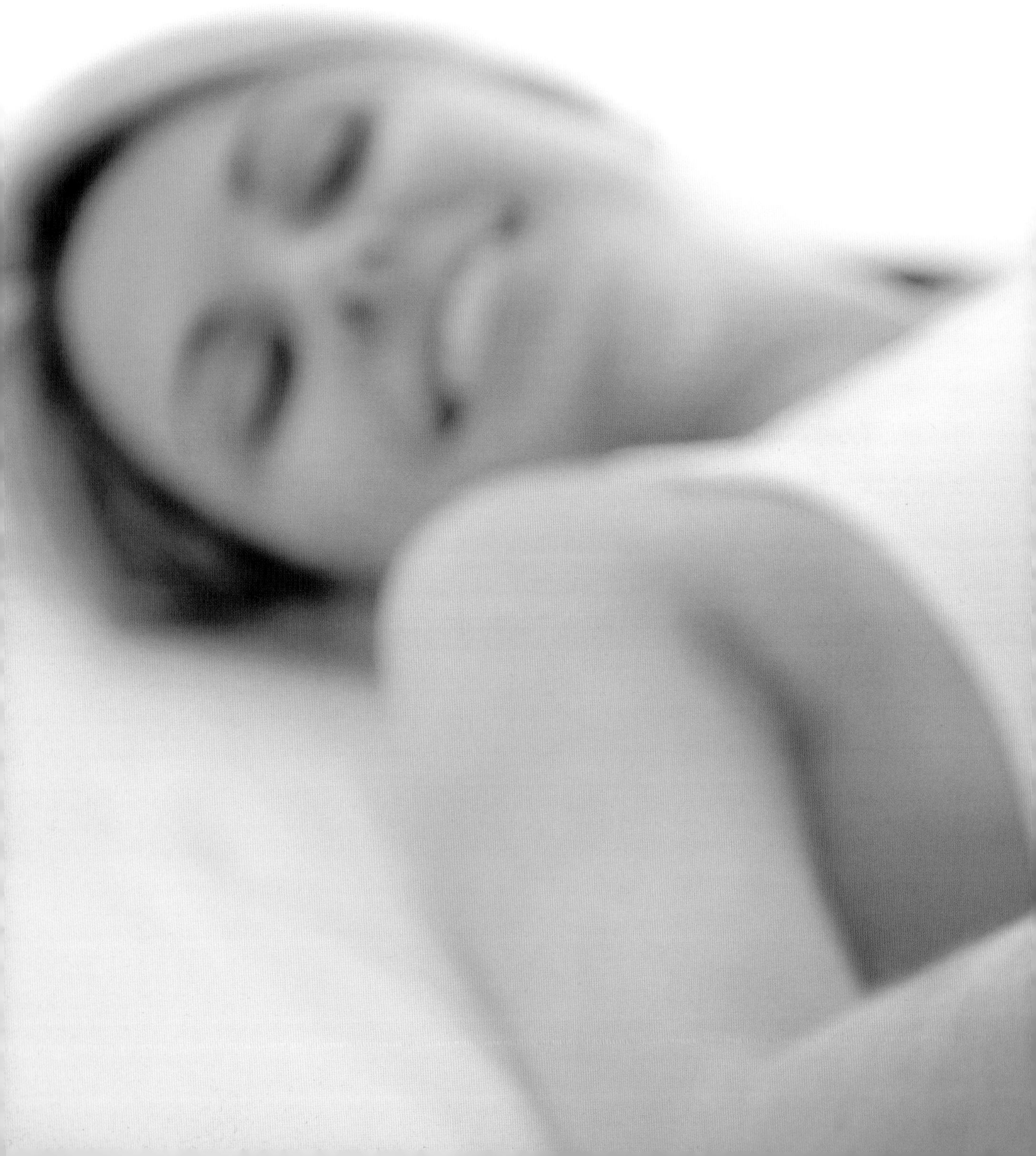

Técnicas específicas

Estas técnicas para propósitos específicos ampliam os modos pelos quais a massagem pode ser usada. Considere-as como exemplos, pois cada seção representa uma área totalmente diferente de massagem. Pressupondo um conhecimento das técnicas gerais, as manobras e os pontos indicados aqui vão lhe dar maior flexibilidade e a oportunidade de adaptar sua massagem às necessidades específicas de seu parceiro. No caso da massagem sensual, ela vai lhe dar uma chance para liberar sua sensualidade. Experimente as manobras de massagem que você quiser usar, especificamente para ver o que funciona melhor para você. Estas sugestões ajudam a dar uma ideia do amplo espectro compreendido pela massagem.

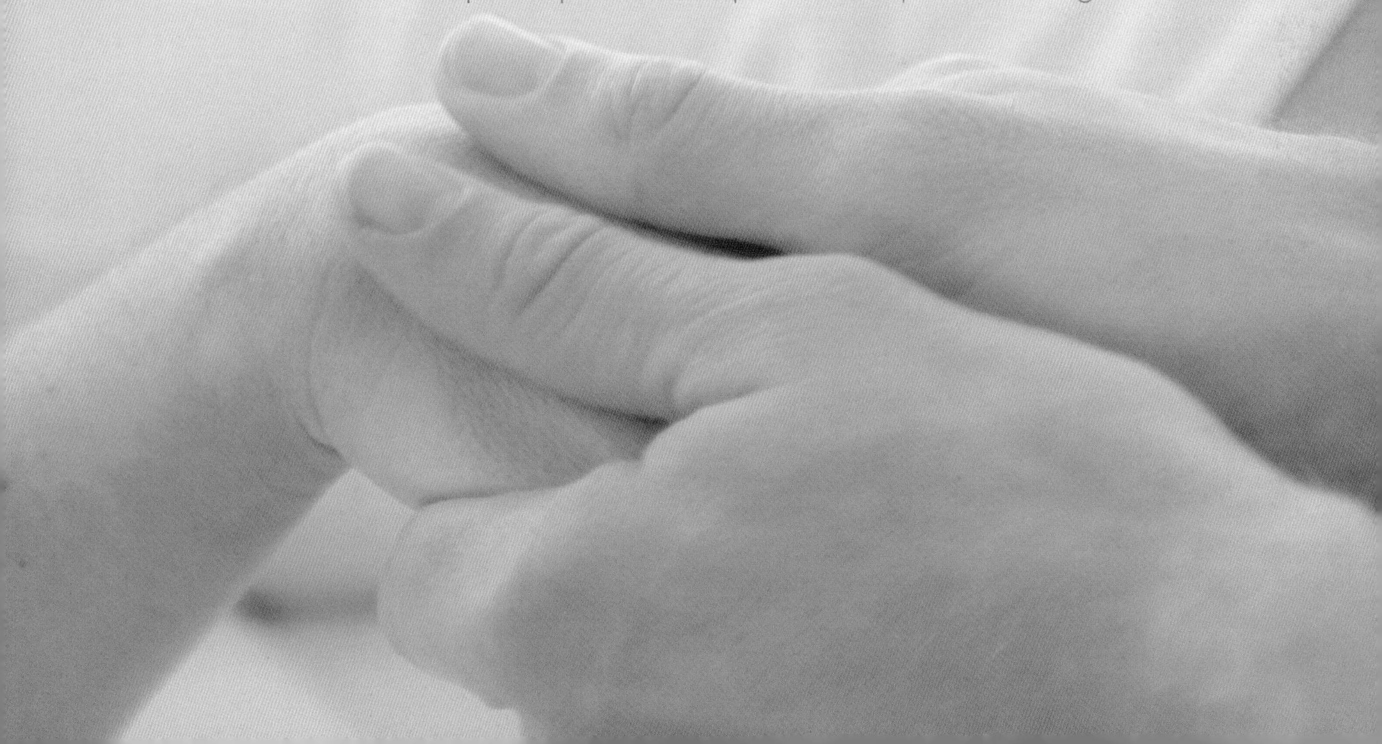

Introdução às técnicas específicas

A sequência que você seguiu até agora compõe uma massagem para relaxamento geral e liberação da tensão. No entanto, a massagem pode ser usada de vários modos e, nas páginas seguintes, você encontrará algumas ideias para adaptar sua massagem a circunstâncias específicas, às necessidades do parceiro e também às suas. Estão incluídas, ainda, algumas técnicas para lidar com incômodos cotidianos como dores de cabeça, áreas comuns de tensão, além de um modo para transformar uma massagem entre você e seu parceiro em uma ocasião sensual. E se você estiver ansioso por uma massagem, mas estiver sem um parceiro bem quando precisa de um, não precisa se conformar: simplesmente adapte as técnicas para si mesmo. Essas ideias são sugestões que você deve experimentar e depois decidir quais delas pode incorporar em sequências mais longas de massagem. A melhor ideia é obter o máximo de *feedback* possível até que você comece a ter uma noção mais clara do que funciona bem para você e do que não funciona. Esteja ciente de que cada pessoa é diferente e, por isso, experimente as técnicas em várias pessoas antes de tomar qualquer decisão. Sinta-se livre para criar seus próprios movimentos, se descobrir algo que funciona especialmente bem. Quanto mais manobras você tiver literalmente à mão, mais será capaz de ajudar em diferentes situações e mais procurado você será.

Problemas comuns

Esta primeira seção é destinada aos problemas comuns que podem ser aliviados por meio da massagem e auxiliados pelo uso de óleos essenciais. Embora o treinamento profissional seja obviamente necessário para lidar com problemas mais sérios ou de duração mais longa, massagear, friccionar e pressionar áreas que estejam doloridas é uma ação que todos nós fazemos instintivamente. O uso de remédios naturais, inclusive massagem, é também um modo saudável, inofensivo e barato de lidar com dores passageiras, com o benefício adicional de não ter efeitos colaterais. Quando o corpo fica desequilibrado e surgem as doenças, ele pode encontrar suas próprias soluções. Em relação a isso, algum conhecimento dos pontos de pressão e de suas aplicações pode ser extremamente útil. Antes de usar essas técnicas, peça ao parceiro que lhe dê o máximo de informação possível sobre o problema. Veja se vocês conseguem chegar à causa inicial, descobrir outras condições que podem tê-la exacerbado ou, caso seja um problema recorrente, se existe um padrão ligado a ela e se há como evitá-lo da próxima vez. Você descobrirá que as pessoas muitas vezes lhe dizem não só o que está errado, mas também o que precisam fazer a respeito ou o que desejam que você faça. Então, use seu conhecimento e sua intuição e evite pressionar de um modo que seja doloroso. *Lembre-se de não diagnosticar nem tentar curar* — eu não recomendo a massagem como um substituto da ajuda médica profissional —, mas você pode ter confiança de que o simples ato de ajudar, associado à estimulação de seu toque e atenção, será muito benéfico.

Tensão

Embora toda massagem vise a aliviar a tensão, existem técnicas específicas que você pode usar para lidar especificamente com esse problema. Novamente, o uso dos pontos de pressão pode ser muito útil. Como mencionado antes, a tensão, especialmente em combinação com fatores ambientais, é a causa de mais problemas do que poderíamos pensar e, de alguma forma, tornou-se quase parte da vida cotidiana. Ela pode se manifestar como tensão mental, na qual a mente simplesmente não se desligará, e/ou como tensão física, na qual os músculos são mantidos tensos de modo protetor ou defensivo, o que, em longo prazo, pode resultar em uma diminuição do alcance do músculo. O tecido fibroso também pode se alterar nos músculos e na fáscia, e formar os calombos ou nós que você pode sentir sob a pele. As pessoas muitas vezes se surpreendem por você poder senti-los, mas isso é, na verdade, bem fácil. Elas também podem lhe dar uma dica de onde o trabalho precisa ser feito. A tensão, no entanto, não afeta apenas o lugar onde você a sente — a causa pode estar em uma área totalmente diferente —, mas afeta o corpo todo, que se torna preso ou fechado, perpetuando essa condição. Portanto, seu objetivo durante a massagem deve ser soltar, relaxar e alongar, incentivando o parceiro a se soltar, mesmo que só um pouco. Para ajudar o parceiro a relaxar, use uma abordagem gentil (movimentos de balanço funcionam bem para isso) e incentive o relaxamento que venha de dentro, pois isso nunca pode ser forçado do exterior. Além disso, o uso de óleos essenciais calmantes e relaxantes pode funcionar muito bem.

Massagem sensual

Toda massagem é sensual em alguma medida. A pele contém milhões de terminações nervosas que transmitem mensagens ao cérebro e cada uma delas tem uma grande capacidade de resposta. Cada toque, por mais leve, profundo ou doloroso que seja, é registrado. A massagem naturalmente envolve os sentidos, basicamente o toque, mas também inclui o perfume dos óleos, o som dos toques (que não deve ser subestimado) e, é claro, a visão, pois a massagem é visualmente sensual; ela agrada ao corpo e aos sentidos. Entretanto, existe uma enorme diferença entre o prazer sensorial combinado com um toque relaxante, calmante ou terapêutico, e uma massagem sensual que tem o objetivo de excitar. Uma massagem sensual não é algo que deva ser feito sem avisar o parceiro, mas sim combinado antecipadamente. Então, ela oferece uma oportunidade maravilhosa para explorar sua sensualidade, usando o toque para estimular e energizar todo o corpo. Por meio de uma combinação de longas manobras de massagem, de toques suaves e criativos sobre áreas sensíveis do corpo e do seu conhecimento sobre o parceiro, você pode transformar uma massagem em um deleite sensual. Cada parte de seu corpo pode se tornar viva. De fato, muitos terapeutas recomendam a massagem para os casais como um modo de se tocar, excitar-se mutuamente e conhecer um ao outro sem a pressão do desempenho sexual. Em vez de se concentrar na estimulação sexual, dê atenção a áreas do corpo às quais seu parceiro não espera que você dedique atenção especial e transforme todo o corpo em uma zona erógena. Fazer uma massagem verdadeiramente sensual pode ser um belo ato sem egoísmo de dar algo a quem você ama. Mais uma vez, o uso dos óleos essenciais irá ampliar a atmosfera — vários deles têm a reputação de ser afrodisíacos.

Automassagem

A automassagem não é um prêmio de consolação, mas é, de fato, um modo excelente de manter os músculos e as articulações relaxados e tonificados. Na ausência de um parceiro, ou para manter a forma entre as massagens, ela oferece um modo fácil e agradável de cuidar de si mesmo. Sempre é possível encontrar tempo para dar a seu corpo uma massagem de cinco minutos, no meio do dia ou sempre que você quiser. As vantagens são que você sabe exatamente a pressão correta a usar e pode revitalizar e estimular sua energia, mesmo quando se sentir cansado. A automassagem é especialmente boa como uma medida preventiva, assim que você sentir que o estresse está aumentando e tem o benefício adicional de lhe dar *feedback* imediato. Embora as costas sejam, obviamente, a área mais difícil de alcançar, com um pouco de improvisação, você pode cobrir quase todo o corpo, parecendo e sentindo-se melhor em minutos. Massagear a si mesmo combina bem com qualquer rotina de relaxamento, exercício ou beleza, e é um modo maravilhoso de se sentir bem consigo mesmo, além de proporcionar uma valiosa prática de massagem. Reserve alguns momentos apenas para si e, como regra geral, trabalhe da parte superior do corpo para baixo, terminando com algumas manobras gerais nas quais você permanece em pé. Use manobras estimulantes para despertar a si mesmo e manter alto seu nível de energia durante o dia; use manobras relaxantes, combinadas com alguns momentos de respiração profunda e relaxada à noite, para eliminar o estresse do dia e ajudá-lo a dormir. Nem por um momento imagine que você não pode se beneficiar com o poder de seu toque.

Cefaleias

Uma cefaleia pode ir desde uma dorzinha de cabeça amortecida até o latejar incessante de uma enxaqueca. Instintivamente, friccionamos a cabeça dolorida, mas uma massagem feita por outra pessoa é ainda melhor. Experimente os seguintes passos para alívio da dor de cabeça, sempre verificando com o parceiro se a pressão está confortável: em algumas ocasiões a pessoa pode estar tão sensível que só poderá suportar um toque muito leve. Primeiro massageie o pescoço, que causa muitas dores de cabeça, levando a dor para cima e para fora da cabeça. As cefaleias podem indicar doença ou infecção, mas muitas vezes devem-se a perturbações digestivas, tensão, esforço dos olhos, má postura, problemas nos seios da face ou problemas menstruais ou reações a alimentos, bebidas ou poluição. Experimente os óleos de lavanda, alecrim ou um pouco de essência de hortelã-pimenta, ou simplesmente relaxe com um banho de lavanda.

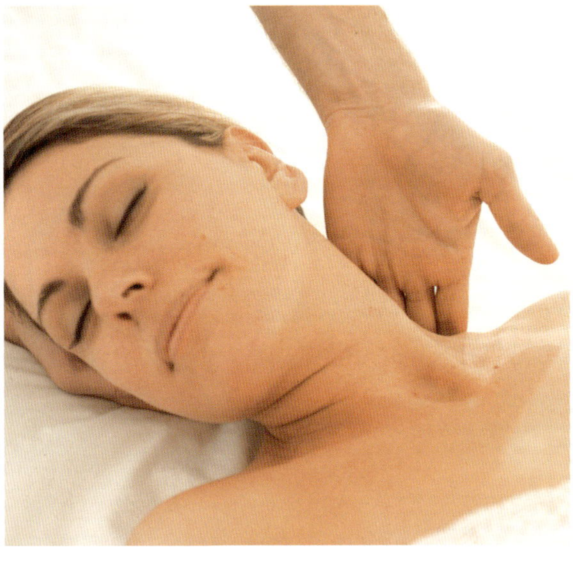

Pescoço Vire a cabeça do parceiro para um lado, sustentando-a com a mão. Então, coloque os dedos no ombro, voltados para a base do pescoço. Mantendo os dedos na lateral da coluna, tracione suavemente os músculos do pescoço em direção à base do crânio. Repita várias vezes, liberando a tensão com os dedos.

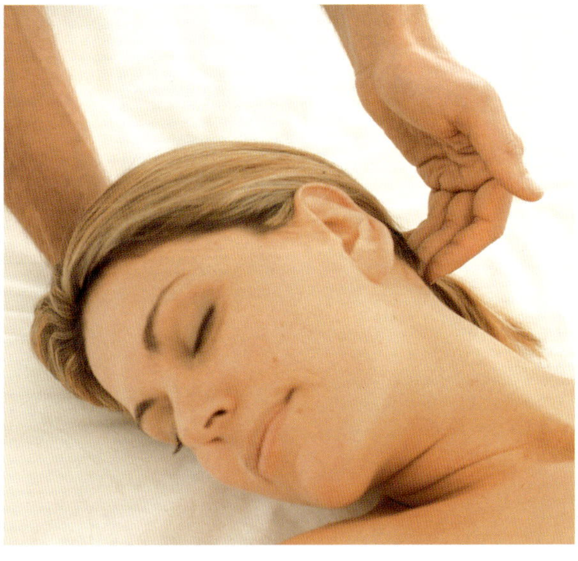

Base do crânio Coloque as extremidades dos dedos na base do crânio do parceiro. Comece a friccionar suavemente com as polpas dos dedos em pequenos círculos, cobrindo a base e a região posterior do crânio. Imagine que toda a tensão é liberada com seu toque e que a dor do parceiro literalmente se dissolve. Repita até sentir que a tensão foi liberada.

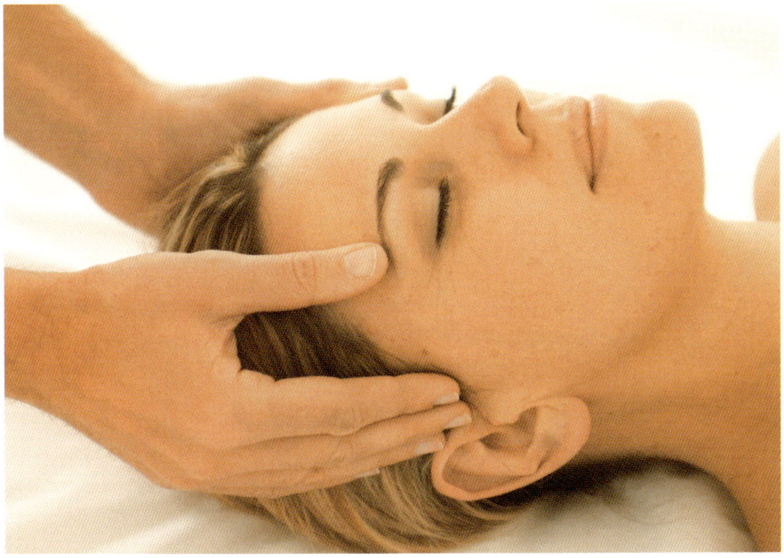

Sobrancelhas Coloque as extremidades dos polegares dos dois lados do nariz, logo abaixo da extremidade medial das sobrancelhas. Agora, afaste lentamente os polegares para cima e para fora, seguindo a linha das sobrancelhas até as têmporas. Isso ajudará a aliviar a congestão. Levante os polegares suavemente. Repita o toque por diversas vezes, com o propósito de afastar a tensão dos olhos.

Testa Coloque os polegares juntos logo acima das sobrancelhas, no centro da testa do parceiro. Pressione para baixo com as polpas dos polegares e suavemente mova-os para as têmporas. Repita várias vezes esse movimento, cada vez começando mais perto da raiz dos cabelos. Termine fazendo toques muito leves.

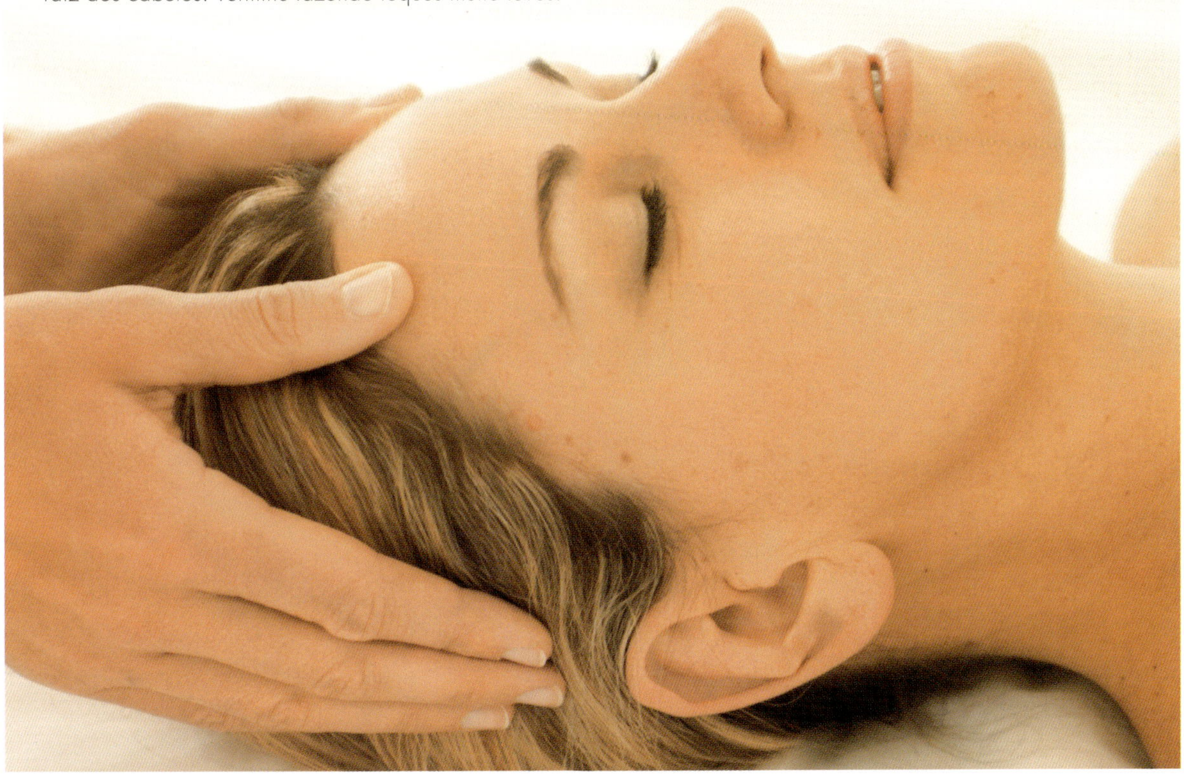

Relaxamento do membro superior

Muitos problemas no membro superior provêm da tensão nas costas. Músculos tensos restringem o movimento das articulações, o que provoca um trabalho excessivo dos músculos nos membros e pode fazer com que os nervos fiquem irritados. Entretanto, com cada vez mais problemas sendo ocasionados por má postura, uso prolongado do computador ou mesas na altura errada, é uma boa ideia certificar-se de deixar os membros superiores os mais relaxados e livres de problemas possíveis. Os movimentos a seguir ajudam a relaxar os músculos e as articulações. Ajuste corretamente a altura da cadeira de seu escritório, colocando um apoio sob os pés, se necessário. Faça intervalos frequentes, balance os membros e alterne as ações entre a mão direita e a esquerda.

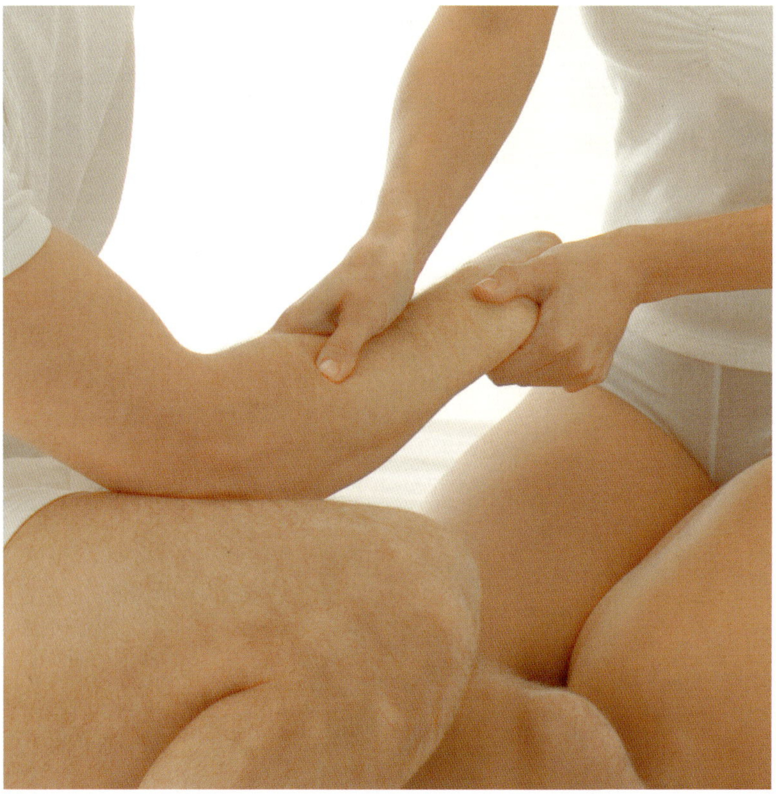

Pressionar o antebraço Sustente o membro superior do parceiro pelo punho. Coloque o polegar sobre a linha média do antebraço e pressione entre os ossos. Conforme pressiona, faça círculos no local para aumentar o alcance do movimento. Pressione sobre a linha média do antebraço a intervalos regulares até chegar ao punho, seguindo a linha dos ossos.

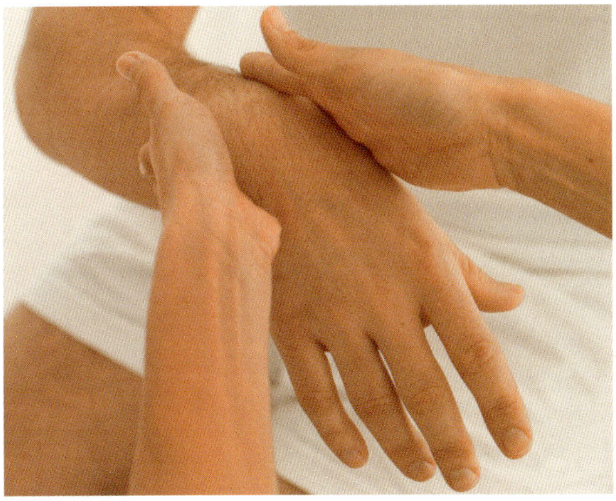

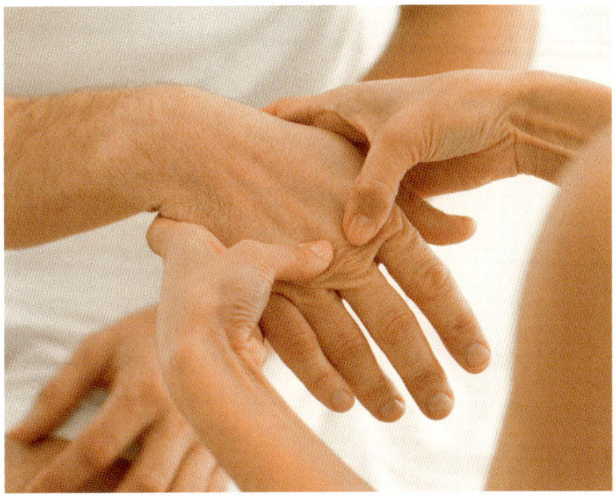

Balançar o punho Coloque seus dedos levemente dos dois lados do punho do parceiro. Role o punho de um lado para o outro entre seus dedos médios. O movimento deve ser muito rápido. Isso ajudará a soltar o punho e, se o seu parceiro relaxar a mão, irá soltar as extremidades dos dedos ao mesmo tempo.

Comprimir entre os ossos Coloque seu polegar sobre a região muscular entre o polegar e o indicador, com seus dedos embaixo. Deslize entre os ossos, comprimindo entre o indicador e o polegar. Depois repita esse movimento na região entre todos os dedos.

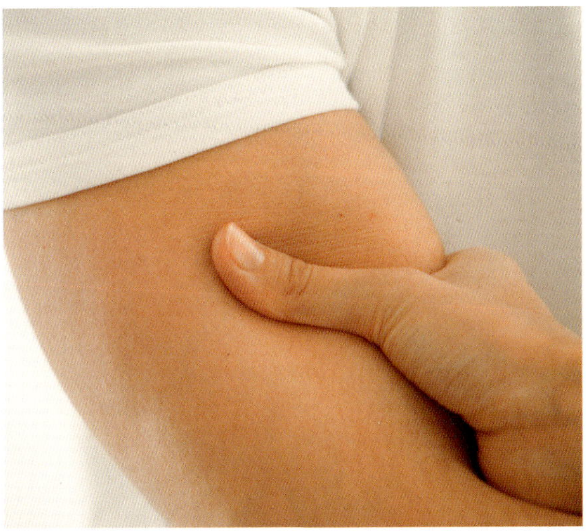

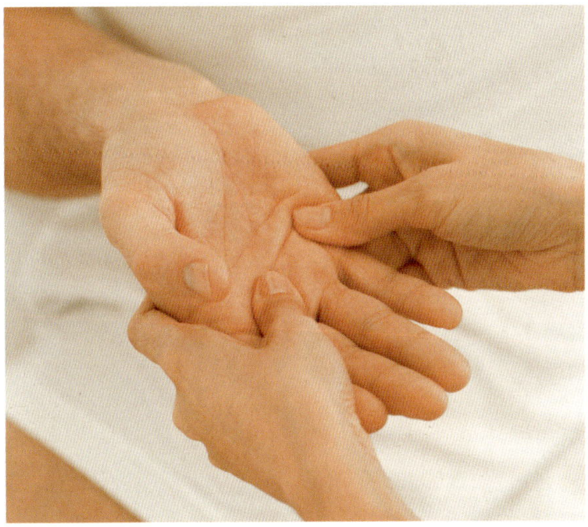

Comprimir o braço Sustente o membro superior pelo punho. Agora, coloque sua mão sobre os músculos do braço do parceiro, com o polegar de um lado e os dedos do outro. Depois, pressione, levante, comprima e role os músculos entre os dedos e o polegar. A sensação é ótima. Continue a trabalhar subindo e descendo pelo membro, liberando toda a tensão.

Pressionar as articulações dos dedos Segure a mão do parceiro, com a palma para cima, na sua mão. Use os polegares para pressionar sobre as articulações dos dedos. Você pode pressionar bem profundamente, trabalhando sobre, ao redor e abaixo das articulações. Use os dois polegares para massagear cada articulação, pressionando, rolando e fazendo movimentos circulares entre os dedos e os polegares.

Tensão na região lombar e nos quadris

Muitas pessoas sentem tensão na região lombar, uma queixa que muitas vezes está associada à rigidez nos quadris. Como apoio para toda a coluna, a região lombar é extremamente importante, mas a má postura, os esforços ao levantar peso, a falta de exercício físico e o uso de cadeiras sem apoio adequado contribuem para transformar a região lombar em um ponto fraco. Se a região lombar estiver tensa, afetará todas as outras regiões da coluna. Isso pode contribuir para uma falta de movimento nos quadris, o que pode afetar os membros inferiores ou causar dor no trajeto do nervo ciático. Aqui estão algumas ideias para alongar a região lombar, mobilizando a articulação dos quadris e soltando o tecido fibroso circundante. Apoio adequado para as costas, alongamento e exercício físico podem ajudar a impedir que aquilo que começou como rigidez se torne mais grave.

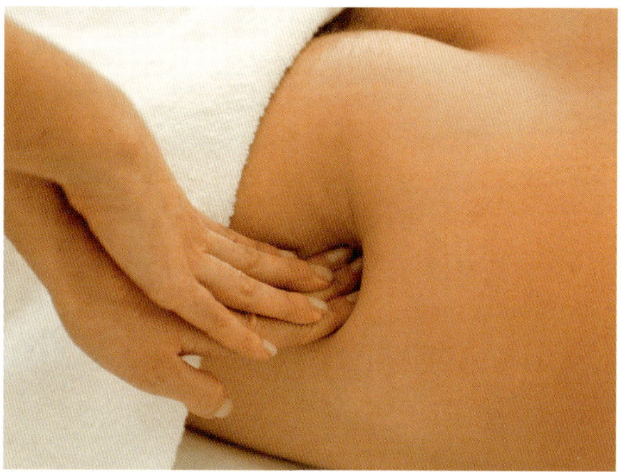

Pressionar a articulação do quadril Sente-se ao lado do parceiro. Coloque as extremidades de seus dedos acima da região do trocânter maior do fêmur e pressione lentamente para dentro. Aumente a pressão bem devagar conforme penetra no tecido mole, usando a outra mão como apoio. Pressione e solte ao redor da articulação. Esse movimento também afetará o membro inferior.

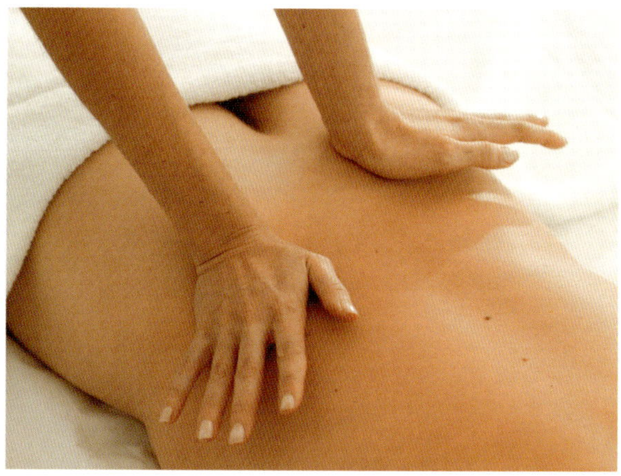

Alongamento diagonal Incline-se sobre o parceiro. Posicione as duas mãos em lados opostos da região lombar, uma no nível do quadril e a outra um pouco mais acima. Agora, faça um alongamento diagonal na região lombar. Incline-se e, com o peso de seu corpo, alongue, afastando as mãos, sem se mover sobre a pele. Repita o movimento no sentido contrário.

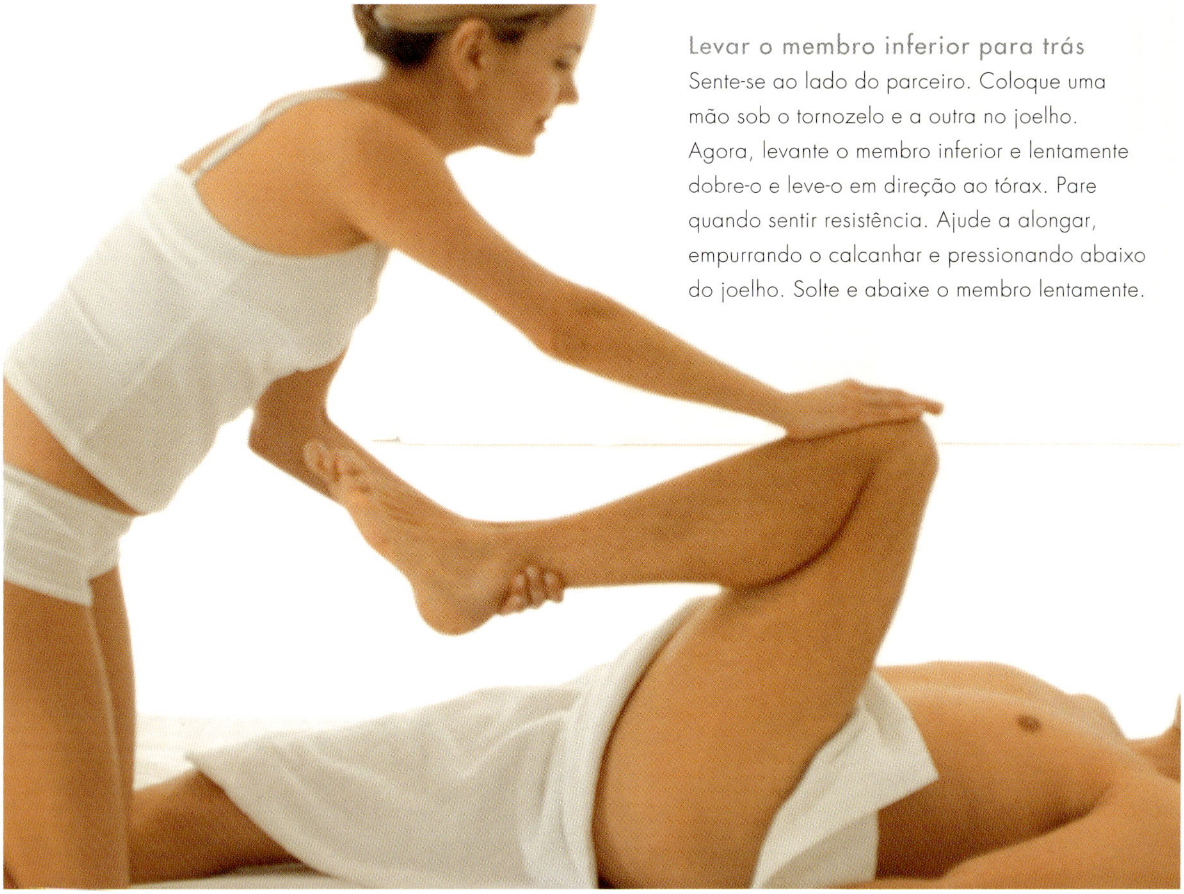

Levar o membro inferior para trás

Sente-se ao lado do parceiro. Coloque uma mão sob o tornozelo e a outra no joelho. Agora, levante o membro inferior e lentamente dobre-o e leve-o em direção ao tórax. Pare quando sentir resistência. Ajude a alongar, empurrando o calcanhar e pressionando abaixo do joelho. Solte e abaixe o membro lentamente.

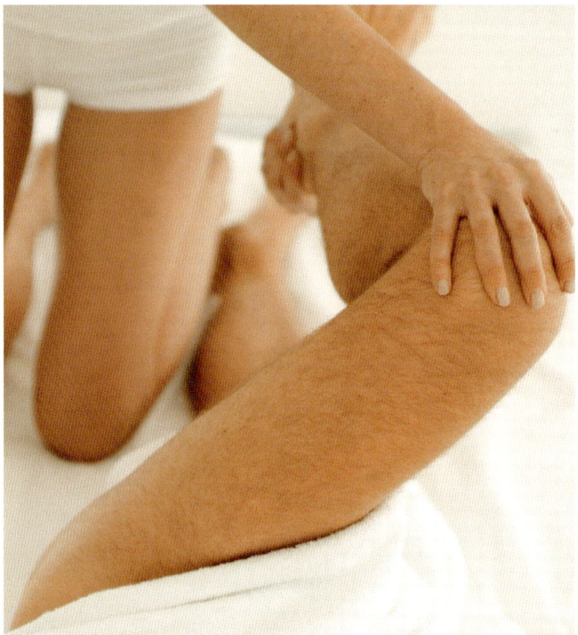

Movimento circular na articulação do quadril

Permaneça na mesma posição. Levante o membro inferior e dobre-o em direção ao tórax. Desta vez, comece a fazer círculos lentamente com o membro, sustentando-o por baixo do pé e pelo joelho. Faça círculos três vezes, do modo mais completo possível. Pare se o parceiro tensionar. Repita na outra direção e depois abaixe o membro inferior com suavidade.

Problemas nos seios da face

Os problemas nos seios da face afetam muitas pessoas e podem provocar muito desconforto e dor. Os seios da face são cavidades que secretam muco e que se conectam com a passagem nasal por meio de dutos. Em consequência de uma infecção, como um resfriado, o revestimento dos seios da face pode inflamar, causando a produção de um excesso de muco e o bloqueio do duto que drena dos seios até o nariz. Isso cria um acúmulo de muco, que provoca desconforto e cefaleias. Se você tiver problemas nos seios da face, é aconselhável evitar alimentos como produtos lácteos, açúcar, trigo ou batatas, e se concentrar em frutas e vegetais frescos. Os óleos de eucalipto, hortelã, manjericão e lavanda são recomendados.

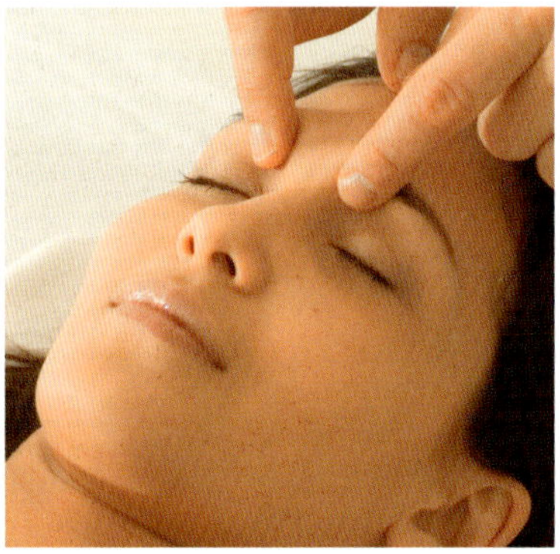

Pressionar o canto medial dos olhos Embora esses pontos estejam associados com o alívio das dores de cabeça em geral, eles podem ser muito úteis para dores de cabeça provocadas pelos seios da face. Coloque as extremidades de seus dedos na depressão abaixo das sobrancelhas, alinhadas com o canto medial dos olhos. Pressione lentamente, segure por dois ou três segundos e, depois, libere a pressão.

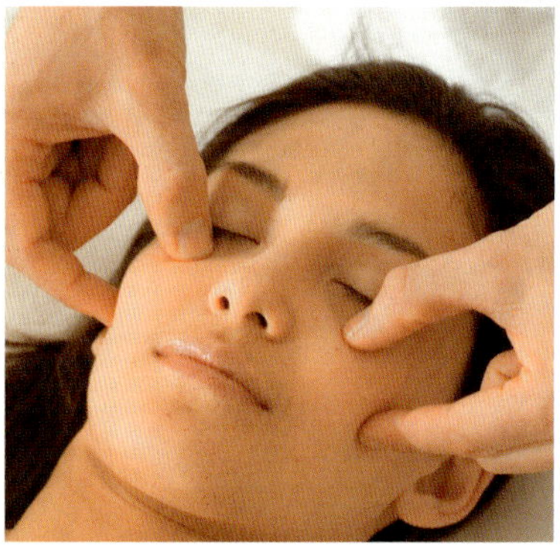

Pressionar sob os olhos Coloque os dois polegares logo abaixo da crista inferior da órbita ocular e localize a depressão no osso, mais ou menos na metade. Pressione devagar por três segundos e depois libere a pressão gradativamente. Esses pontos são particularmente úteis para melhorar a congestão dos seios da face.

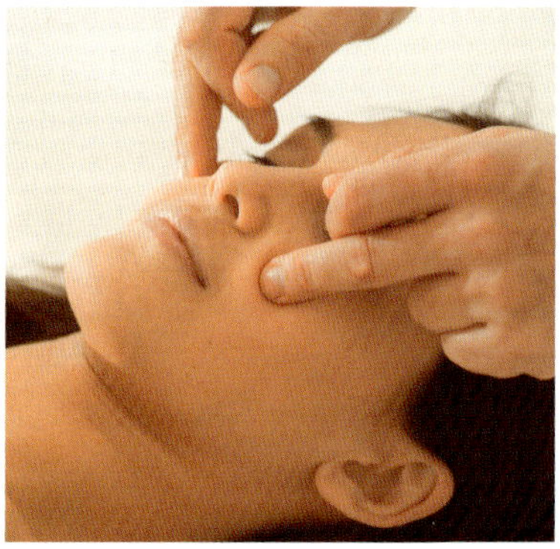

Pressionar sob as maçãs do rosto Coloque as extremidades dos dois dedos logo abaixo dos ossos malares do parceiro, localizando mais uma vez a depressão acerca de um terço do comprimento do osso, que você encontrará alinhando com os pontos sob os olhos. Pressione devagar com as extremidades dos dedos, segure por três segundos e depois libere a pressão suave e gradativamente. Esses pontos também ajudam a aliviar a congestão dos seios da face.

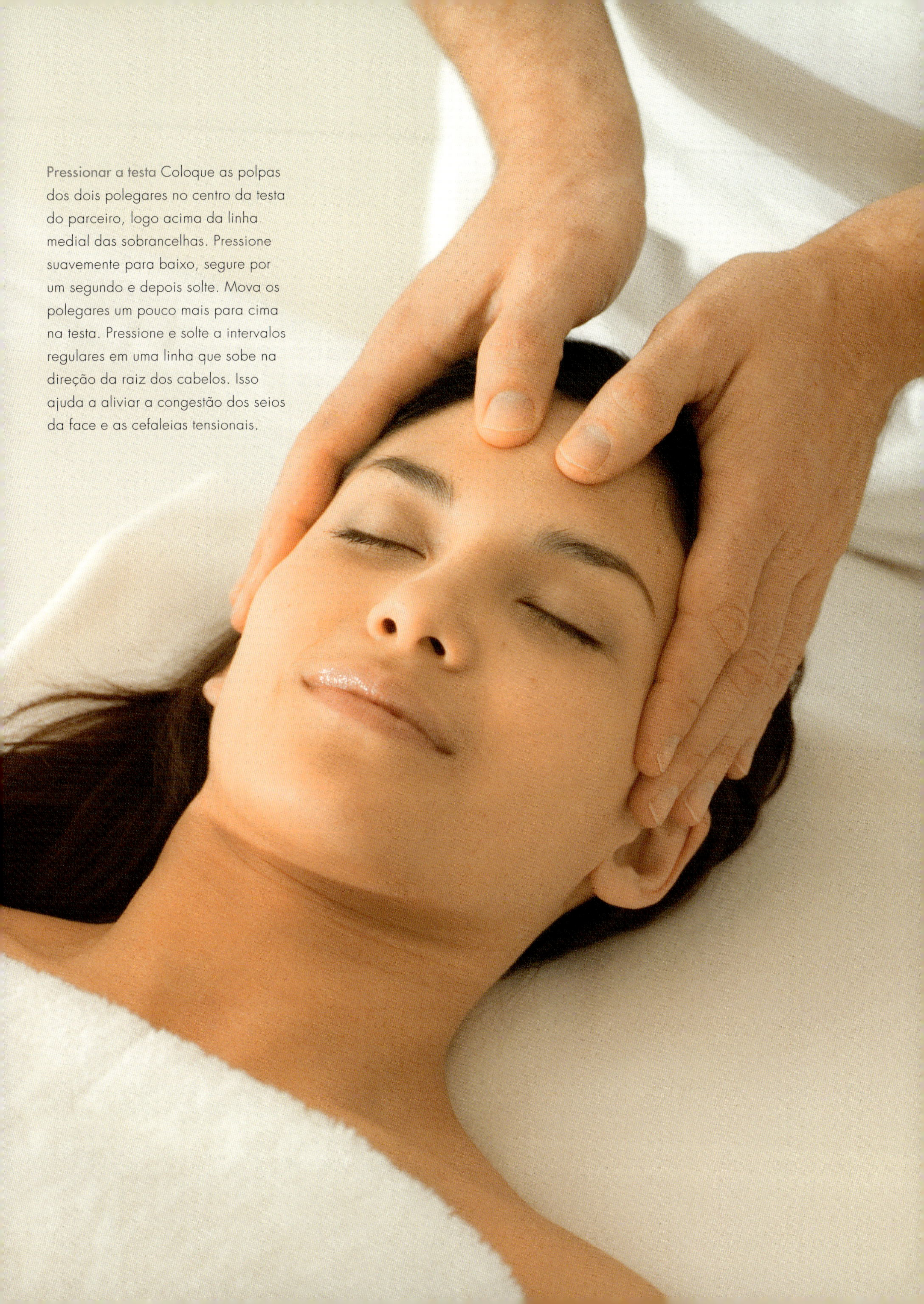

Pressionar a testa Coloque as polpas dos dois polegares no centro da testa do parceiro, logo acima da linha medial das sobrancelhas. Pressione suavemente para baixo, segure por um segundo e depois solte. Mova os polegares um pouco mais para cima na testa. Pressione e solte a intervalos regulares em uma linha que sobe na direção da raiz dos cabelos. Isso ajuda a aliviar a congestão dos seios da face e as cefaleias tensionais.

Abdome

Duas condições que podem provocar considerável desconforto e dor, mas que respondem bem à massagem, são a prisão de ventre e as cólicas menstruais. As cólicas, que ocorrem em virtude de contrações uterinas associadas a um fluxo intenso, podem ser aliviadas por uma massagem suave e por óleos essenciais. Camomila, jasmim, junípero, hortelã-pimenta, manjerona, cipreste e melissa ajudam se colocados em um banho de imersão. Você vai observar que as manobras de massagem não são feitas realmente sobre o abdome. A prisão de ventre deve-se habitualmente à tensão e a uma dieta com muitos alimentos refinados e muito amido, sem fibra suficiente. Novamente, relaxar, ingerir frutas e vegetais frescos, e rever os problemas e os propósitos mentais podem ser úteis. Os óleos de pimenta-preta, rosa, erva-doce e manjerona podem ajudar.

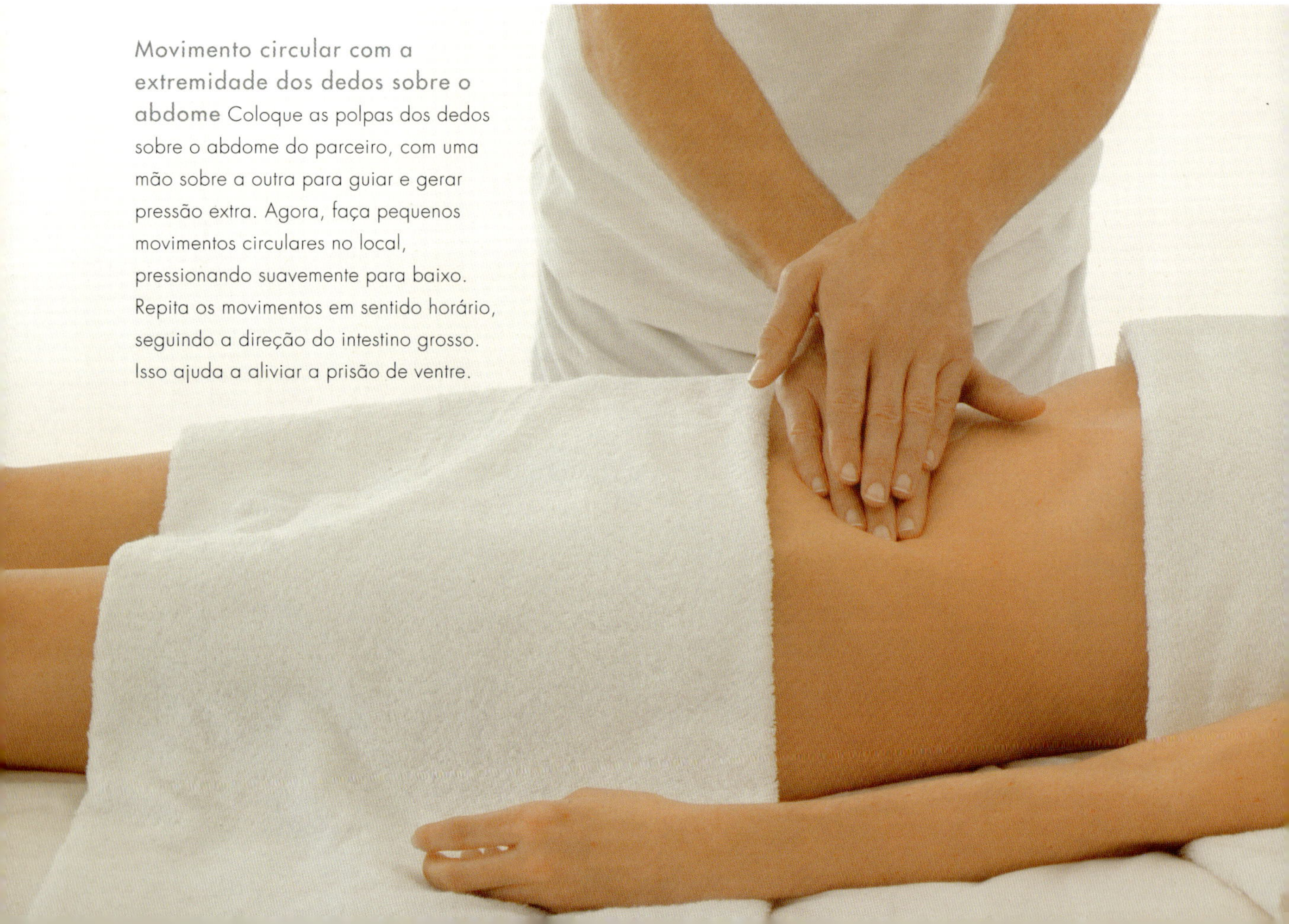

Movimento circular com a extremidade dos dedos sobre o abdome Coloque as polpas dos dedos sobre o abdome do parceiro, com uma mão sobre a outra para guiar e gerar pressão extra. Agora, faça pequenos movimentos circulares no local, pressionando suavemente para baixo. Repita os movimentos em sentido horário, seguindo a direção do intestino grosso. Isso ajuda a aliviar a prisão de ventre.

Movimento circular na região lombar Quando as cólicas menstruais são especialmente fortes, a última coisa que você quer é ser tocada. Essa manobra sobre a região lombar, entretanto, é um aquecimento e alivia a dor. Coloque uma ou ambas as mãos sobre a região lombar da parceira. Faça círculos no sentido anti-horário lentamente, de modo que os círculos sejam amplos e reconfortantes. Continue até que a dor diminua.

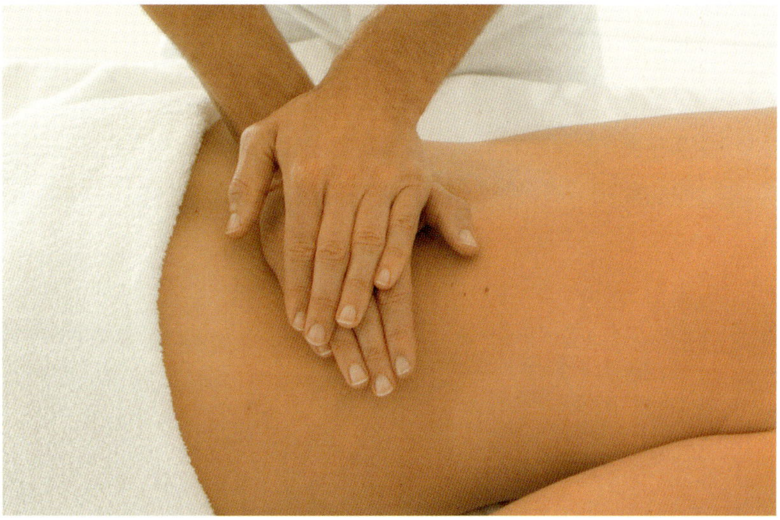

Movimento circular sobre o tornozelo Isto é indicado para dor menstrual. Posicione sua mão em uma linha três dedos acima do tornozelo da parceira (o ponto de pressão localiza-se entre os ossos). Agora comece a fazer movimentos circulares, pressionando com as polpas dos dedos. O movimento deve ser lento e profundo, e centrado sobre os ossos.

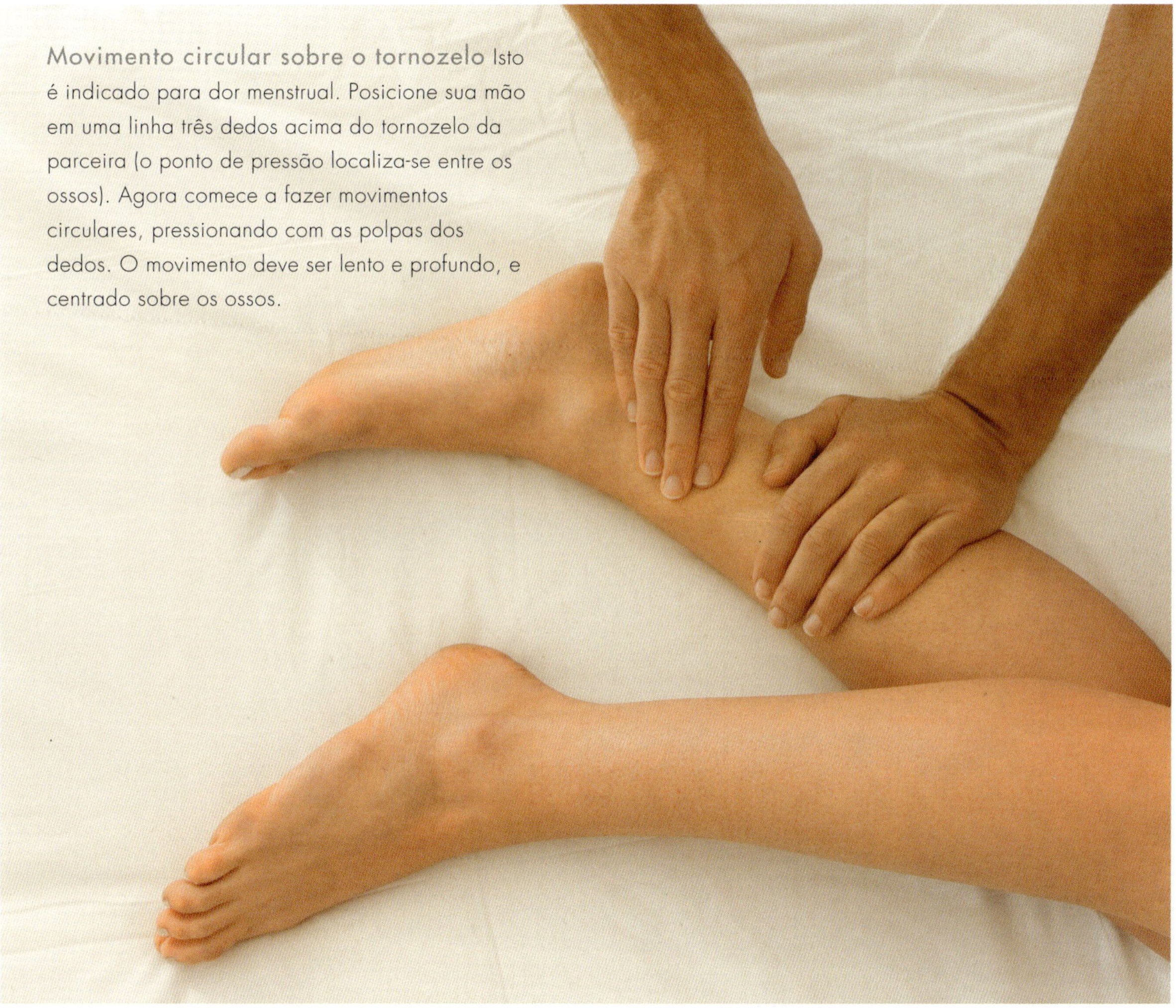

Cefaleias tensionais

As dores de cabeça algumas vezes podem ser causadas simplesmente pela tensão. Situações estressantes, pressões e confrontos, sobrecarga de informações ou agendas superlotadas, tudo isso pode causar ansiedade persistente e liberação de substâncias químicas no corpo. Elas podem se acumular, resultando em dores de cabeça que são ainda pioradas pela tensão muscular provocada por ter de lidar com essas situações. Entretanto, por que não experimentar as manobras a seguir em vez de pegar uma aspirina? Esses movimentos ajudam a liberar a tensão e incentivam o corpo a relaxar. Os óleos essenciais de alecrim, manjerona, melissa, rosa ou lavanda também podem ser extremamente úteis quando as dores de cabeça estão associadas à tensão nervosa.

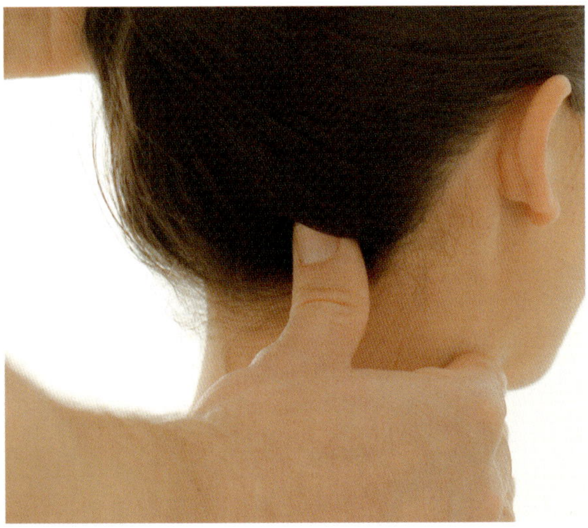

Pressionar sob o crânio Fique em pé atrás do parceiro, apoiando o corpo com uma das mãos. Agora, coloque levemente o polegar na base do pescoço do parceiro e siga pela coluna até chegar à depressão logo abaixo da base do crânio. Pressione suave, mas firmemente, por dois segundos e depois solte. Isso tem um efeito relaxante e revigorante imediato. Faça isso apenas uma vez.

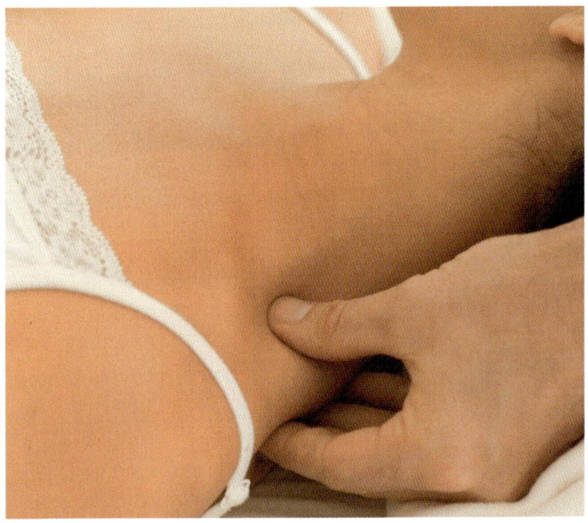

Amassamento profundo no pescoço Sustente a cabeça do parceiro por baixo com uma das mãos. Depois, coloque a outra mão na base do pescoço e aplique amassamento suavemente nos músculos do pescoço do parceiro. Assegure-se de que seus dedos permaneçam ao lado da coluna. Trabalhe subindo em direção ao crânio e volte, levantando suavemente os músculos para incentivar a liberação da tensão. Depois, repita do outro lado.

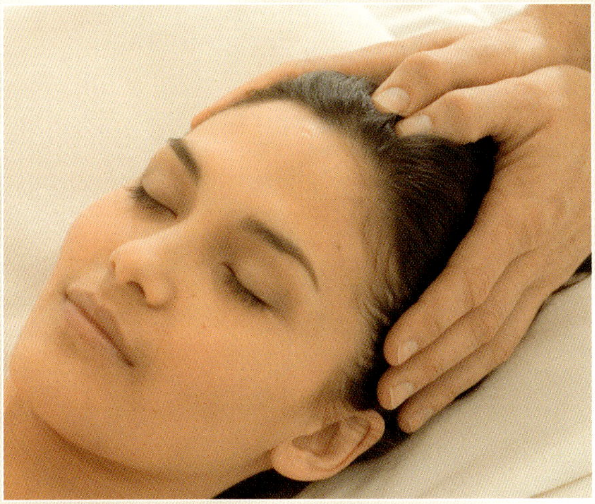

Pressionar a cabeça Descansando levemente as mãos ao redor da cabeça do parceiro, coloque os dois polegares juntos logo acima da raiz dos cabelos. Agora, pressione suavemente por um momento e depois solte. Pressionando com as polpas dos polegares, trabalhe para trás em uma linha direcionada ao centro da cabeça, pressionando e soltando a intervalos regulares. Isso tem um efeito relaxante e revigorante.

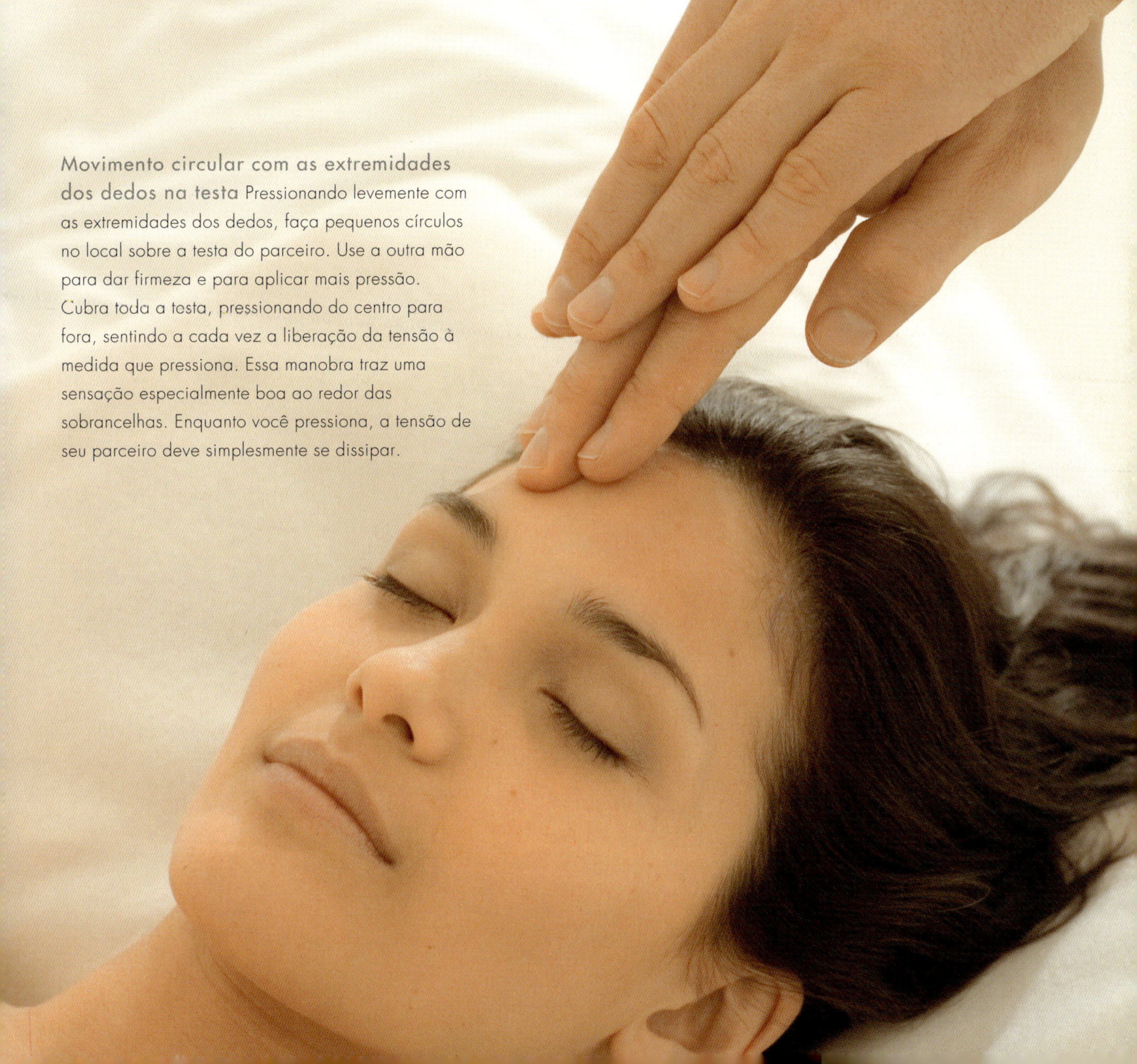

Movimento circular com as extremidades dos dedos na testa Pressionando levemente com as extremidades dos dedos, faça pequenos círculos no local sobre a testa do parceiro. Use a outra mão para dar firmeza e para aplicar mais pressão. Cubra toda a testa, pressionando do centro para fora, sentindo a cada vez a liberação da tensão à medida que pressiona. Essa manobra traz uma sensação especialmente boa ao redor das sobrancelhas. Enquanto você pressiona, a tensão de seu parceiro deve simplesmente se dissipar.

Tensão facial

É surpreendente, mas os músculos do rosto podem acumular muita tensão. Quando estamos tensos, o corpo imediatamente fica tenso e se fecha. Uma mandíbula travada, dentes cerrados e um sorriso fixo, tudo isso contribui para músculos tensos, que muitas vezes não são percebidos até que haja a liberação. Para contrabalançar esses efeitos, é importante relaxar a mandíbula, manter a língua e a boca relaxadas e a garganta aberta. Relaxar a face pode trazer uma mudança imediata no estado de humor e suaviza a aparência, que, quando tensa, pode se tornar dura e presa, transmitindo uma mensagem negativa. Experimente estas técnicas de liberação e lembre-se de que inspirar suavemente e depois mentalmente liberar a tensão ao expirar é um excelente remédio ao alcance de todos.

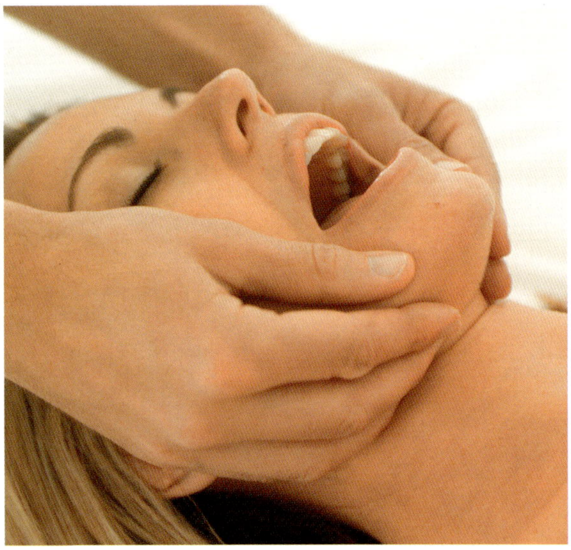

Soltar a mandíbula Sente-se atrás da cabeça do parceiro e segure o queixo. Com os polegares em cima e os dedos embaixo, peça ao parceiro para relaxar a mandíbula e abra-a suavemente o máximo possível. Assegure-se de que o parceiro não ajude. Feche a mandíbula e depois repita o movimento várias vezes para ajudar o parceiro a relaxar.

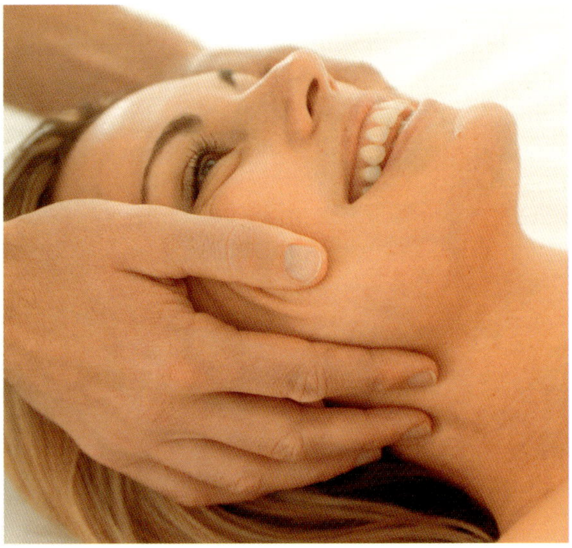

Desenhar um sorriso Coloque os polegares sobre as maçãs do rosto do parceiro, um de cada lado do nariz. Depois, suavemente, leve os polegares para cima, ao redor das maçãs do rosto, levantando os músculos faciais e desenhando um sorriso. Peça ao parceiro que ajude, suavizando o rosto. Relaxar e também sorrir internamente pode trazer resultados maravilhosos para seu parceiro.

Revolver os cabelos Este movimento provoca uma sensação muito agradável e tem um efeito maravilhosamente calmante sobre o rosto. Sentado atrás do parceiro, revolva o cabelo com suas mãos em toda a cabeça, mantendo-as próximas ao couro cabeludo. Trabalhe da raiz dos cabelos até a parte de trás da cabeça, lembrando-se de trabalhar para trás a partir das têmporas. Isso estimula o couro cabeludo e tem um efeito revigorante.

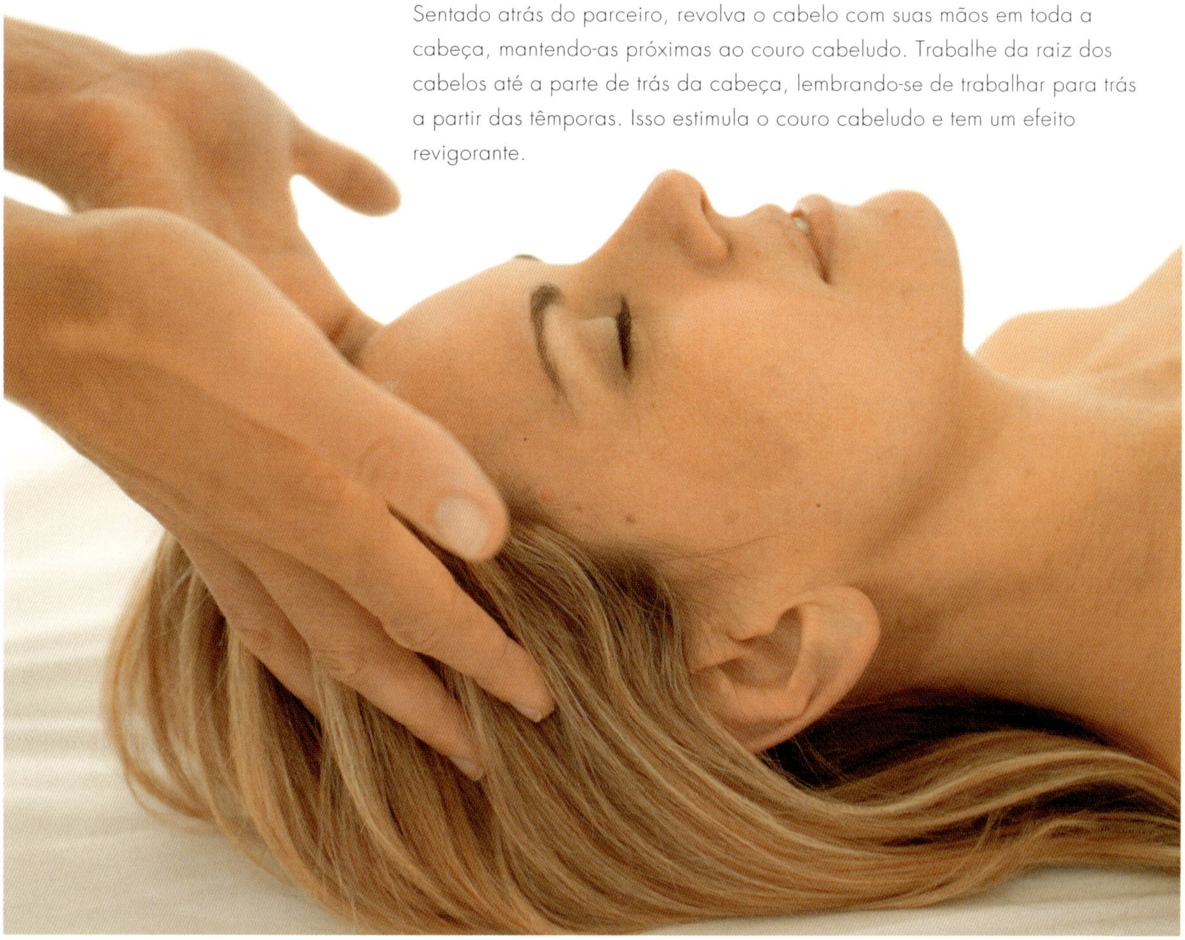

Levantar a cabeça Com o parceiro deitado de costas, coloque as mãos sob a base do crânio e depois levante a cabeça lentamente até o ponto em que seja confortável. Assegure-se de que o parceiro solte todo o peso em suas mãos e não tente ajudar. No final do levantamento, peça ao parceiro para relaxar e expirar suavemente, liberando toda a tensão.

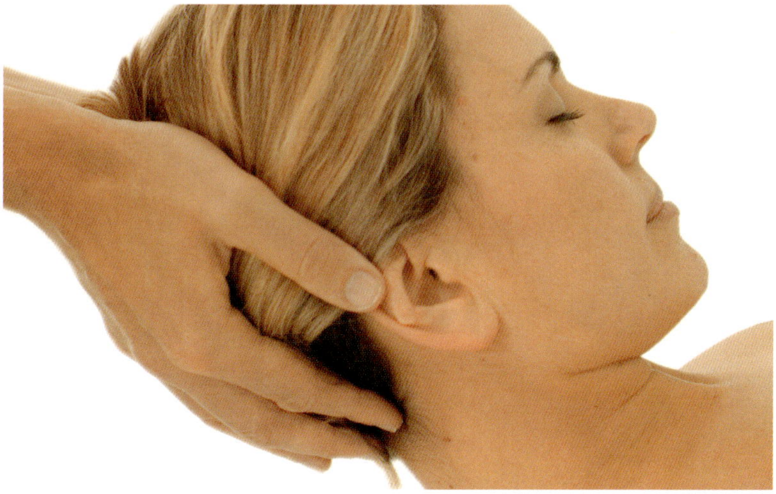

Tensão nas costas

Como todos que já sentiram dor nas costas sabem, os efeitos podem ser absolutamente devastadores. Embora os problemas nesse estágio exijam atenção profissional, muitas dificuldades se originam na tensão muscular. Má postura e músculos tensos podem afetar gravemente o movimento das articulações, o que resulta em compressão e uma maior restrição do movimento. Ajude as costas a permanecerem relaxadas por meio de uma massagem feita com regularidade, focando-se em deslizar profundamente e pressionar os músculos para fora. Será útil usar os pontos de pressão. A delicadeza é crucial aqui. Sempre inicie uma manobra lentamente e só aumente a pressão quando você sentir que as costas estão relaxadas. Caso contrário, o parceiro irá responder com um aumento de tensão.

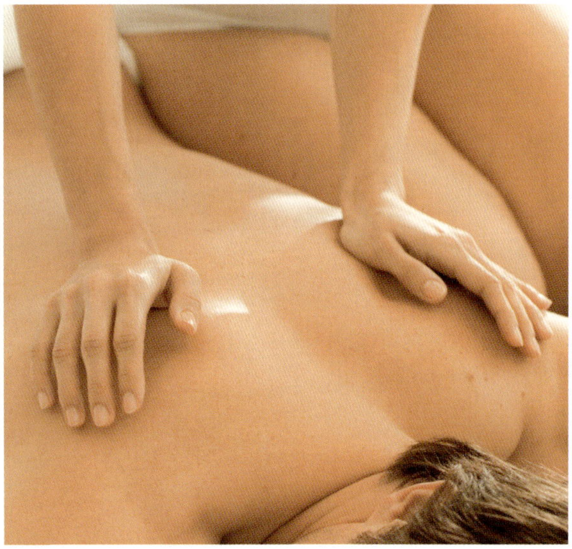

Alongar entre as escápulas Sente-se ao lado do parceiro e incline-se sobre o corpo dele, colocando as duas mãos entre as escápulas, dos dois lados da coluna. Pressionando com a base das mãos, empurre lentamente em direção aos ombros, parando nas escápulas. Repita o movimento para um alongamento com muita liberação.

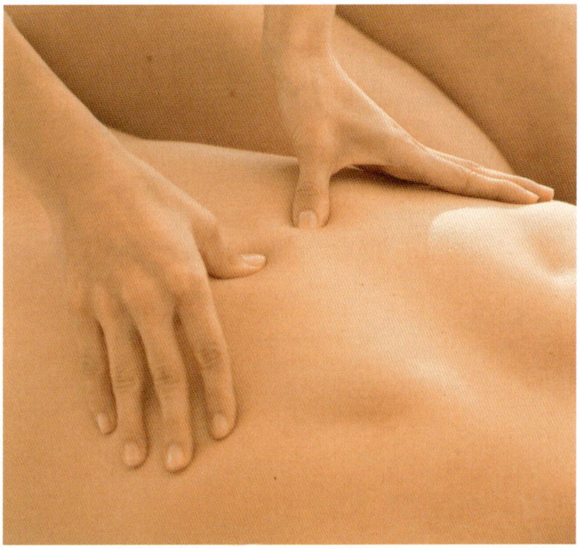

Pressionar entre as costelas Coloque as polpas dos polegares sobre os músculos laterais à coluna, começando logo acima da costela inferior do parceiro. Agora, pressione os músculos entre as costelas e solte (mantenha-se ao lado da coluna). Mova-se subindo pela coluna, pressionando e soltando depois de cada costela, até alcançar a base do pescoço.

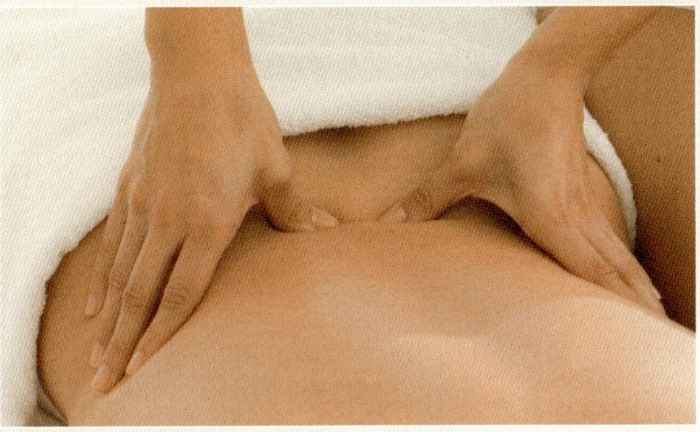

Pressionar o sacro Coloque seus dedos nos dois lados da coluna e localize as pequenas depressões no alto do sacro (o triângulo ósseo na base da coluna), com os polegares. Agora, mova-se levemente para dentro, até chegar a uma depressão no osso, pressione e depois solte. Mova-se descendo pela coluna e repita mais três vezes.

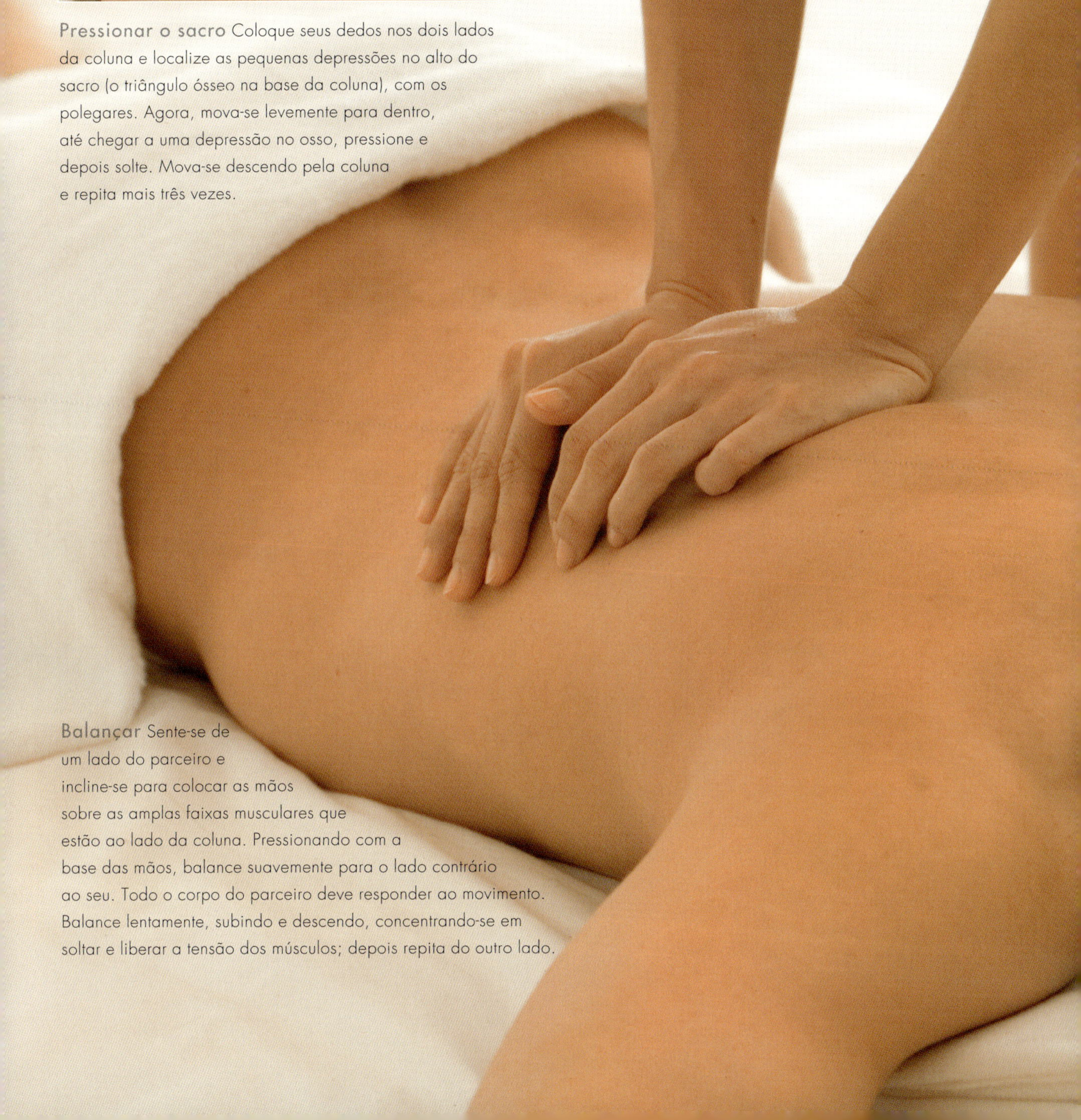

Balançar Sente-se de um lado do parceiro e incline-se para colocar as mãos sobre as amplas faixas musculares que estão ao lado da coluna. Pressionando com a base das mãos, balance suavemente para o lado contrário ao seu. Todo o corpo do parceiro deve responder ao movimento. Balance lentamente, subindo e descendo, concentrando-se em soltar e liberar a tensão dos músculos; depois repita do outro lado.

Massagem sensual

Para tornar sua massagem sensual, simplesmente aborde as manobras de um modo diferente. Você ainda pode usar os movimentos conhecidos de massagem, mas a natureza e a intenção desta serão diferentes. Concentre-se na sensação de seu toque e nas respostas do corpo do parceiro, usando suas mãos com sensibilidade para excitar. Deixe que suas manobras sejam mais longas. Use as extremidades dos dedos para acariciar, explorar e excitar, ampliando cada sensação. Concentre-se nas áreas sensíveis do corpo do parceiro. Os óleos afrodisíacos incluem sândalo, patchuli e ylang-ylang. Aumente a intensidade inventando toques suaves próprios, usando não só as mãos, mas também os pés, a respiração e o cabelo. Seu objetivo é simplesmente encantar e atrair o parceiro.

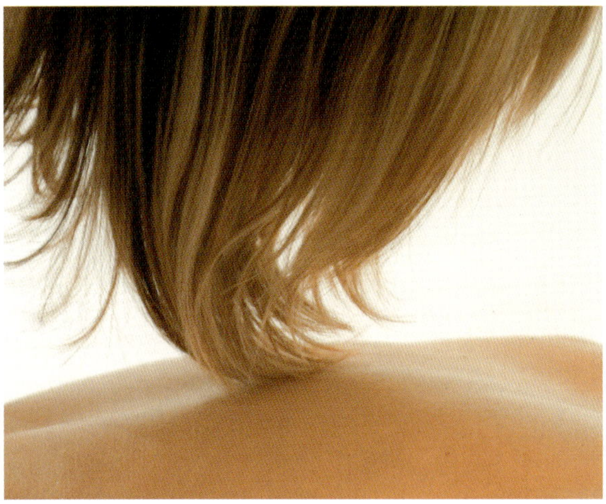

Acariciar com os cabelos Use seu corpo de maneira criativa a fim de aguçar os sentidos do parceiro. Acariciar o corpo dele com seus cabelos traz uma sensação maravilhosa. Passe-os ao longo das costas do parceiro, sobre as solas dos pés ou palmas das mãos, roçando suavemente com as pontas dos cabelos sobre a pele. Sempre mantenha a atenção focada no corpo do parceiro. Descubra e invente novas formas de toque.

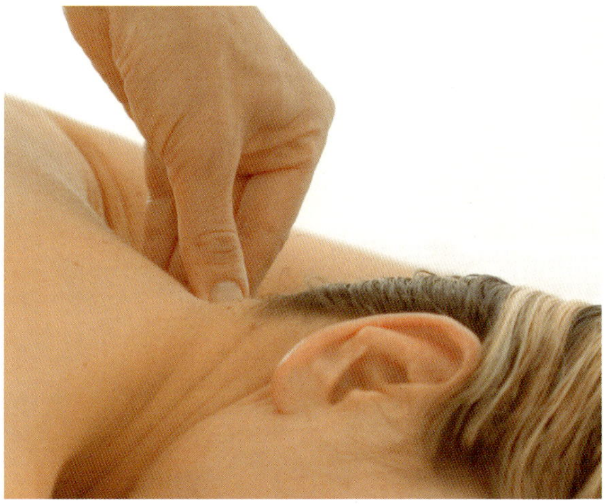

Amassamento profundo nos músculos do pescoço Use o polegar e o indicador para aplicar amassamento suavemente nos músculos do pescoço, liberando aos poucos toda a tensão. Isso é especialmente bom antes e depois de virar a cabeça. Exerça pressão moderada e levante os músculos, continuando a subir os cabelos em direção à base do crânio. A nuca é uma área extremamente sensível. A atenção a cada detalhe fará com que seu parceiro se sinta especial.

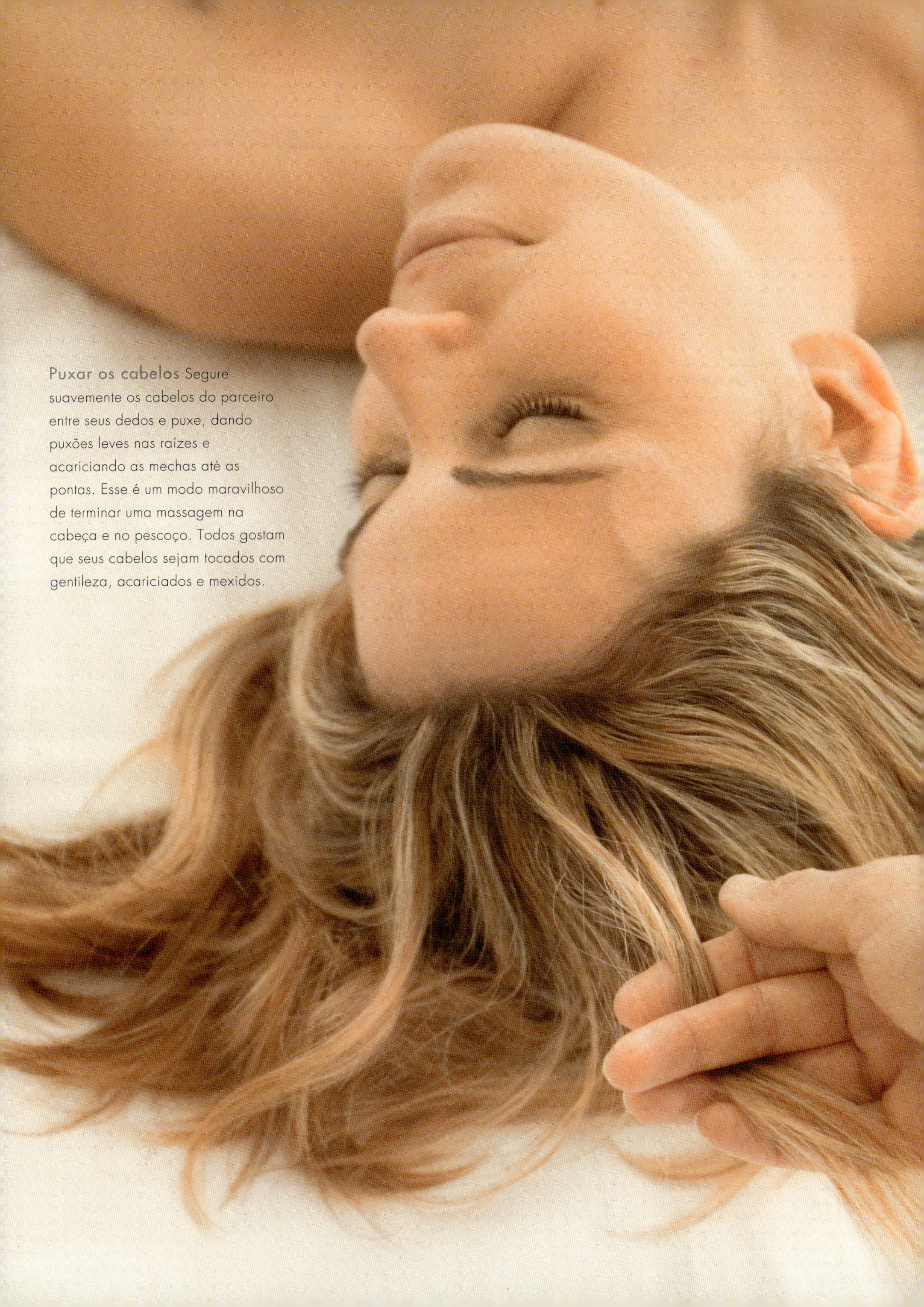

Puxar os cabelos Segure suavemente os cabelos do parceiro entre seus dedos e puxe, dando puxões leves nas raízes e acariciando as mechas até as pontas. Esse é um modo maravilhoso de terminar uma massagem na cabeça e no pescoço. Todos gostam que seus cabelos sejam tocados com gentileza, acariciados e mexidos.

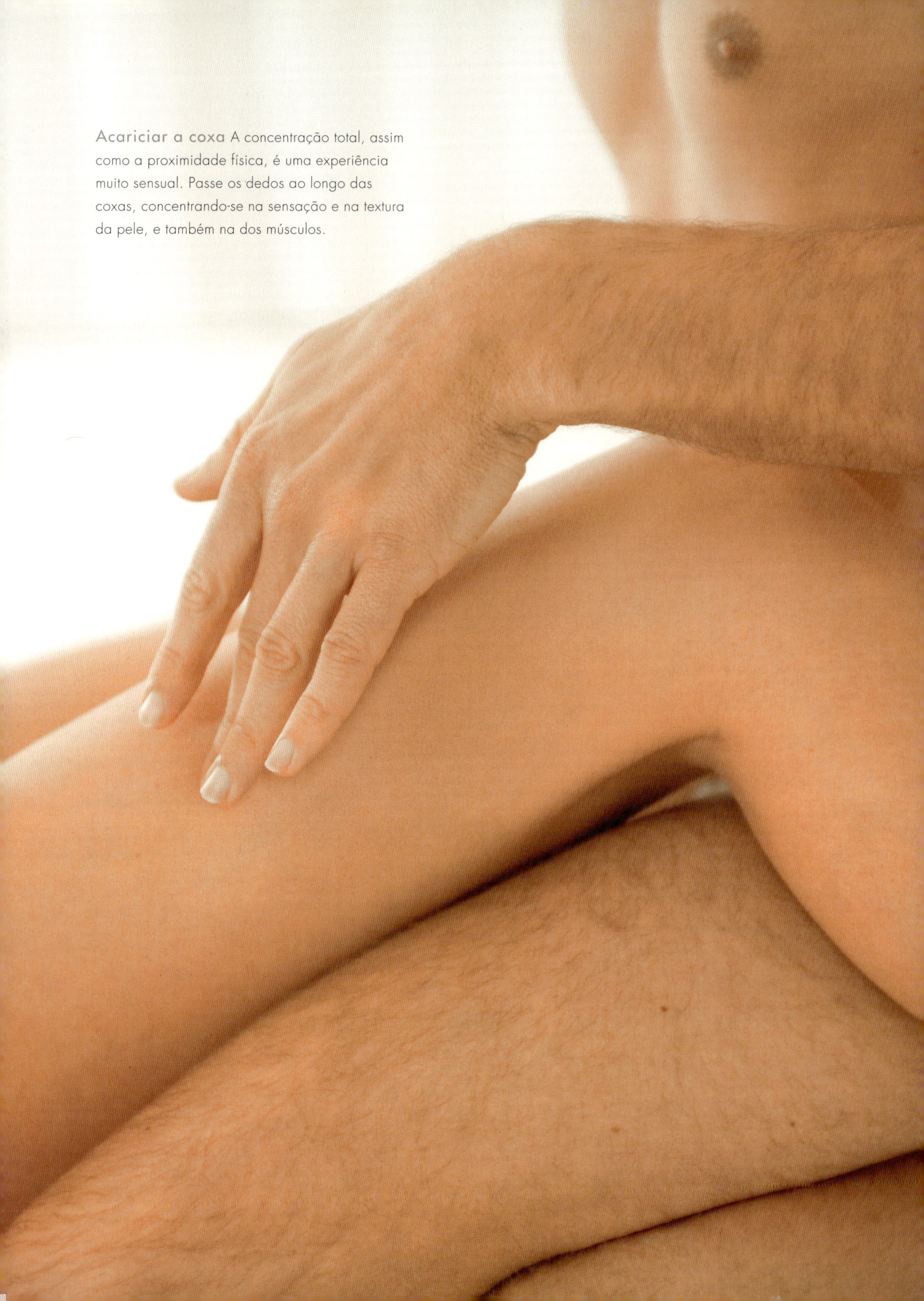

Acariciar a coxa A concentração total, assim como a proximidade física, é uma experiência muito sensual. Passe os dedos ao longo das coxas, concentrando-se na sensação e na textura da pele, e também na dos músculos.

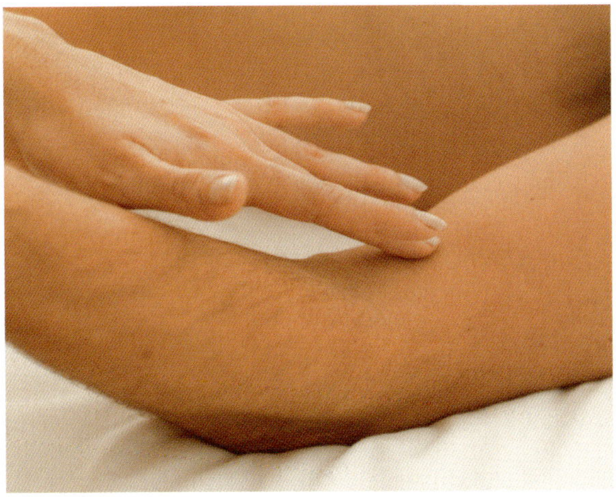

Acariciar a dobra do cotovelo Explore as partes sensíveis do corpo do parceiro. Acaricie a dobra do cotovelo, passando as extremidades dos dedos suavemente sobre a pele e fazendo círculos lentos ao redor da articulação. Então, levante a mão levemente e deixe que seu toque afaste-se com suavidade do corpo. Todas as partes do corpo do parceiro podem se transformar em um foco sensual.

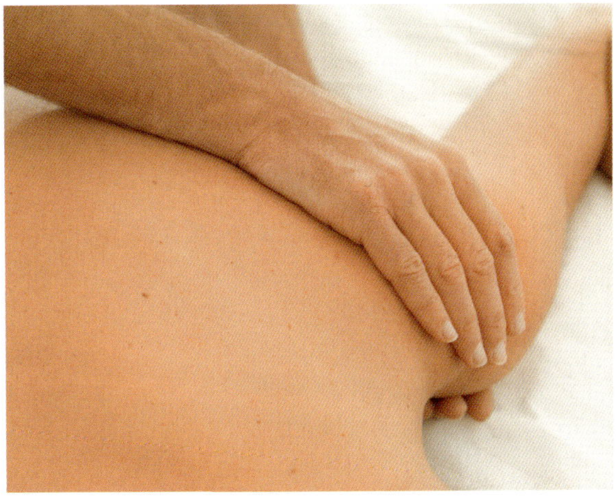

Empurrar a escápula Sustente suavemente o corpo do parceiro por baixo e depois use a base da mão para soltar os músculos sobre a escápula, empurrando em direção à articulação. Trabalhe lenta e detalhadamente, fazendo movimentos descendentes no braço. Essa é uma manobra aquecedora e terna. Liberar músculos tensos é carinho em ação.

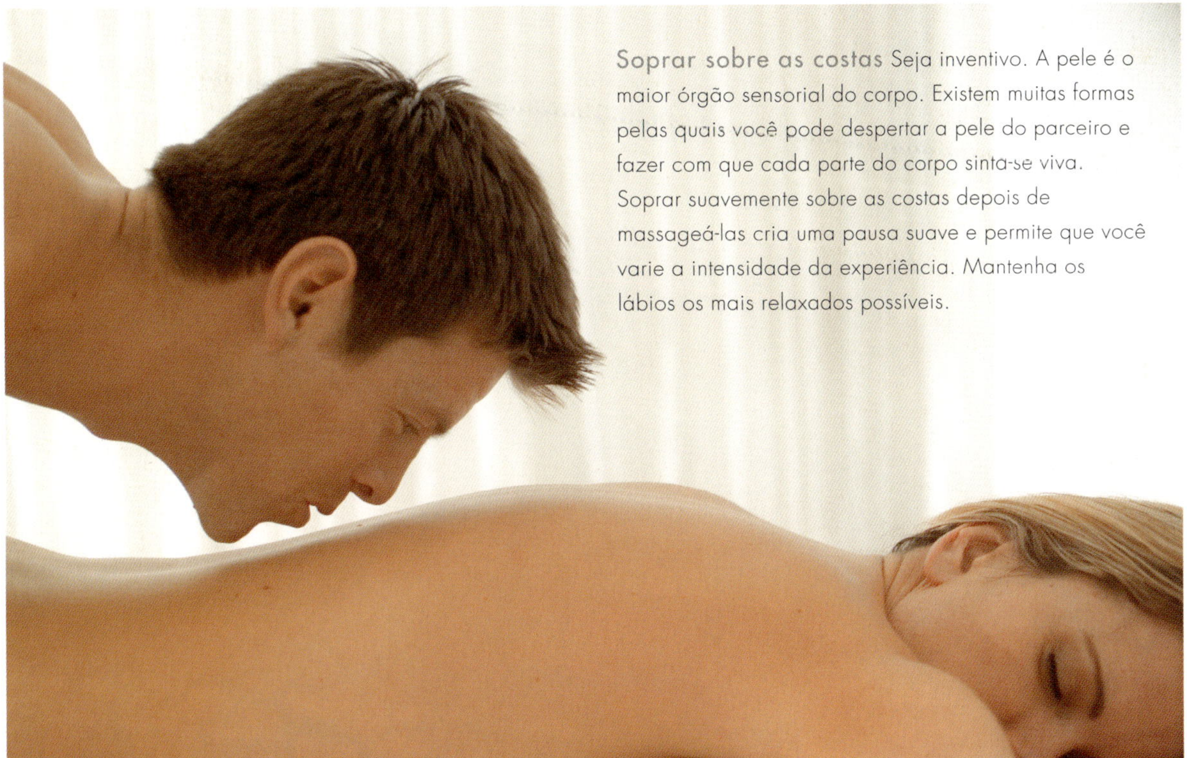

Soprar sobre as costas Seja inventivo. A pele é o maior órgão sensorial do corpo. Existem muitas formas pelas quais você pode despertar a pele do parceiro e fazer com que cada parte do corpo sinta-se viva. Soprar suavemente sobre as costas depois de massageá-las cria uma pausa suave e permite que você varie a intensidade da experiência. Mantenha os lábios os mais relaxados possíveis.

Acariciar o ombro Use as extremidades dos dedos para fazer traços suaves sobre a pele do parceiro. Faça círculos, desenhe, friccione e acaricie com todos os dedos e todas as partes da mão. Use seu toque para estimular a pele antes de massagear uma área, para transmitir ternura, para relaxar ou confortar, acalmar a tensão ou excitar. Experimente diversas posições corporais de modo a liberar a tensão e, ao mesmo tempo, permanecer fisicamente próximo.

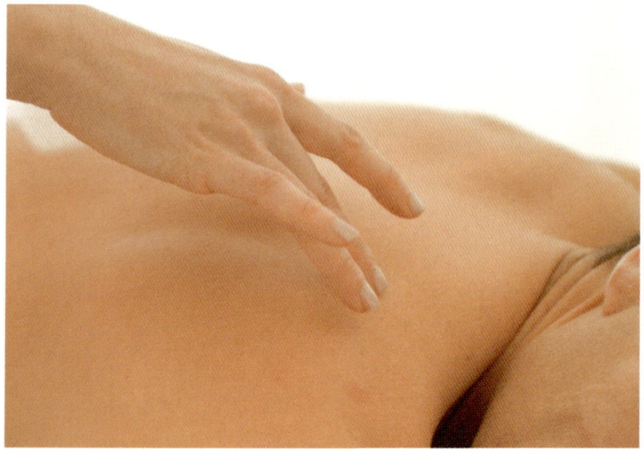

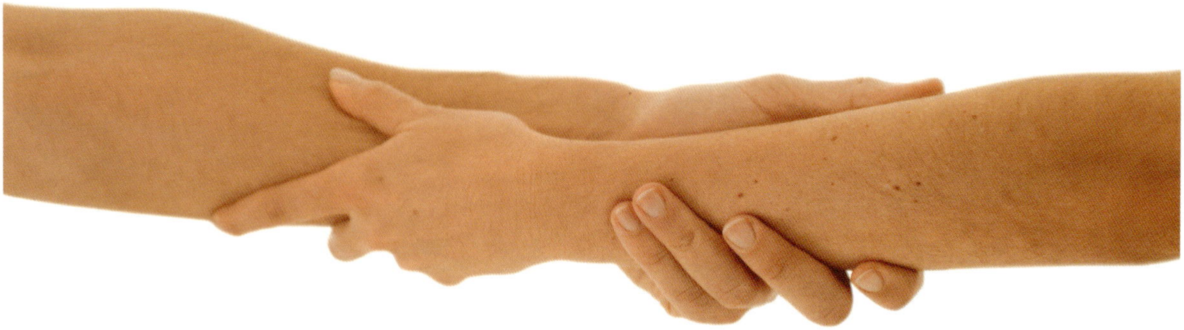

Alongamento do membro superior Use toques criativos para tornar sua massagem especial. Levante o membro superior do parceiro e lentamente puxe-o para trás da cabeça. Segurem os punhos um do outro enquanto fazem o alongamento, de modo que o parceiro tenha um papel mais ativo. Isso traz uma sensação totalmente diferente ao alongamento.

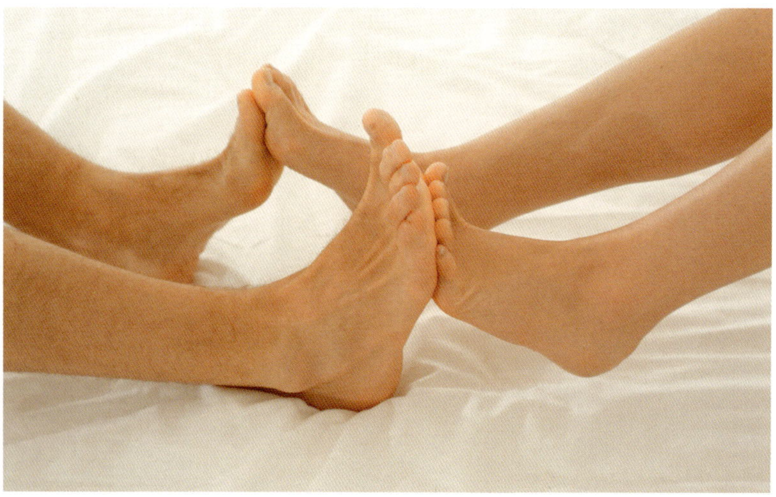

Massagem mútua nos pés Uma massagem mútua é sempre uma ótima ideia. Experimente esta com os pés. Junte os pés aos do parceiro e empurre firmemente contra os pés dele, usando os dedos, os calcanhares e a cabeça dos metatarsos para pressionar a sola dos pés do parceiro, cobrindo o máximo de pele possível. Depois descansem, apenas com os dedos se tocando.

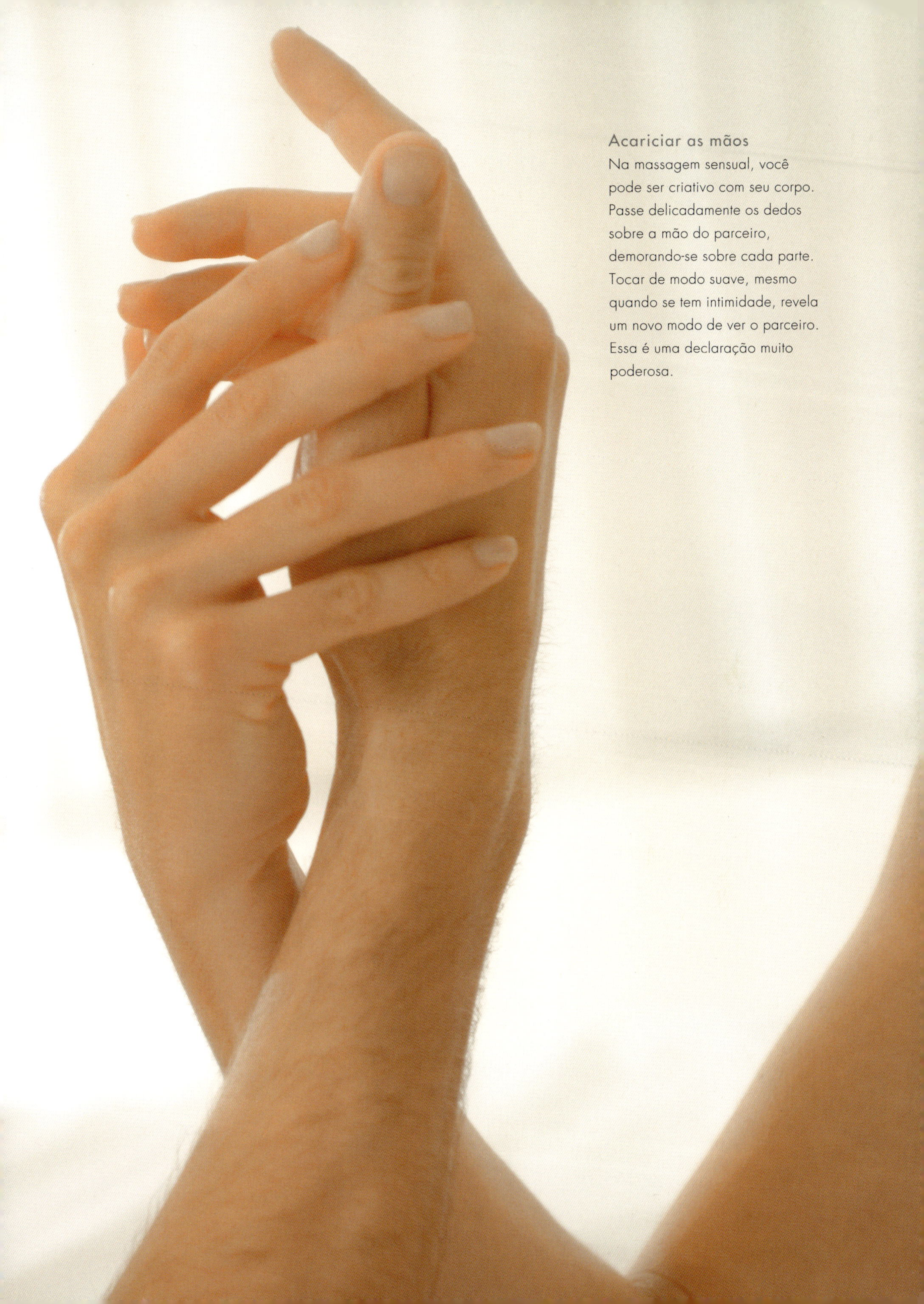

Acariciar as mãos

Na massagem sensual, você pode ser criativo com seu corpo. Passe delicadamente os dedos sobre a mão do parceiro, demorando-se sobre cada parte. Tocar de modo suave, mesmo quando se tem intimidade, revela um novo modo de ver o parceiro. Essa é uma declaração muito poderosa.

Automassagem

As fotos a seguir vão lhe dar algumas ideias que você pode usar para massagear a si mesmo. Se estiver em casa, uma superfície confortável, mas firme, como uma cadeira reta ou o piso, com bastante espaço para se mover, será ideal. Experimente toques leves e firmes e sinta como seu corpo responde a ambos. Suas respostas podem mudar dependendo de seu estado de espírito. Seja tão inventivo quanto quiser, mas seja sensível a áreas vulneráveis, em especial ao pescoço e à região lombar. Você pode massagear usando óleos calmantes ou revigorantes sobre a pele, mas parte da atração é o fato de esses movimentos poderem ser feitos com facilidade por cima das roupas. Se o tempo for um problema, os exercícios podem ser facilmente adaptados para uma cadeira ou escrivaninha ou, se você estiver realmente cansado, para sua cama.

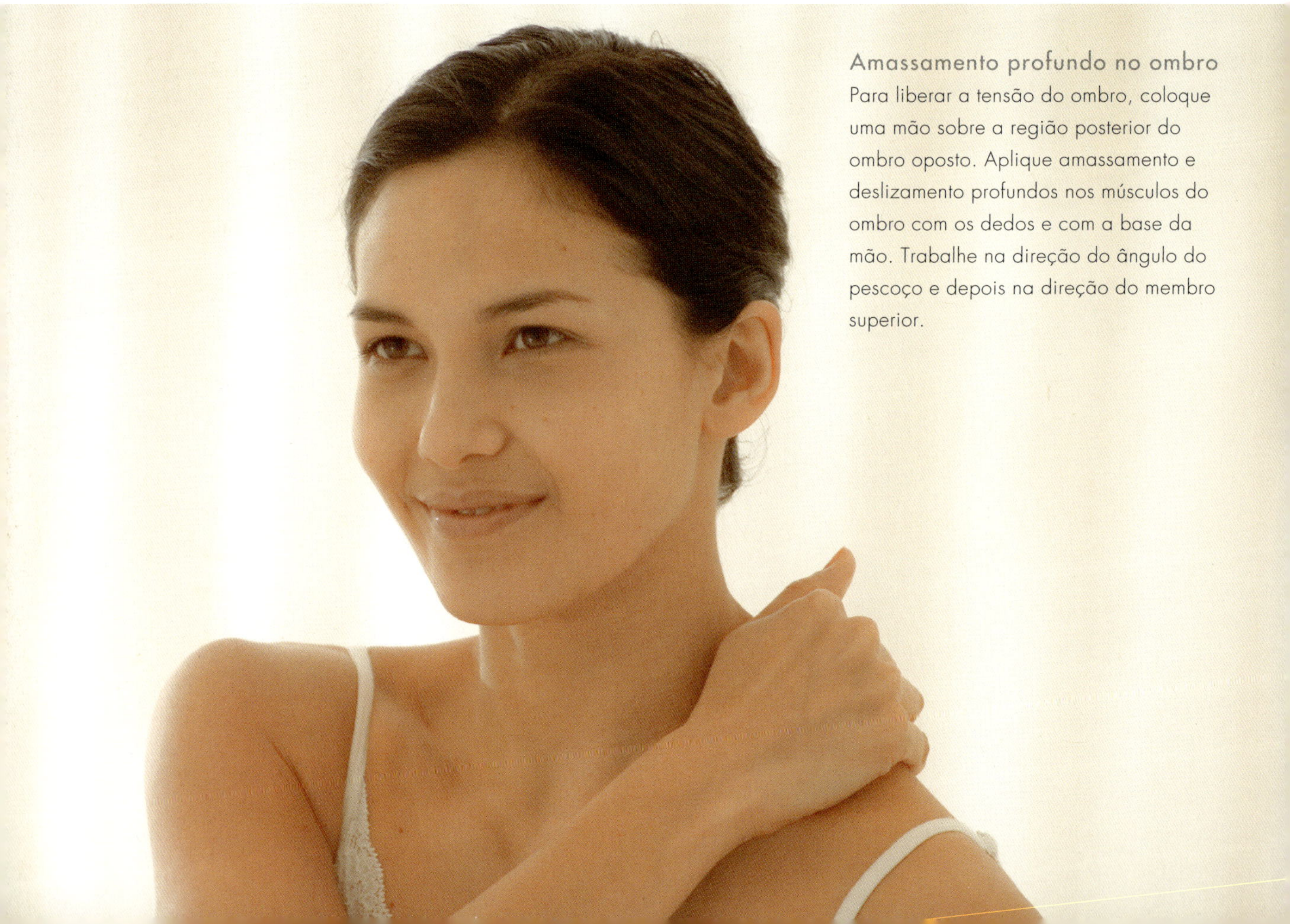

Amassamento profundo no ombro
Para liberar a tensão do ombro, coloque uma mão sobre a região posterior do ombro oposto. Aplique amassamento e deslizamento profundos nos músculos do ombro com os dedos e com a base da mão. Trabalhe na direção do ângulo do pescoço e depois na direção do membro superior.

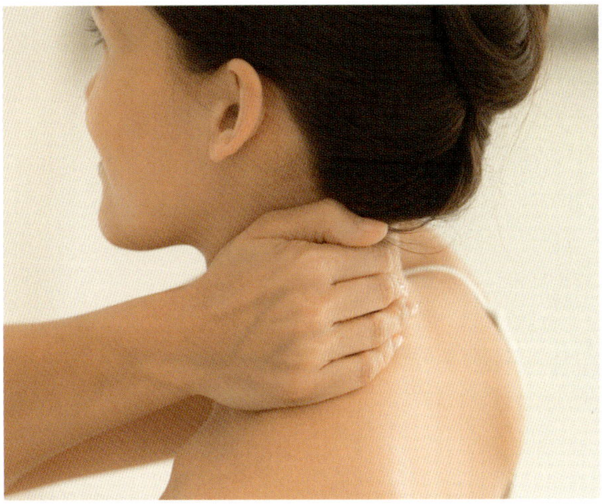

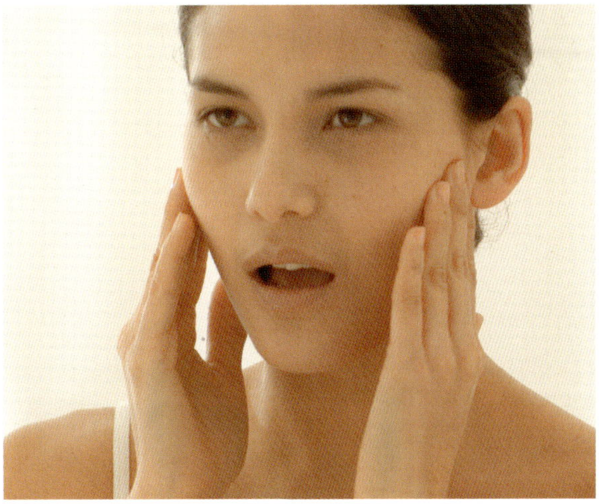

Amassamento profundo no pescoço Depois de aplicar amassamento profundo no ombro, continue o movimento mais suavemente no pescoço. Mantendo os dedos voltados para trás no pescoço, comprima suavemente entre a base da mão e as polpas dos dedos. Trabalhe subindo do pescoço até o crânio e descendo por várias vezes, com os dedos ao lado da coluna.

Movimento circular na mandíbula Para encontrar o lugar certo onde fazer o movimento circular, abra e feche a boca e coloque as extremidades dos dedos onde sentir que os músculos trabalham. Com a mandíbula relaxada e aberta, faça círculos amplos e lentos sobre os músculos, usando as extremidades e as polpas dos dedos. Esse movimento é maravilhoso para liberar a tensão facial.

Tração sobre a testa Coloque as mãos de modo que as extremidades dos dedos encontrem-se bem no centro da testa. Então, afaste lentamente as mãos até que os dedos cheguem à raiz dos cabelos. Mantenha a manobra realmente suave e, conforme separa os dedos, sinta toda a tensão se dissolvendo.

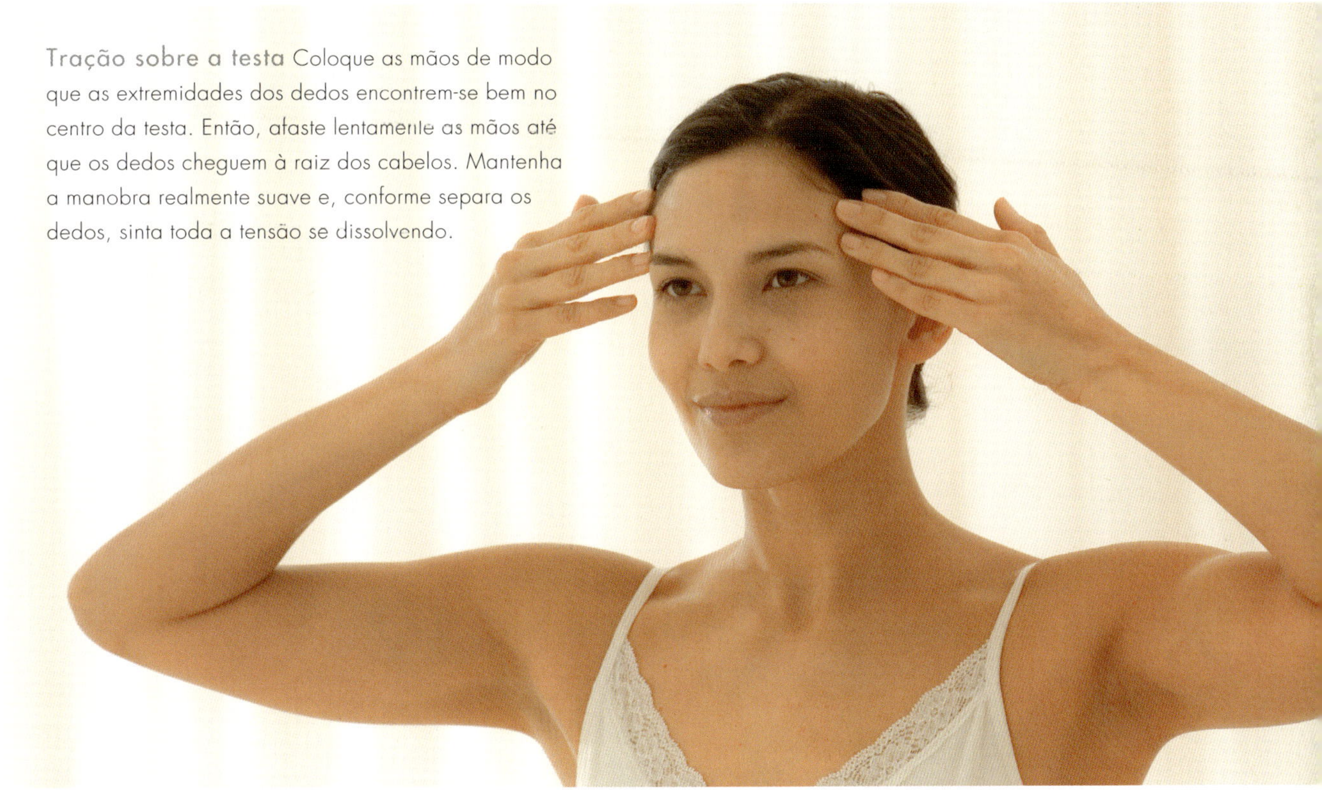

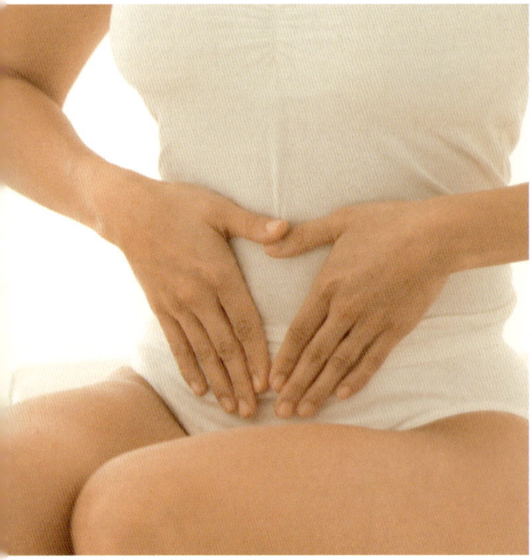

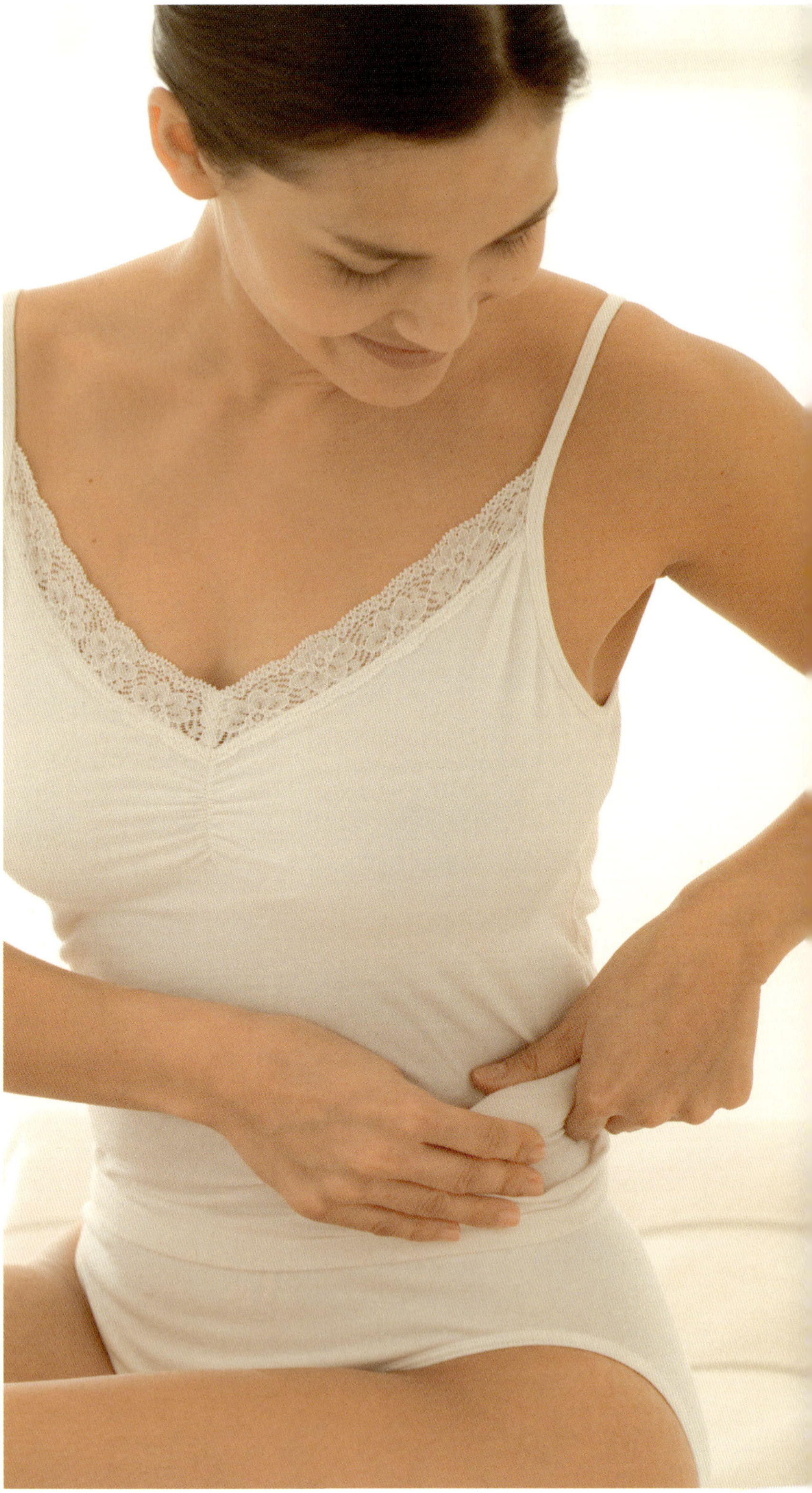

Movimento circular no abdome Sente-se em uma posição relaxada, coloque as mãos estendidas no centro de seu abdome, com os dedos voltados para baixo. Leve as mãos lentamente para cima, separando-as conforme faz um movimento circular para fora. Junte-as na parte inferior do círculo e depois leve-as novamente para cima. Isso é ótimo para relaxar o abdome.

Amassamento profundo na lateral do abdome Coloque as mãos na lateral do abdome e segure um rolo de músculo com uma mão. Comece um movimento de amassamento profundo, empurrando com o polegar e rolando com os dedos de volta em sua direção. Aplique amassamento subindo e descendo pela região lateral de seu corpo, alternando as mãos. Isso não só tonifica os músculos, mas ajuda a relaxar a região lombar.

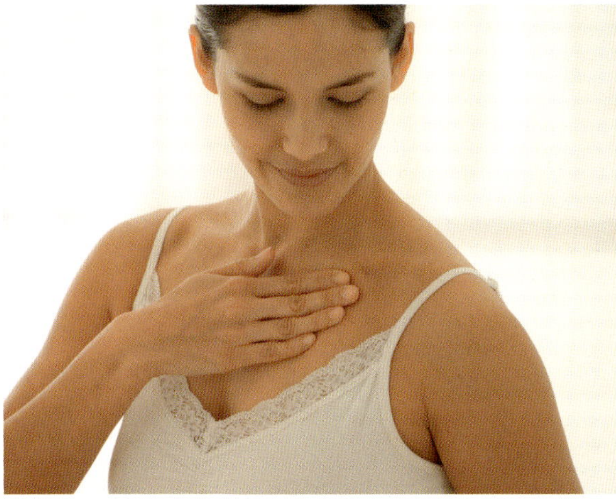

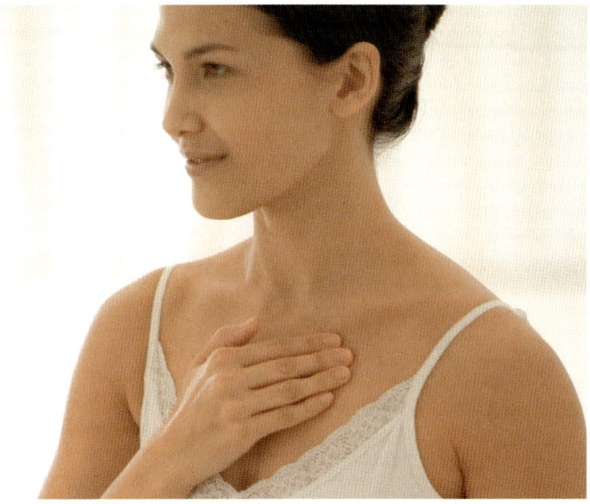

Tração sobre o tórax Coloque as extremidades dos dedos sobre seu tórax, ao lado do esterno, e pressione os dedos firmemente para fora, em direção ao braço. Trabalhe em faixas, desde embaixo da clavícula até a porção mais alta da musculatura peitoral. Isso libera a tensão na porção superior do tórax.

Movimento circular no tórax Use as polpas dos dedos para fazer círculos muito pequenos e firmes na porção superior do tórax, seguindo as mesmas instruções anteriores. A sensação será melhor se você fizer os círculos de dentro para fora e será especialmente boa entre as costelas.

Movimento circular no tórax com a base da mão Embora pareça um pouco desajeitado, esse é um modo extremamente efetivo de trabalhar os músculos peitorais. Coloque a base das mãos nas laterais do tórax, logo abaixo do nível das axilas. Pressione firmemente os músculos com a base das mãos e faça movimentos circulares.

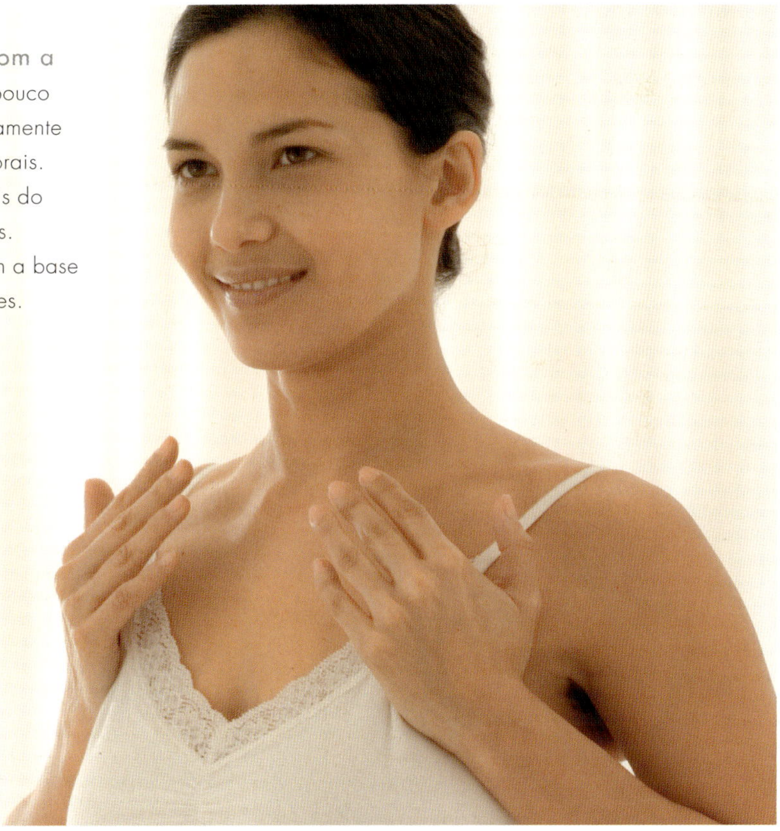

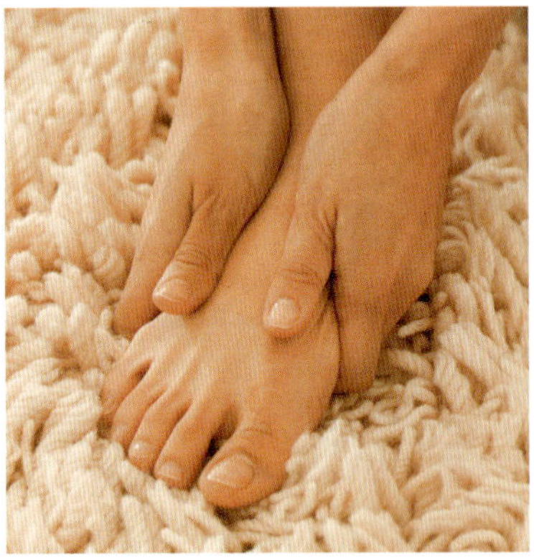

Abertura do pé Sentado, de modo a alcançar confortavelmente o pé, coloque as extremidades dos dedos juntas sob a sola, e as bases dos polegares juntas sobre o dorso do pé. Mova lentamente os polegares para as laterais do pé, aplicando uma leve pressão ao mesmo tempo. Isso realmente traz a sensação de abrir o pé.

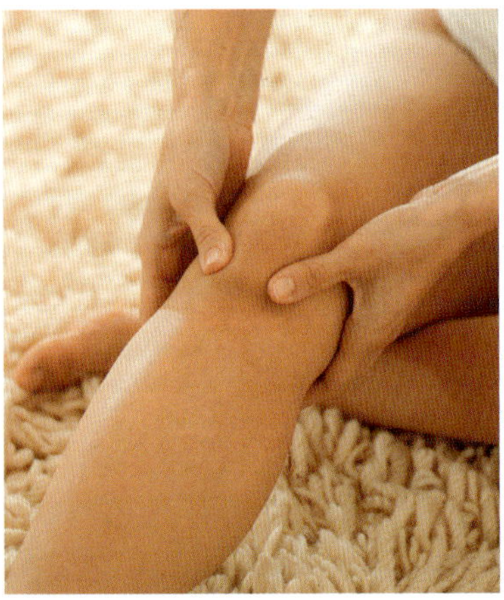

Pressionar o joelho Com o membro inferior relaxado, use a polpa dos polegares para pressionar ao redor da patela. Você pode usar uma pressão bem firme, fazendo movimentos circulares bem pequenos no local. Isso é muito bom para liberar toda a tensão ao redor do joelho, e os movimentos também podem ser sentidos na panturrilha e na coxa.

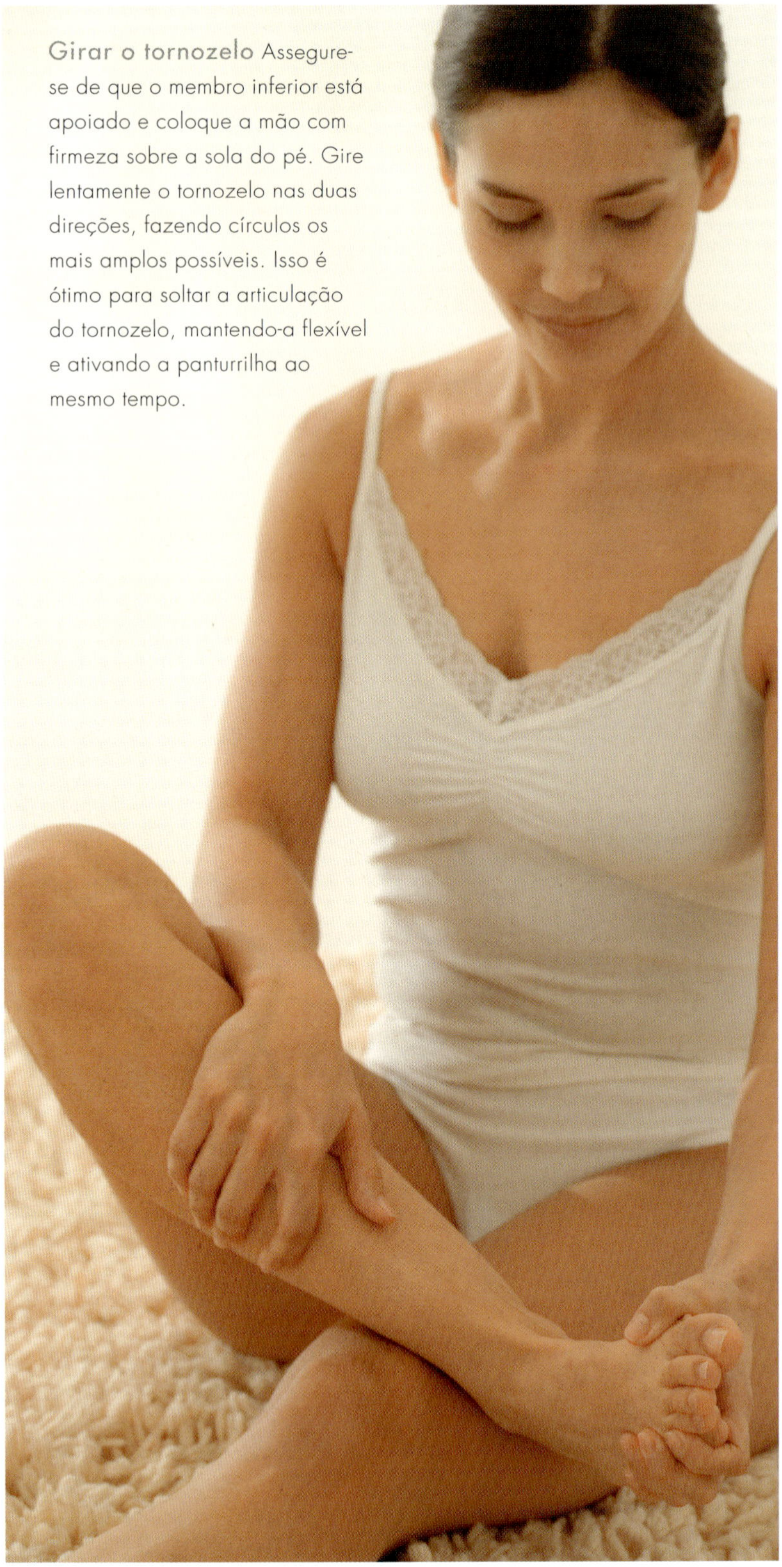

Girar o tornozelo Assegure-se de que o membro inferior está apoiado e coloque a mão com firmeza sobre a sola do pé. Gire lentamente o tornozelo nas duas direções, fazendo círculos os mais amplos possíveis. Isso é ótimo para soltar a articulação do tornozelo, mantendo-a flexível e ativando a panturrilha ao mesmo tempo.

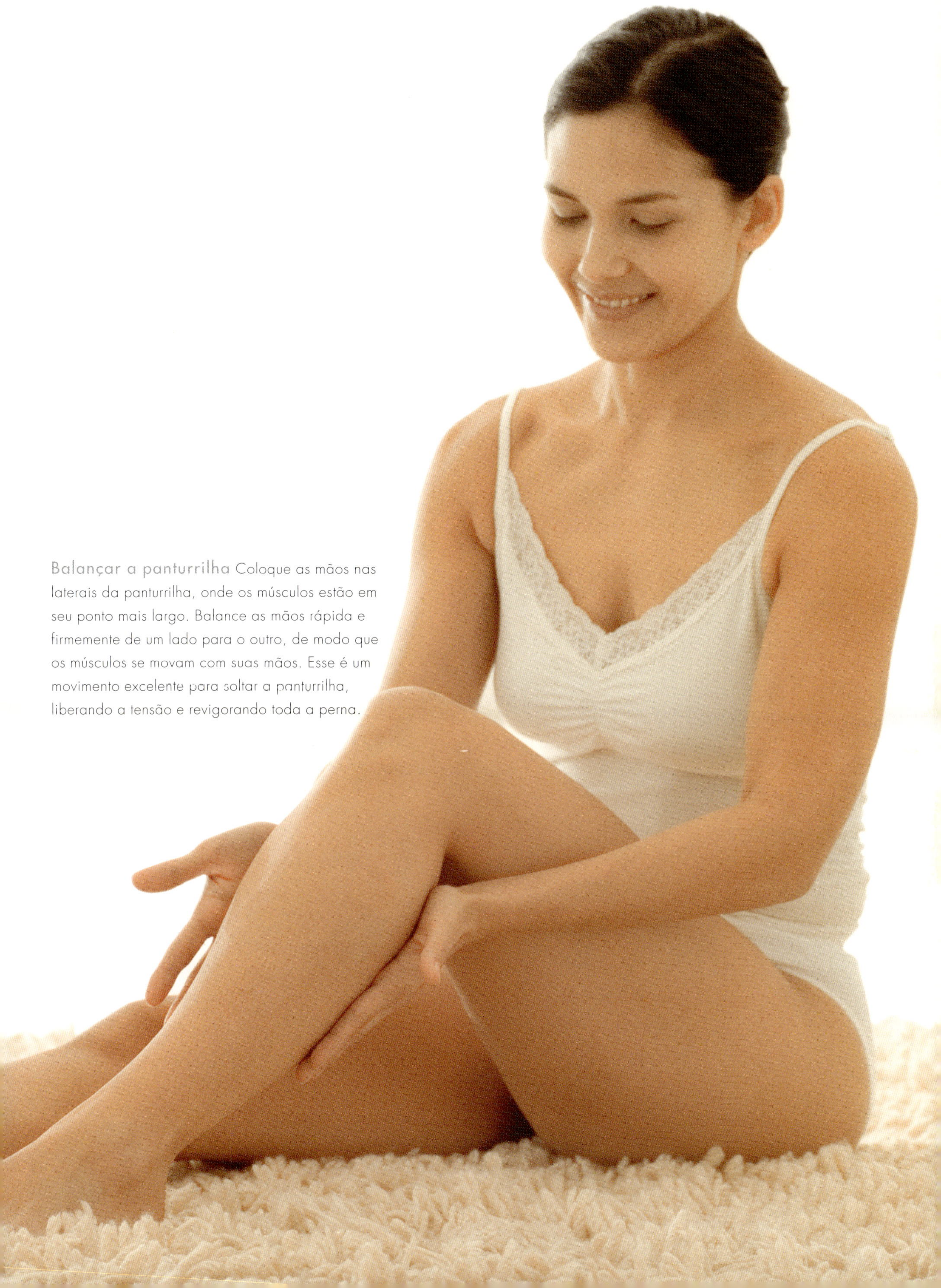

Balançar a panturrilha Coloque as mãos nas laterais da panturrilha, onde os músculos estão em seu ponto mais largo. Balance as mãos rápida e firmemente de um lado para o outro, de modo que os músculos se movam com suas mãos. Esse é um movimento excelente para soltar a panturrilha, liberando a tensão e revigorando toda a perna.

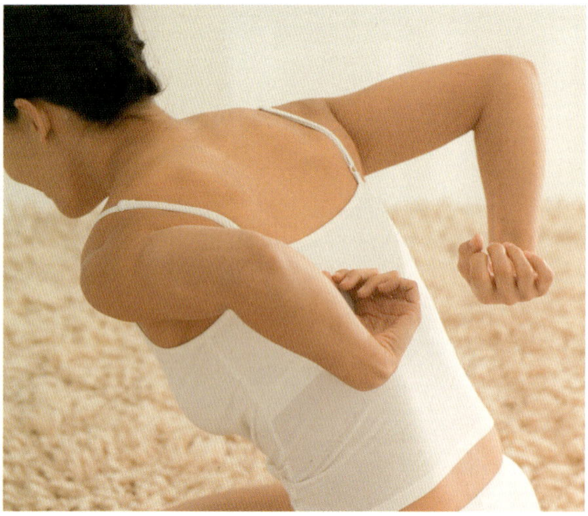

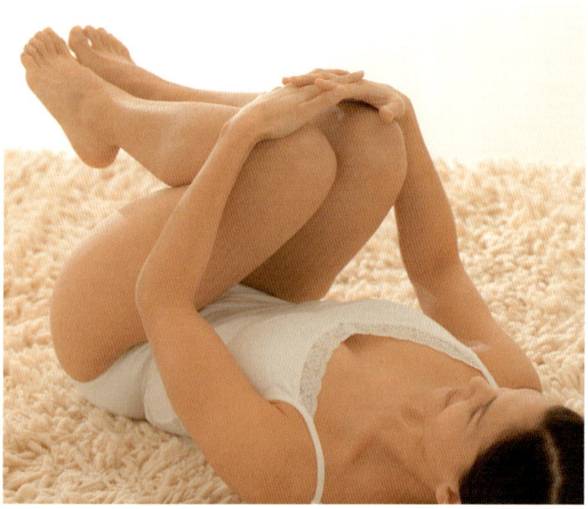

Esmurrar levemente as costas Um ótimo modo de ativar suas costas. Incline-se e, com os punhos, dê murros leves subindo e descendo pelas costas até onde conseguir alcançar. Isso traz uma boa sensação dos dois lados da coluna. Certifique-se de que seus joelhos estejam dobrados e mantenha os punhos relaxados a fim de que os movimentos sejam precisos e rápidos.

Movimento circular com a região lombar Deite-se de costas sobre uma superfície plana e firme (essa manobra não funciona se a superfície for macia). Traga os joelhos na direção do tórax e lentamente faça círculos com a região lombar contra o chão. Para soltar os músculos dessa região, faça círculos grandes e pequenos nas duas direções, sem levantar o quadril do chão.

Esmurrar levemente o quadril e as coxas Deitado de lado, apoie-se sobre um membro superior e traga o membro inferior de cima para a frente com o joelho dobrado. Com o outro punho, dê murros leves subindo e descendo pela coxa, pelo quadril e pelas nádegas, mais uma vez, mantendo os movimentos curtos e vibrantes. Depois faça o mesmo do outro lado. Isso realmente ajuda a estimular a circulação.

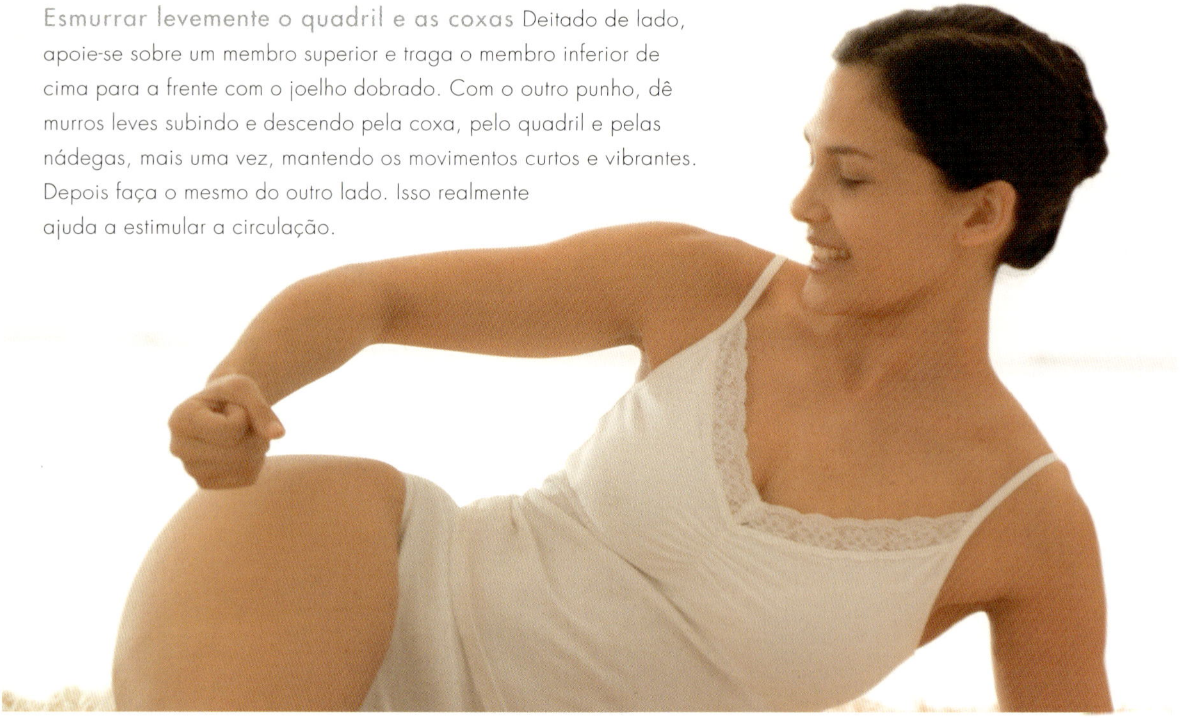

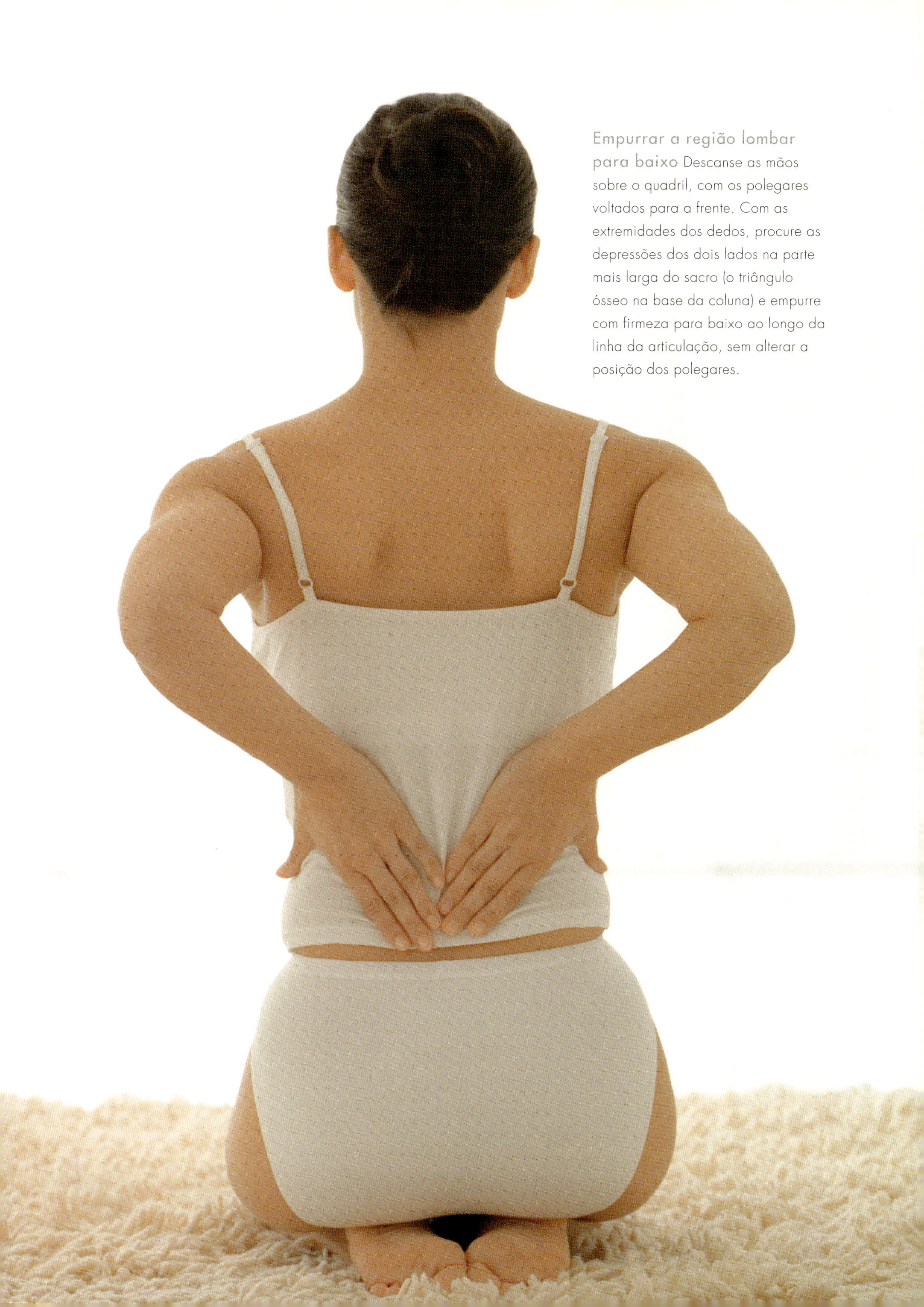

Empurrar a região lombar para baixo Descanse as mãos sobre o quadril, com os polegares voltados para a frente. Com as extremidades dos dedos, procure as depressões dos dois lados na parte mais larga do sacro (o triângulo ósseo na base da coluna) e empurre com firmeza para baixo ao longo da linha da articulação, sem alterar a posição dos polegares.

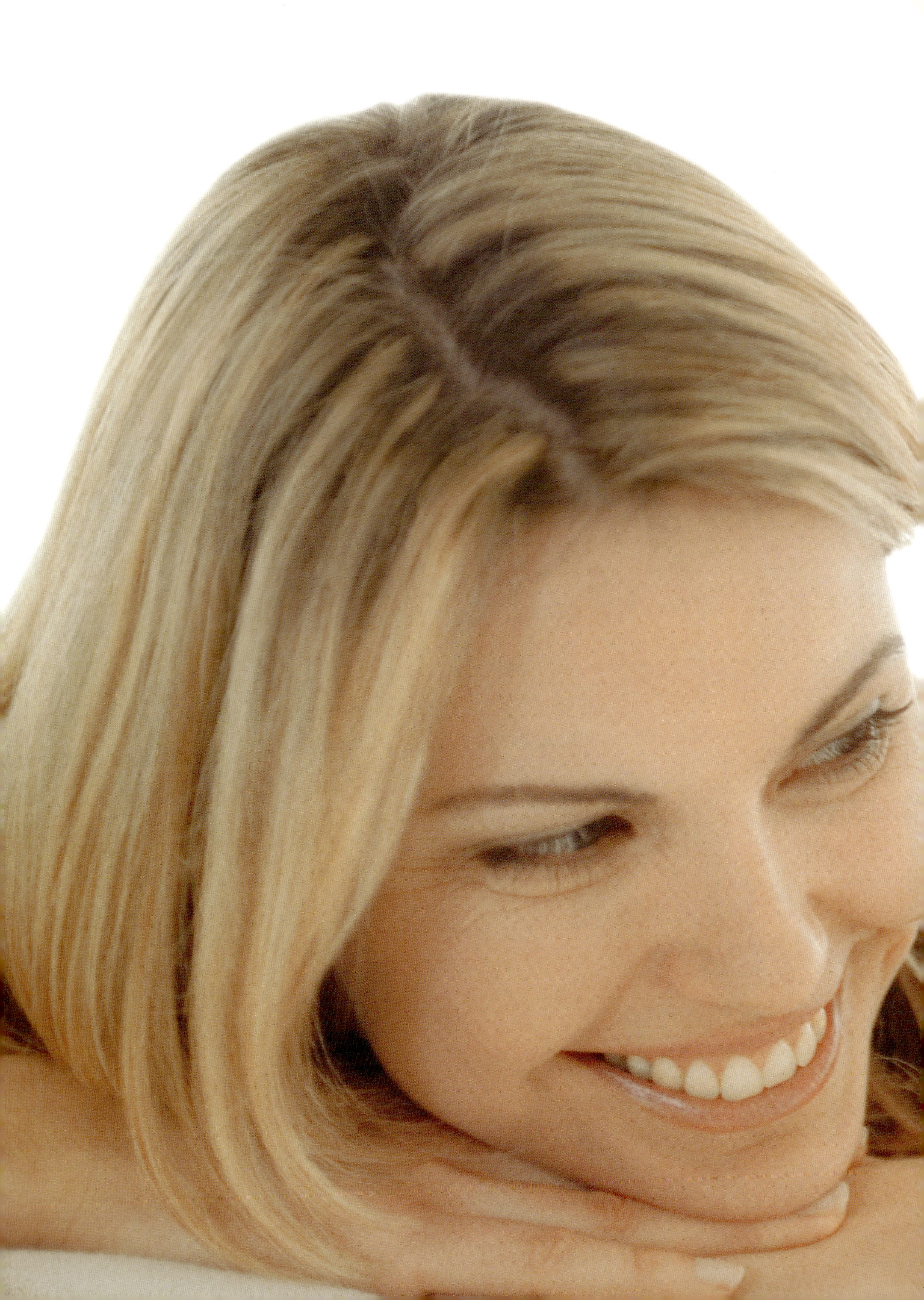

Depois da massagem

Do mesmo modo que é preciso dedicar tempo e atenção ao se preparar para uma massagem, também é preciso ser cuidadoso ao modo como sua massagem termina, a fim de deixar uma impressão duradoura. Saber, em linhas gerais, o que esperar é útil especialmente quando se é um iniciante. Assim, você poderá se assegurar que vocês dois extraiam o máximo da massagem. Os efeitos posteriores de uma massagem nunca devem ser subestimados. Para seu parceiro, isso significa reservar ao menos meia hora para permanecer relaxado depois de receber a massagem, e para você, significa assegurar-se de recuperar a energia e reservar algum tempo para si mesmo. Planeje esse tempo ao realizar a preparação geral para a massagem e esteja preparado para que seus amigos requisitem seus serviços mais e mais vezes.

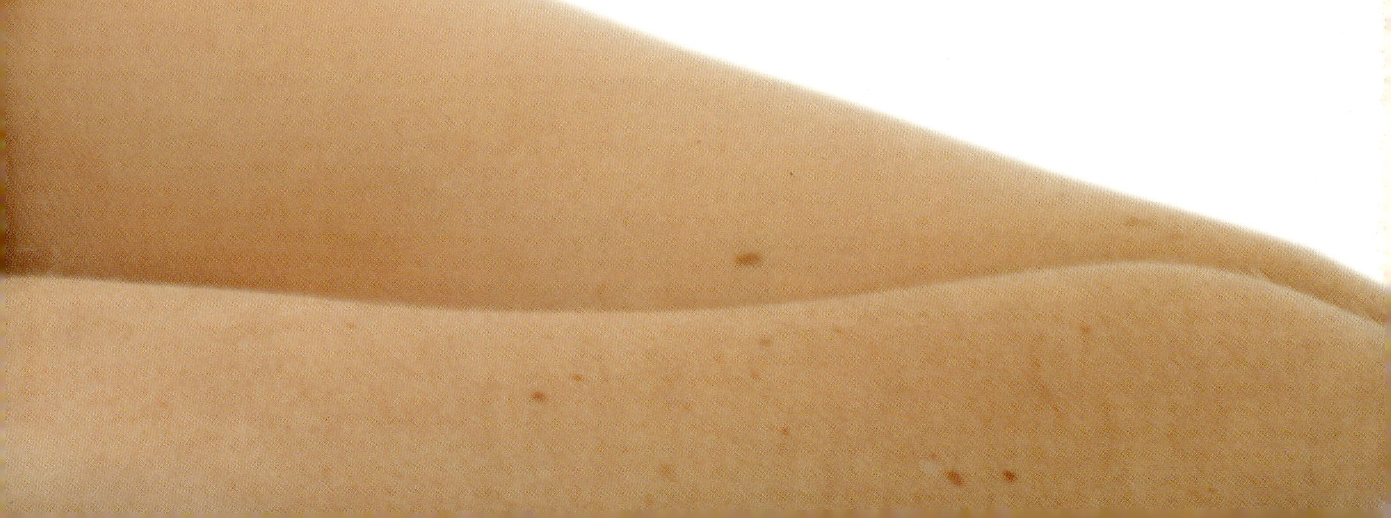

Efeitos após a massagem

Cada pessoa reage de um modo diferente depois de uma massagem. A resposta é muito pessoal e está muito ligada ao estado físico ou mental da pessoa antes da massagem. É melhor não iniciar uma massagem na expectativa de um determinado resultado, pois isso pode ser limitador e impor pressão na pessoa que está massageando. Entretanto, a maioria das pessoas se sente muito mais relaxada. Além disso, o corpo e a personalidade estarão mais suaves, a pele mais clara, a cor mais saudável e os olhos mais claros e brilhantes. Algumas pessoas até têm seus pensamentos mais criativos durante uma massagem. As emoções podem ir desde sentir-se mais leve até algo semelhante à euforia. Se a massagem for estimulante, seu parceiro pode se sentir mais alerta e energizado. Outros têm uma enorme sensação de peso e cansaço e desejam

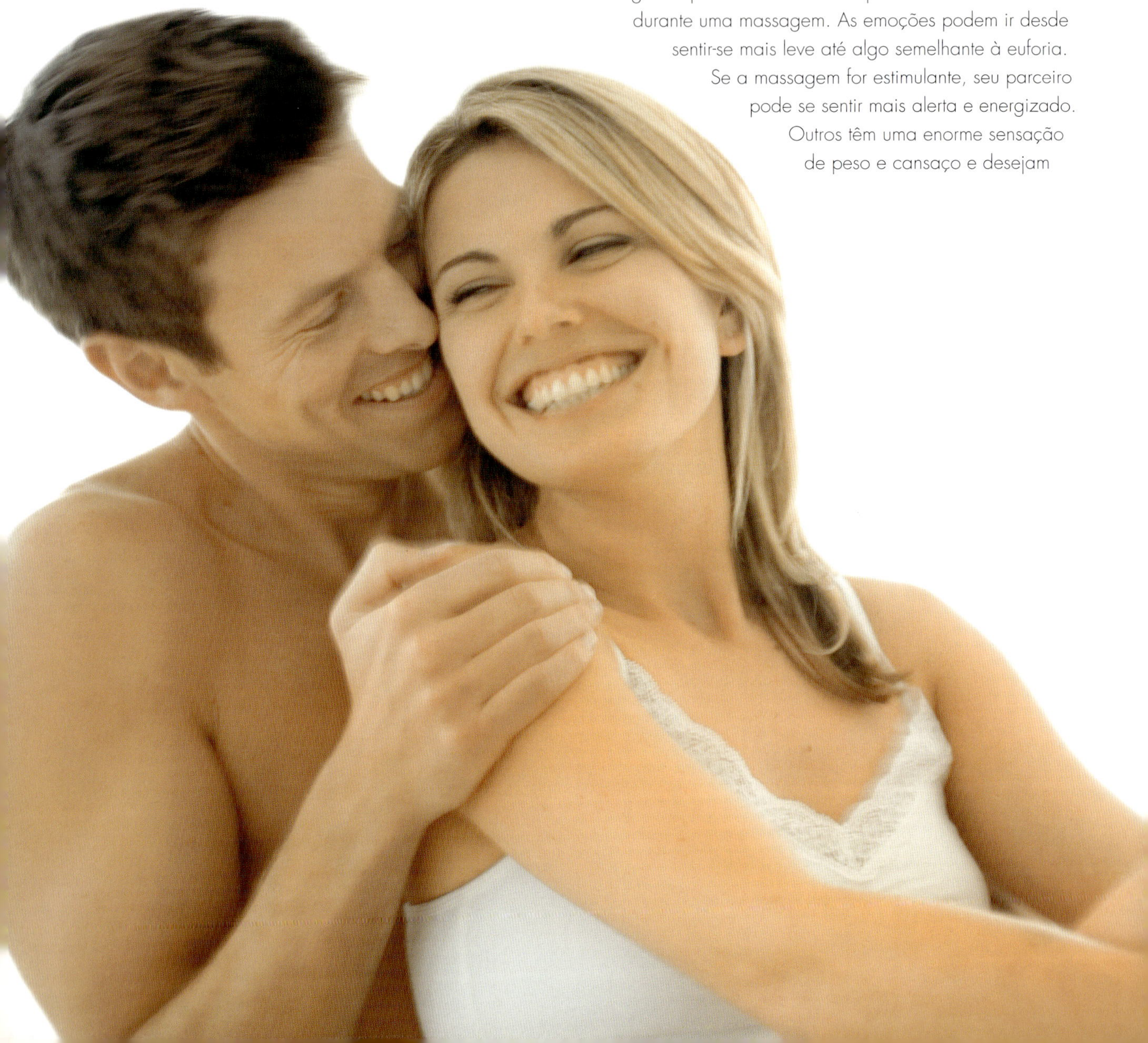

dormir. Algumas pessoas sentem um apetite saudável, outras sentem-se como se tivessem acabado de fazer exercícios físicos e podem até se sentir um pouco doloridas. Isso ocorre porque a massagem leva os músculos além de seu limite atual. Quase todos sentem-se muito mais soltos fisicamente e os problemas — como pescoço ou ombros tensos, dores nas costas ou cefaleias — melhorarão muito, ou até desaparecerão completamente.

É possível que o parceiro se sinta emotivo durante ou depois da massagem, e até mesmo derrame algumas lágrimas. Isso é completamente normal. Durante uma massagem você fica aberto emocionalmente e isso pode ser uma liberação. No entanto, essa é apenas uma parte do processo de limpeza e seu parceiro irá se sentir muito melhor. Se seu parceiro não demonstrar muita reação, não fique desapontado nem sinta que sua massagem não foi eficaz. Em muitas ocasiões, as pessoas me contaram a respeito de mudanças surpreendentes que ocorreram somente depois. Ao fazer a massagem, você também será afetado. A massagem fará com que você se sinta mais energizado, mais de bem com a vida, e talvez até mesmo radiante.

Orientações

Aqui estão algumas orientações úteis que você pode seguir depois do final da massagem:

- Deixe que seu parceiro descanse brevemente. Quando ele estiver pronto para levantar-se, diga-lhe que se deite de lado e então levante. Isso protege a coluna.
- Depois de uma massagem, seu parceiro deve relaxar durante pelo menos uma hora e beber muita água mineral para limpar o corpo. É sempre gentil oferecer água ao parceiro.
- São necessários cerca de 30 minutos para que os óleos essenciais sejam absorvidos e eles permanecem na corrente sanguínea por até oito horas. Para obter todos os benefícios, seu parceiro deve evitar tomar banho imediatamente depois, a fim de que os óleos possam agir. Além disso, é melhor que o banho seja morno e não quente.

Vale a pena lembrar que, durante a massagem, você trabalhou por cerca de uma hora, com o parceiro simplesmente deitado, e que suas manobras produziram um estado de relaxamento. A mudança na pressão sanguínea é responsável pela sensação de tontura que algumas pessoas sentem ao se levantar. Pode também haver uma reação física na qual os sintomas podem piorar um pouco, por um período de algumas horas depois da massagem. Isso passará gradualmente, fazendo com que o parceiro se sinta muito bem. Novamente, tudo isso é bastante normal — a massagem é muito mais poderosa do que costumamos pensar. O parceiro deve dormir muito bem na noite após a massagem e os efeitos devem durar de dois a três dias.

Seja qual for a reação do parceiro, a massagem é uma oportunidade para fazer amigos ou se aproximar da outra pessoa, e é sempre bom tratá-la com cuidado. A melhor ideia é sempre reservar uma tarde ou uma noite, não só para a massagem, mas para ter tempo de relaxar e conversar depois. Vocês podem fazer uma caminhada, compartilhar uma refeição ou dar um passeio. Passar algum tempo juntos depois da massagem irá transformá-la em uma experiência memorável.

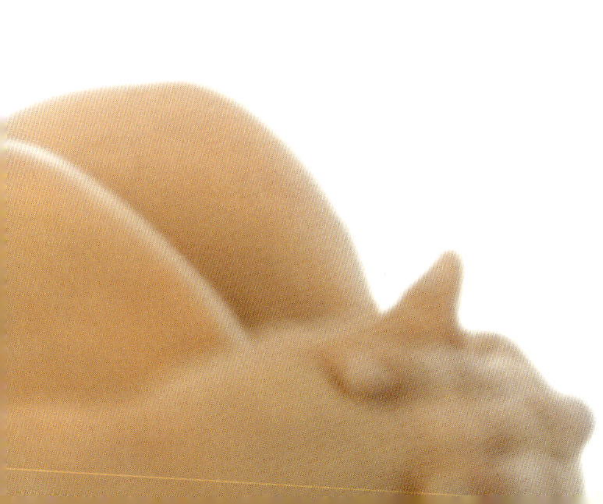

Feedback e reações

A massagem é um ótimo momento para conhecer melhor o parceiro. Cada pessoa reage de um modo, tem necessidades e preferências diferentes e cada massagem que você fizer será diferente das demais. É importante ouvir seu parceiro, entender como ele se sente antes e também como se sente e reage depois de ser massageado. Você aprenderá muito com o *feedback* e quanto mais massagear, mais aprenderá e ficará mais e mais confiante. Seja o mais receptivo que puder enquanto estiver massageando e incentive o parceiro, em todos os momentos, a lhe dizer o que traz uma boa sensação, o que é confortável e se algo é desconfortável ou ele não gosta. Sempre confirme a pressão várias vezes no início. Se seus movimentos forem suaves e delicados demais, parecerão ineficientes; por outro lado, a massagem nunca deve machucar. Uma certa pressão traz a sensação de estar fazendo bem, mas muita pressão simplesmente provoca dor, e isso deve ser evitado.

Enquanto se mantém dentro de suas capacidades, esteja preparado para experimentar e adequar a massagem, se necessário. Se o parceiro simplesmente quiser relaxar, reserve algum tempo no final para conversar sobre a sensação da massagem e como o corpo dele reagiu. Você pode aprender muito com o *feedback* que o parceiro lhe der e nenhuma crítica que ele faça deve ser considerada pessoal. Ela pode simplesmente refletir o gosto do parceiro e não ter nada a ver com sua técnica. Ao mesmo tempo, seu parceiro provavelmente desejará saber o que você notou, quais as áreas de tensão, se ele lhe parecia relaxado e assim por diante. Seu parceiro também aprenderá bastante com você. Qualquer reação será útil e ajudará, mesmo o *feedback* negativo, e só levará a um aperfeiçoamento. O melhor modo é considerar a massagem como um esforço conjunto de modo a se envolver e, acima de tudo, divertir-se, aproveitar a massagem e relaxar.

Adaptando a massagem

Enquanto mantém sua sequência básica de massagem, o que é especialmente importante no início, quando se está aprendendo, você deve ser flexível e capaz de adaptar a massagem às necessidades do parceiro. Por exemplo, se o parceiro estiver com um machucado, você deve apoiar este com um travesseiro e massagear ao redor, mas não sobre ele. Do mesmo modo, se ele não puder deitar com a cabeça virada para um dos lados, coloque toalhas sob a cabeça ou o tórax e faça o parceiro deitar-se com a testa apoiada sobre as mãos. Ferimentos, prioridades, preferências, sensibilidade ou falta de tempo podem fazer com que você precise adaptar sua massagem para incluir algumas áreas do corpo e simplesmente massagear de leve sobre outras áreas.

Pode ser que seu parceiro seja especialmente sensível. Timidez, insegurança e vulnerabilidade por parte do parceiro significam que você precisa se aproximar com calma e escolher cuidadosamente suas manobras. Isso é algo que você desenvolverá gradativamente com o tempo. Algumas vezes, enquanto massageia, você obterá mais resultados ao se conter um pouco, a fim de poder ir mais adiante. Tocar mais profunda e efetivamente requer uma questão de oportunidade, sensibilidade e desapego que nem sempre é fácil de encontrar. Ao fazer a massagem, você deve olhar seu parceiro sem criticá-lo e, se isso lhe parecer difícil, você precisará desenvolver essa qualidade. Em todos os momentos, no entanto, você deve se assegurar de que seus movimentos sejam claros e não invasivos, pois seu parceiro nunca deve se sentir pouco à vontade.

Se o parceiro tiver de ficar ativo ou de trabalhar depois, você precisará usar as manobras de um modo um pouco diferente. Os movimentos de percussão e os pontos de pressão são especialmente úteis nesse caso, pois tendem a ter um efeito mais estimulante. Mantenha os movimentos gerais mais intensos e faça manobras com as mãos em concha ou movimentos com as mãos estendidas nas costas, por exemplo, terminando com movimentos leves com as mãos em punho sobre os pés. Alongamento e movimentos passivos nas articulações também terão o mesmo efeito, preparando o corpo para ficar ativo. Mantenha as necessidades do parceiro em mente durante a massagem como um guia, e seu próprio estado de alerta terá um efeito sobre o estado mental do parceiro.

Relaxar

Um dos aspectos maravilhosos da massagem é que é tão bom fazer uma massagem quanto recebê-la. Fazer uma massagem revitaliza sua própria energia, transformando totalmente seu estado de espírito, fazendo com que você se sinta mais positivo, dando-lhe um senso de equilíbrio e trazendo uma enorme satisfação. É também muito divertido. Em todos os anos em que tenho massageado, isso nunca deixou de me fascinar. É sempre diferente, muitas vezes imprevisível e nunca foi tedioso. É também um modo de cuidar de si mesmo. Você irá observar muito sobre seu próprio corpo e suas necessidades. No entanto, é de extrema importância não subestimar o fato de que a massagem envolve grande quantidade de doação e pode ser fisicamente cansativa ou emocionalmente desgastante. Isso é especialmente verdadeiro no início, quando você está se concentrando em tantas coisas ao mesmo tempo e tentando fazer tudo certo.

É importante certificar-se de receber massagens com a mesma frequência com que as faz. Além disso, se você seguir algumas regras básicas simples, você irá se tornar melhor e conseguirá evitar as armadilhas em que tantas pessoas caem.

- Sempre estabeleça um limite de tempo para a massagem e deixe um relógio onde possa vê-lo. Seja claro em relação a estar apenas fazendo uma massagem ou se quer fazer uma troca com o parceiro e, se esse for o caso, quando isso acontecerá.
- Sempre lave as mãos no início e no final de cada massagem. Isso não é apenas pelas razões de higiene óbvias e para remover o óleo, mas também tem um efeito psicológico.
- Nunca faça massagem quando estiver especialmente cansado ou de mau humor, pois isso com frequência é desgastante.
- Reserve algum tempo para si mesmo depois da massagem e descanse por um breve período. Esse tempo deve ser reservado a qualquer atividade de que você goste, mas o importante é reservar o tempo para recarregar e recuperar o que você deu. A massagem pode ser cansativa e envolve você e o parceiro de maneira a que você pode não estar acostumado. No início, em especial, é muito fácil exigir demais de si mesmo. Relaxamento, alguns alongamentos simples, uma boa xícara de chá, um pouco de descanso, um pouco de música, um banho morno e relaxante com óleo de lavanda ou sal são modos de restabelecer-se depois, certificando-se de recuperar sua energia.

Conclusão

É bem fácil aprender os fundamentos das manobras e realizar uma massagem que seja tecnicamente correta. Mas muito mais pode ser realizado quando a massagem se transforma em arte, liberando a tensão formada pelos padrões corporais habituais e pelas atitudes mentais. Por meio da massagem você pode acessar o espírito, a criatividade, a espontaneidade e a naturalidade que tantas vezes estão enterradas sob camadas de rotina, luta e esforço. Fazer uma massagem inspirada é como tocar um instrumento, pois você observa o corpo responder, soltar-se e suavizar-se conforme o cansaço e a resistência são substituídos por prazer, harmonia e equilíbrio. A massagem é uma experiência transformadora. Ela proporciona um senso de unidade, de conexão e uma sensação de completude. Conforme você trabalha com o parceiro, sua energia aumenta e, ao se unir com a energia do parceiro, vocês dois irão experimentar alguma mudança. A diversão começa quando esse ingrediente mágico, que não tem nada a ver com os efeitos físicos, assume e, então, seus movimentos irão se tornar verdadeiramente inspirados.

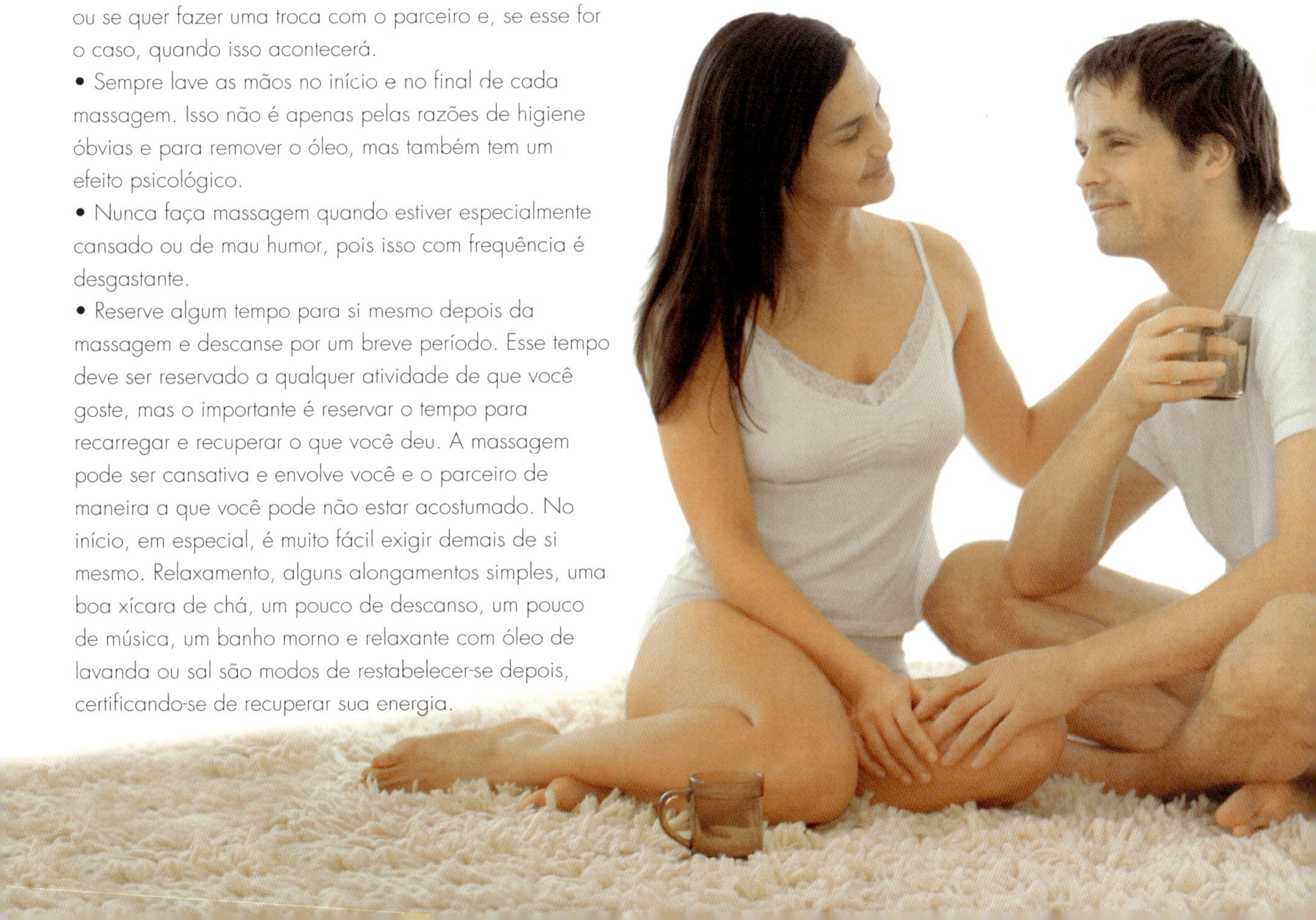

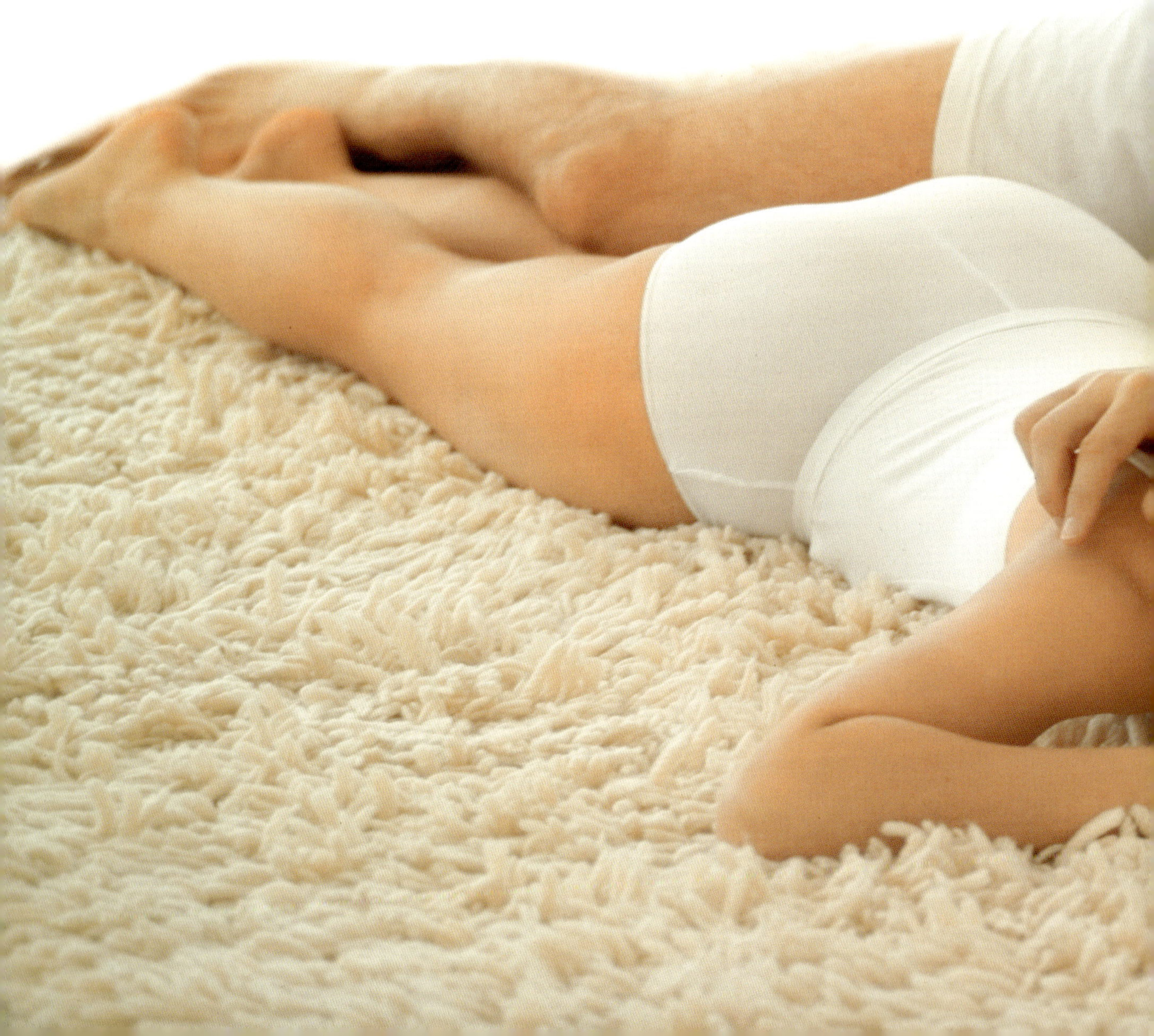

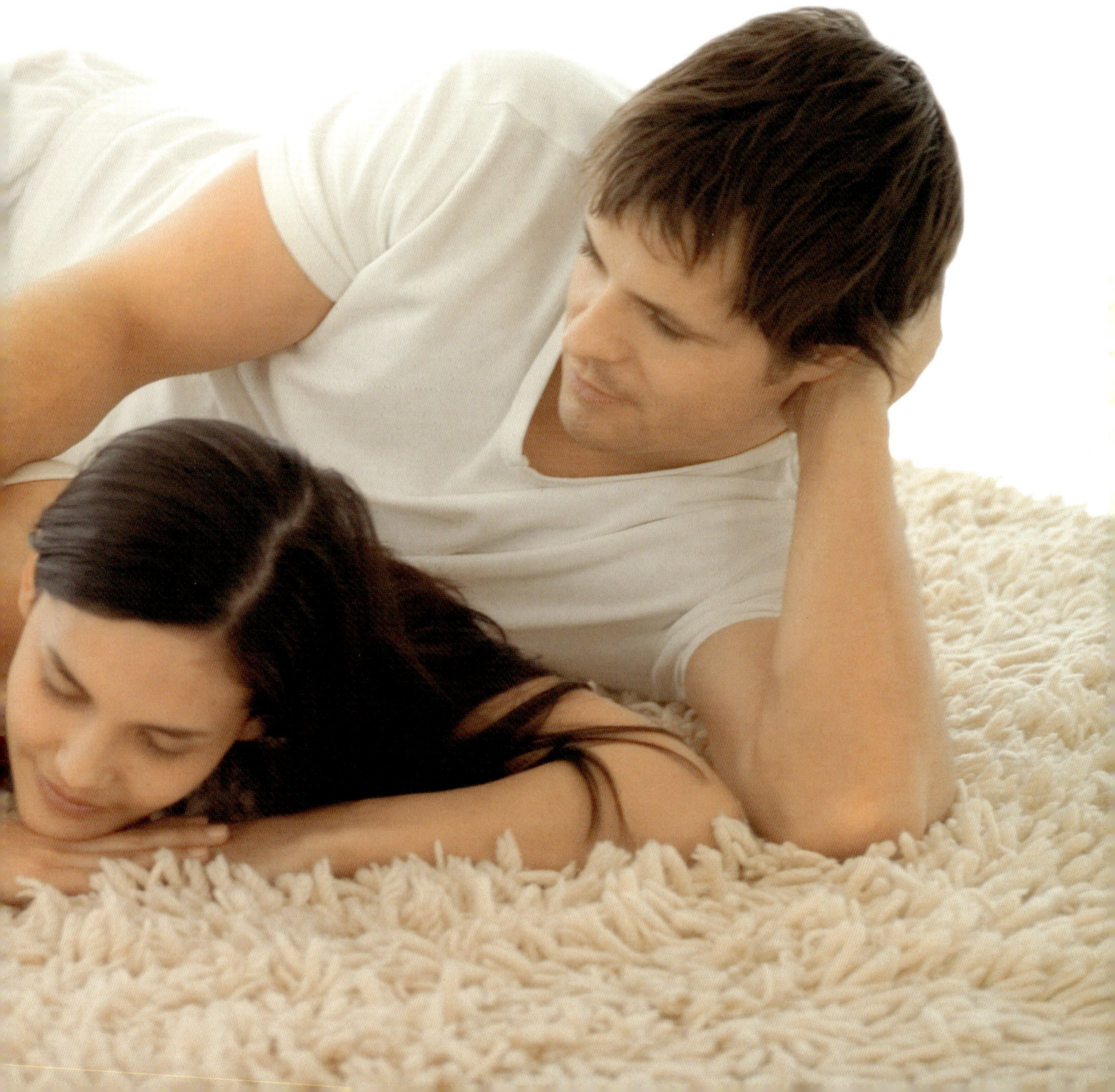

Índice remissivo

Agradecimentos

Agradeço a toda a equipe na Hamlyn. A Jane McIntosh, Clare Churly, Tracy Killick, Darren Southern e Jane Ellis por suas valiosas sugestões criativas e seu entusiasmo. Agradeço a Russell Sadur pela maravilhosa fotografia e a Nina Duncan por ser uma assistente tão capaz, a Toko pela maquiagem suave e aos modelos Ryan Elliott, Jacqueline Freeman, Jodie McMullen e Stuart Reed por tornar tudo tão convidativo. E a Sian Facer pela iniciativa de me encomendar este livro.

Agradeço a Mike Stone e W. Llewellyn McKone, D.O., M.R.O., palestrante em medicina osteopática esportiva, por seus conselhos valiosos e pelo tempo dedicado à leitura do texto, e a Wanda Sellar pelas sugestões quanto ao uso dos óleos. Agradeço também a meus professores de massagem, em especial a Sara Thomas, e também a Gill Levy, Steve Bird e Barbara Simons. Por fim, agradeço a todos da Associação Britânica de T'ai Chi Ch'uan e da Amrita Dzong pela ajuda e pela inspiração constantes.

Susan Mumford pode ser contatada em seu site www.susanmumford.co.uk ou em seu e-mail susan@susanmumford.co.uk.

Editora executiva: Jane McIntosh
Chefe de redação: Clare Churly
Editor: Jane Ellis
Editor executivo de arte: Darren Southern
Design: Miranda Harvey
Iconografia: Jennifer Veall
Supervisor de produção sênior: Martin Croshaw